Harald Gärtner

Functional Training für Zuhause

Übungsprogramme für mehr Kraft, Beweglichkeit und Ausdauer

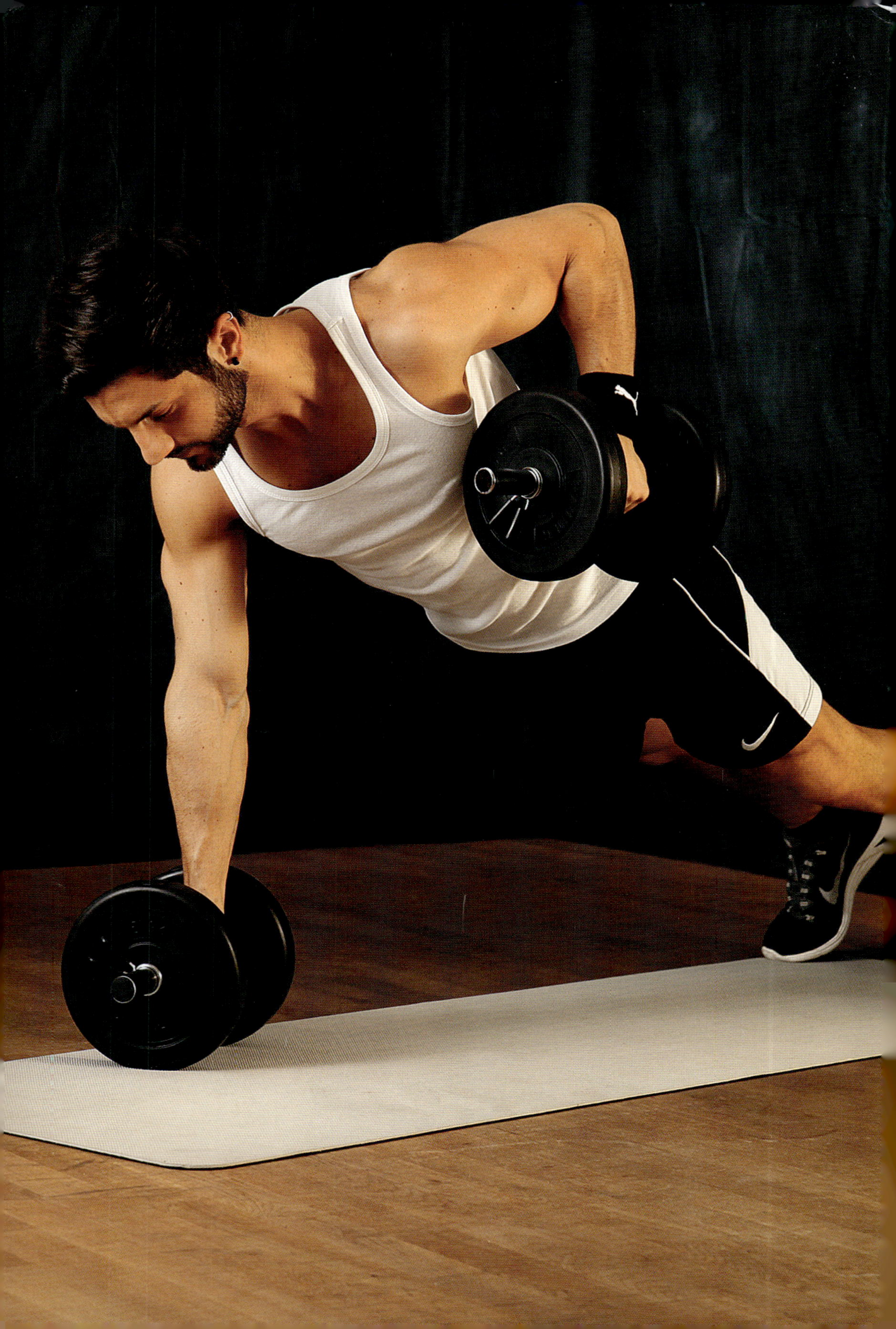

Harald Gärtner

Übungsprogramme für mehr Kraft, Beweglichkeit und Ausdauer

Functional Training

FÜR ZUHAUSE

BRUCKMANN

Inhaltsverzeichnis

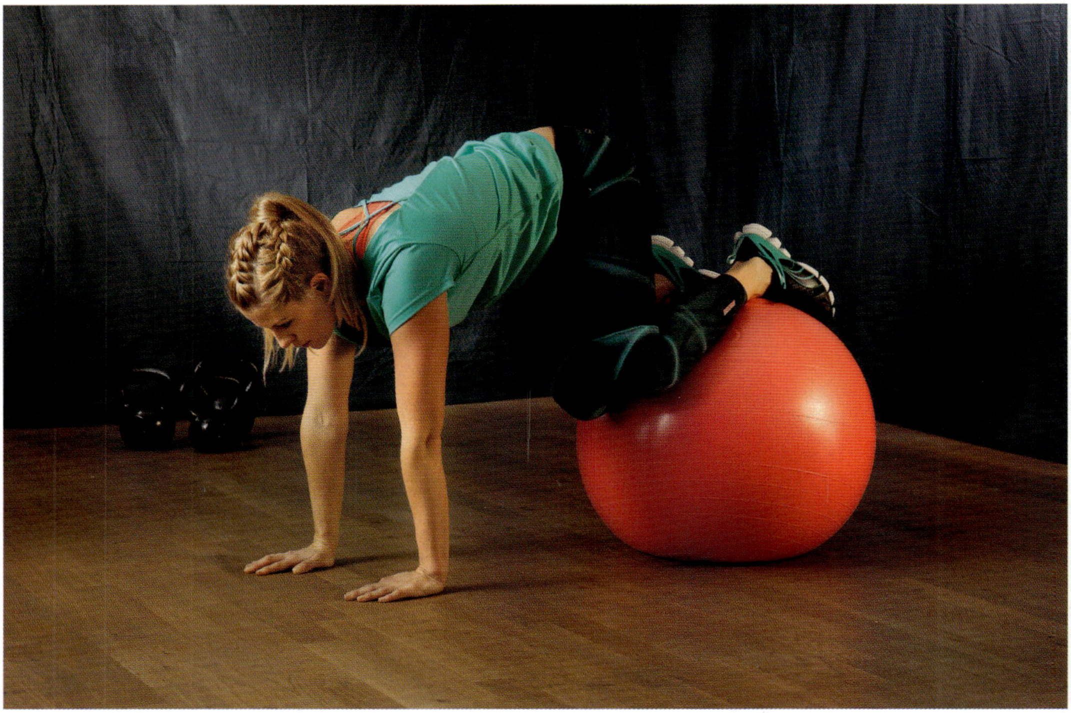

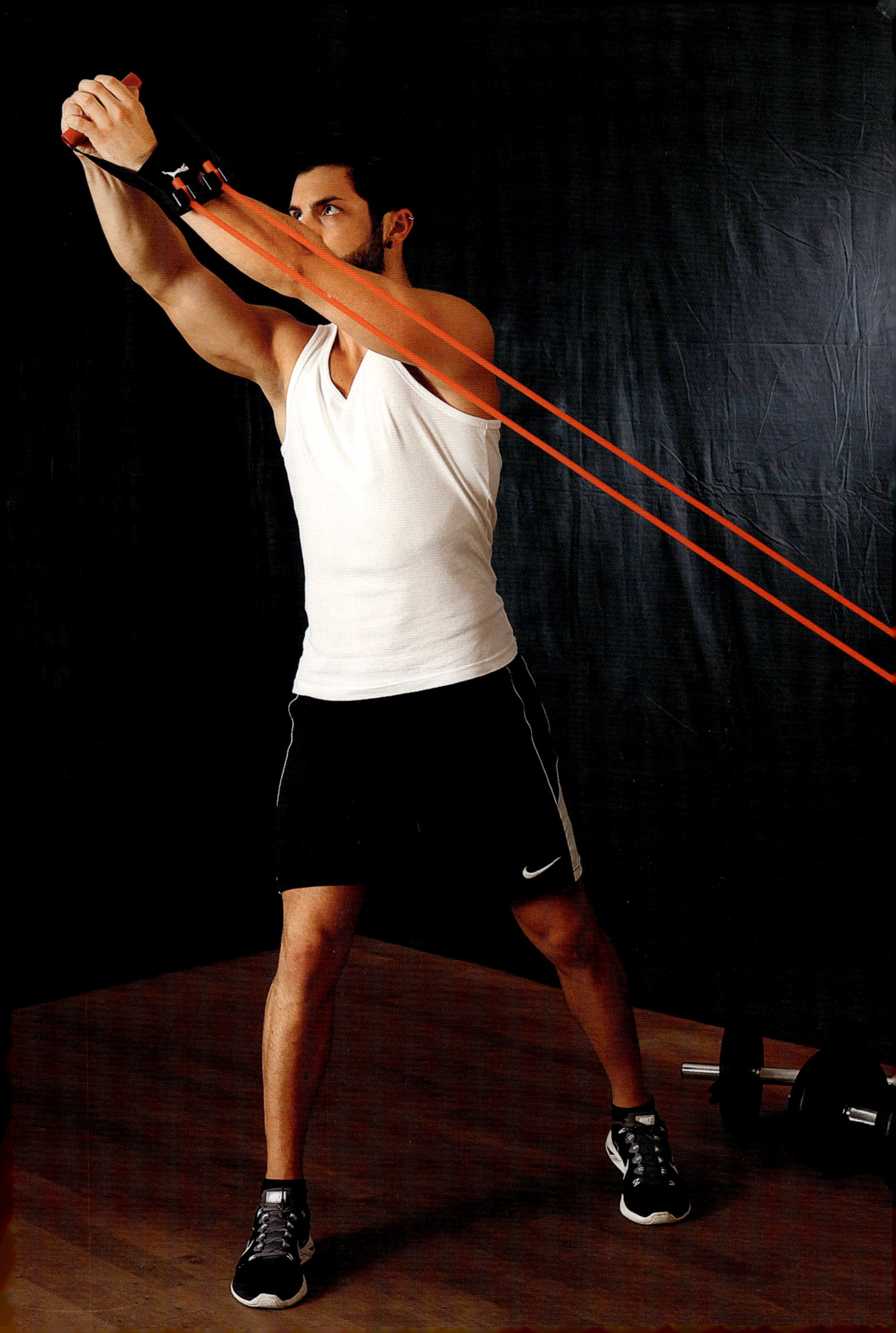

Funktionelles Training – ein Überblick

Es gibt wohl kaum mehr eine Sportart, bei der in den letzten Jahren nicht auch außerhalb des Spielfeldes ein ergänzendes funktionelles Training hinzugekommen wäre. Tatsächlich lässt sich feststellen, dass das funktionelle Training in den letzten Jahren einen wahren Boom erlebt hat. Sicher mitverantwortlich dafür ist Jürgen Klinsmann, der vor der Fußball-WM 2006 die Nationalmannschaft außerhalb des regulären Fußballtrainings mit Übungen konfrontierte, die viele Spieler bis dato noch nicht kannten bzw. vernachlässigt hatten.

Inzwischen ist das funktionelle Training aus kaum einer Sportart mehr wegzudenken. Eine Frage, die sich dabei unweigerlich auftut, ist:

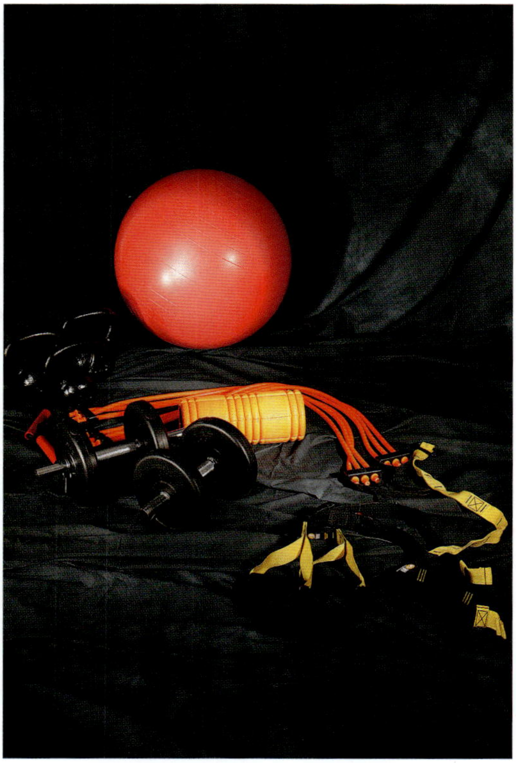

Mit wenigen Geräten können Sie auch zu Hause ein funktionelles Training optimal durchführen.

Was ist überhaupt funktionelles Training?

Um es kurz zu machen: Durch funktionelles Training wird versucht, Bewegungsabläufe und damit das muskuläre Zusammenspiel so zu verbessern, dass die aufgebaute Kraft und die Koordination eben nicht um ihrer selbst willen trainiert werden, sondern eine Leistungsverbesserung und Verletzungsvorbeugung für Sport und Alltag bewirken. Dabei setzt das funktionelle Training auf Übungen, die ganze Muskelschlingen und komplexe Bewegungen trainieren, anstatt sich auf einzelne Muskeln zu konzentrieren.

Zur Veranschaulichung ein Beispiel:

Es gibt Untersuchungen, die mithilfe von komplizierten Messmethoden versuchen, beispielsweise die beste Übung für die Armbeugemuskulatur herauszufinden. Dazu werden verschiedene Kräftigungsübungen, bei denen das Ellenbogengelenk gebeugt wird, miteinander verglichen, um dann am Ende sagen zu können, bei welcher Übung der zweiköpfige Oberarmbeuger *(m. biceps brachii)* optimal angesprochen wird.

Daran ist zunächst nichts auszusetzen. Wenn es um das isolierte Auftrainieren der Armbeugemuskulatur geht, ist es wichtig, die Übungen hinsichtlich ihrer Trainingswirkungen einschätzen zu können. Für Bodybuilder und auch im Rehabilitationsbereich ist so eine Herangehensweise sinnvoll. Schauen wir uns jetzt aber einmal an, was passiert, wenn Sie Ihre Armbeugemuskulatur im Alltag – beispielsweise wenn Sie ein Glas zum Mund führen – einsetzen: Hier wird die Sache bei Weitem komplizierter, denn noch bevor Sie Ihren Ellenbogen beugen, haben sich auch schon ein paar Muskeln rund um Ihr Schultergelenk angespannt. Das geschieht, damit Ihr Körper Ihren Arm ausreichend stabilisieren kann. Damit hört das muskuläre Zusammenspiel jedoch bei Weitem nicht auf, denn auch Teile Ihrer Rumpfmuskulatur werden aktiv, damit Sie durch Ihren eigenen Arm nicht aus dem Gleichgewicht gebracht werden.

Man könnte die Sache noch weiter fortführen, aber der Gedanke sollte klar geworden sein: Unser Körper kennt keine einzelnen Muskeln, sondern unser Körper kennt Bewegungen.

Im Sportbereich und im Alltag verhält es sich ebenso. Kein Golfspieler wird einen guten Abschlag zustande bekommen, wenn er versucht, ein paar ausgewählte Muskeln isoliert zu betätigen. Das genaue Gegenteil ist der Fall: Sämtliche Muskeln tragen ihren Teil dazu bei, einen optimalen Swing anzusteuern.

Und im Alltag brauchen Sie auch nicht nur die Unterarmmuskulatur, um Ihre Einkaufstüten die Treppe hinaufzutragen, sondern ein Zusammenspiel von Rumpf-, Bein-, Schulter- und Armmuskulatur.

Genauso verhält es sich übrigens auch, wenn wir uns Bewegungen aneignen. Zum Glück hat keiner von uns mehr die Erinnerungen daran, mit welcher Mühe man als Kleinkind das Krabbeln, das Aufrichten und später das Laufen erlernt hat. Ein Kind denkt nicht darüber nach, welche Muskeln es dazu am besten einsetzt, sondern es versucht, eine Bewegung zu erlernen. Der Versuch durch bewusstes Ansteuern von einzelnen Muskeln eine Bewegung zu erlernen, wäre von Anfang an zum Scheitern verurteilt. Den Grund dafür kennen Sie bereits: Bei jeder Bewegung – und sei es nur das Heben des Glases wie bei obigem Beispiel – werden eine Unzahl an verschiedenen Muskeln zusammen betätigt.

Aus diesem Grund werden Sie in diesem Buch auch keine Übung finden, die Muskelgruppen in Isolation beansprucht, sondern immer ganze Muskelschlingen, um Ihre Kraft und Koordination für den Sport und den Alltag zu verbessern. Zusätzlich werden Sie bei einigen Programmen feststellen, dass Sie ganz schön außer Puste kommen werden, sodass auch die Ausdauer zu einem Teil mittrainiert wird.

Da bei den Übungen hier im Buch keine Muskeln isoliert beansprucht werden, brauchen Sie auch nicht unbedingt all das Equipment, das ein professioneller Fitnessclub zu bieten hat. Wie Sie in den folgenden Kapiteln feststellen werden, können Sie ein funktionelles Training mit recht bescheidenem Aufwand und einer sehr begrenzten Anzahl an Trainingsgeräten zu Hause durchführen. Das heißt natürlich nicht, dass Sie nicht auch in einem Fitnessclub ein funktionelles Training ausführen können, aber viele Menschen haben im Lauf der Zeit die Vorteile eines Heimtrainings entdeckt: Z.B. können Sie genau dann trainieren, wenn Sie Zeit haben – egal ob vor oder nach der Arbeit, ob an Sonn- oder Feiertagen, und ganz ohne drängende Öffnungszeiten. Es gibt z.B. nicht wenige Sportler, die ihre Trainingseinheit gleich morgens, noch vor der Arbeit, hinter sich bringen – zu einer Zeit, zu der längst nicht alle Studios geöffnet haben.

Ein weiterer Vorteil ist, dass Sie keine Wartezeiten in Kauf nehmen müssen, um ein Gerät zu benutzen – so umgeht man auch eventuellen Ärger mit mittrainierenden Sportlern. Zudem werden Sie beim Heimtraining nicht von anderen Trainierenden abgelenkt.

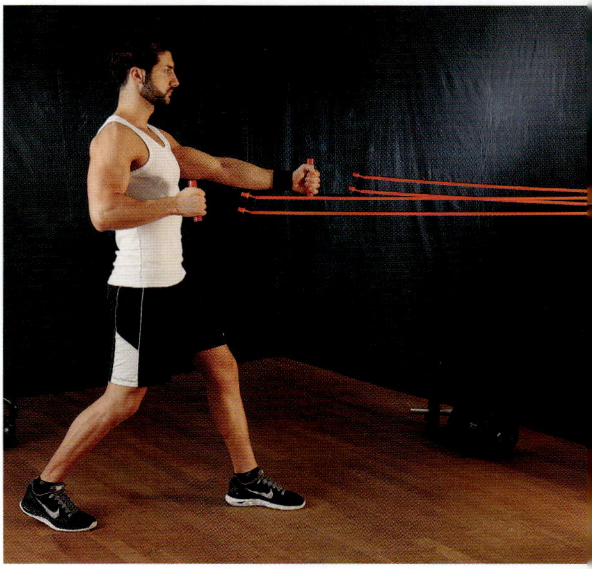

Trainieren Sie alltagsnahe Stabilität in Ihren eigenen vier Wänden.

Grundlagen

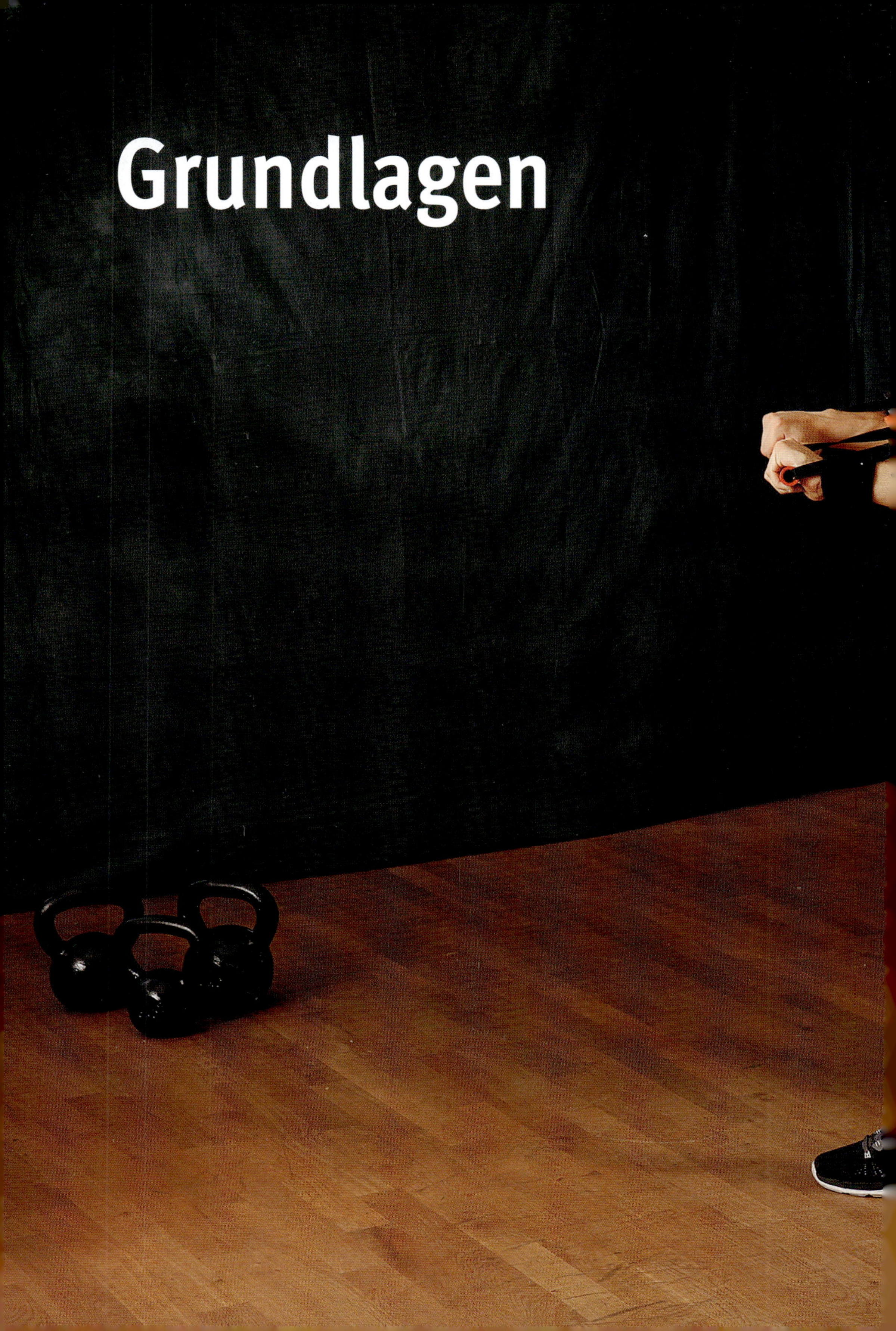

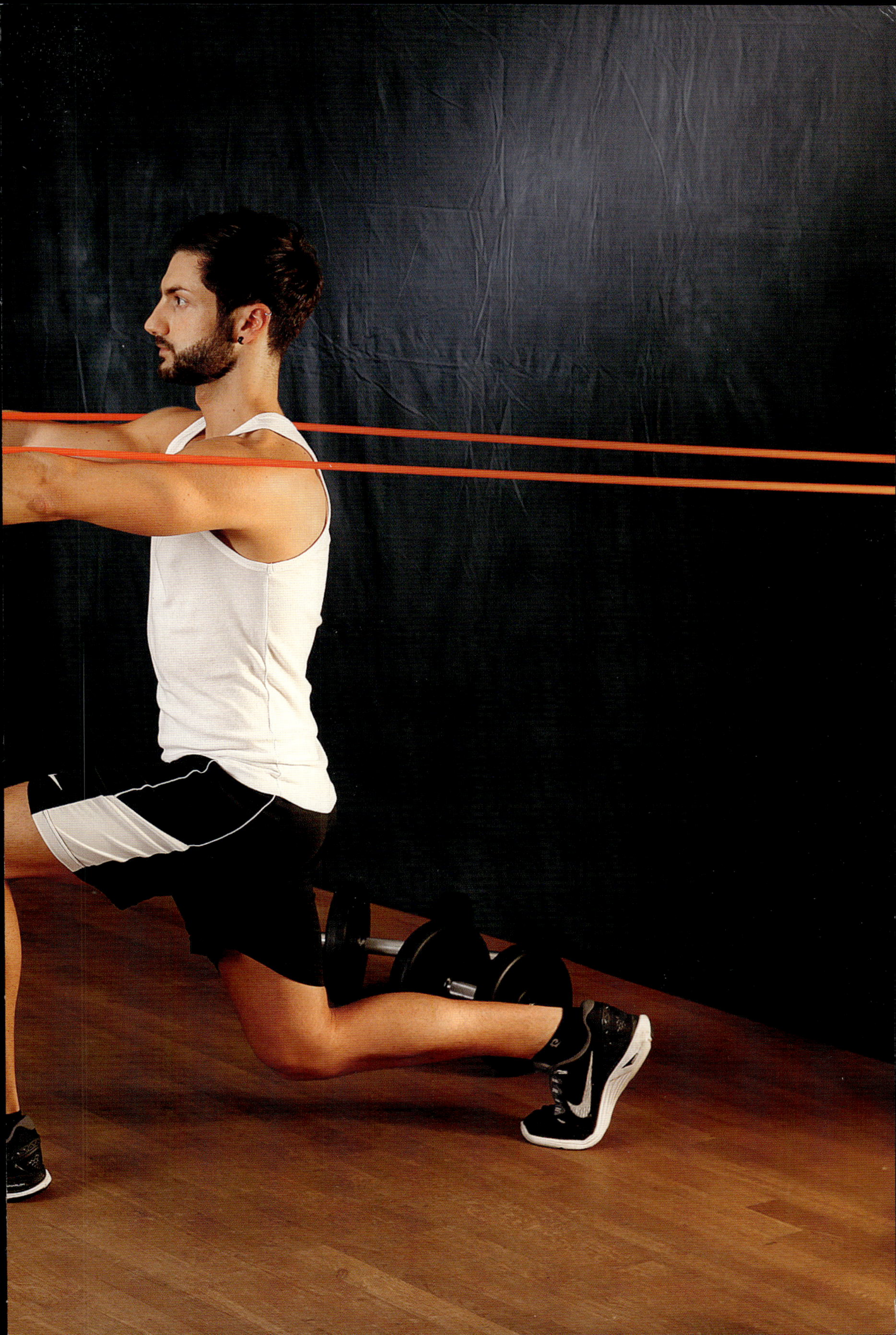

Warum funktionelles Training?

Bevor wir uns den Vorteilen des funktionellen Trainings zuwenden, werfen wir zuallererst einmal einen Blick auf die Schwächen vieler Trainingsprogramme, die z.B. in Fitnessclubs ausgeführt werden. Dabei geht es jedoch sicher nicht darum, dass Training in einem Fitnessclub schlechtzumachen, denn egal wie das Trainingsprogramm auch aussehen mag: Es ist mit Sicherheit besser als überhaupt kein Training. Im Folgenden soll vielmehr auf die Schwächen von typischen Trainingsprogrammen hingewiesen werden.

Training von Muskeln anstatt von Bewegungen

Wer schon einmal in einem Fitnessclub war, hat dort höchstwahrscheinlich auch Erfahrungen mit einem typischen Krafttraining gemacht: Meist werden die einzelnen Muskeln nacheinander bearbeitet, sodass man am Ende den ganzen Körper durchtrainiert hat. Dies ist sicher keine schlechte Methode, denn dadurch kann der einzelne Muskel besser belastet werden. Diese Art des Trainings hat bis zu einem gewissen Grad sicher ihre Berechtigung, denn durch isoliertes Training lässt sich bei bestimmten Muskelgruppen besser das Wachstum stimulieren. Zudem wird ein solches Training teilweise in frühen Rehabilitationsphasen nach Verletzungen benötigt.

Jedoch wird bei einem isolierten Muskeltraining häufig ein wichtiger physiologischer Punkt übersehen: *Unser Körper kennt keine Muskeln, er kennt nur Bewegungen!*

Diese Aussage bedarf nun einer genaueren Erläuterung.

Nehmen wir beispielsweise einmal eine Übung wie das Beinstrecken an der Maschine. Die trainierte Muskelgruppe ist der Oberschenkelstrecker *(quadriceps femoris)*. Schauen wir jetzt auf den kräftigen Schuss eines Fußballers auf das Tor: Auch hier wird das Bein im Kniegelenk gestreckt. Auf den ersten Blick könnte man also vermuten, dass sich durch das isolierte Training der Oberschenkelstrecker ein kräftiger Schuss entwickeln lässt.

Dem ist jedoch nicht so – denn bei genauerer Betrachtung der eigentlichen Schussbewegung wird klar, dass bei einem Schuss nicht nur das Kniegelenk gestreckt, sondern gleichzeitig auch das Hüftgelenk des Schussbeins gebeugt wird. Auch führt ein Fußballer im Moment des Schusses mit seinem Oberkörper eine entgegengesetzte Rotation zum Schussbein aus. D.h., das linke Bein trifft den Ball und wird dabei von links hinten in Richtung Körpermitte nach rechts geführt. Der Oberkörper gleicht diesen Schwung aus, indem er nach links rotiert. Zusätzlich arbeiten auf der Standbeinseite viele Muskeln stabilisierend, damit man nicht durch den eigenen Schwung beim Schuss aus dem Gleichgewicht kommt.

Wie viele Muskeln bei einem Fußballschuss tatsächlich und in welcher Reihenfolge arbeiten, lässt sich daher nur schwer nachvollziehen. Was man jedoch sagen kann, ist, dass der Körper eines Fußballers in einer solchen Situation offensichtlich genau die Muskeln aktiviert, die für einen kräftigen Schuss benötigt werden.

Wie dieses Beispiel zeigt, verliert, wer lediglich die einzelnen Muskeln trainiert, schnell das große Gesamtbild aus dem Blick. Denn die meisten unserer Bewegungen verlangen mehr als die Anspannung einzelner Muskeln. Vielmehr geht es um das gezielte Zusammenwirken vieler Muskeln, mit dem Ziel, eine bestimmte Bewegung zu ermöglichen.

Vergleichbar ist dieser Zusammenhang mit einem klassischen Symphonieorchester, bei dem viele Einzelmusiker ein gemeinsames Stück erklingen lassen. Würden beispielsweise nur die Violinenspieler üben und besser werden, könnten diese zwar ein schönes

Violinkonzert abliefern – für das Gesamtorchester muss jedoch nicht nur der Einzelne besser werden, sondern das Zusammenspiel aller Beteiligten muss gelingen.

Hierfür ein weiteres Beispiel aus dem Trainingsbereich:

Die Muskelgruppe der Abduktoren des Beins (vor allem der kleine und der mittlere Gesäßmuskel) dient dazu, dass man Bein nach außen abspreizen kann. Oftmals werden diese entweder sitzend an Geräten oder im Stehen am Kabelzug trainiert. Beide Übungen sind definitiv dafür geeignet, diese Muskelgruppen zu trainieren. Aber haben Sie sich schon einmal gefragt, welche Aufgaben diese Muskeln eigentlich im Alltag haben? Schließlich kommt es ja eher selten vor, dass man sich mit Sidesteps vorwärtsbewegt, oder?

Die Hauptaufgabe der Abduktoren ist im Alltag auch nicht die Abduktion des Beins – vielmehr sorgen sie dafür, dass beim Gehen das Becken nicht zur Seite des schwingenden Beins abkippt. Dadurch nehmen sie eine wichtige Stabilisierungsfunktion in einer komplexen Bewegungskette, nämlich dem Gehen, ein.

Selbst wenn Sie nur eine Wasserflasche zum Mund führen, arbeiten nicht nur die Muskeln in Ellenbogen- und Schultergelenken, sondern auch Ihre Rumpfmuskulatur wird aktiv – andernfalls würden Sie durch Ihren eigenen Arm aus dem Gleichgewicht gebracht werden.

Kurzum: Bei alltäglichen Bewegungen wie im Sport arbeiten keine isolierten Muskeln, sondern immer ganze Muskelgruppen. Ebenso ist es beim Functional Training.

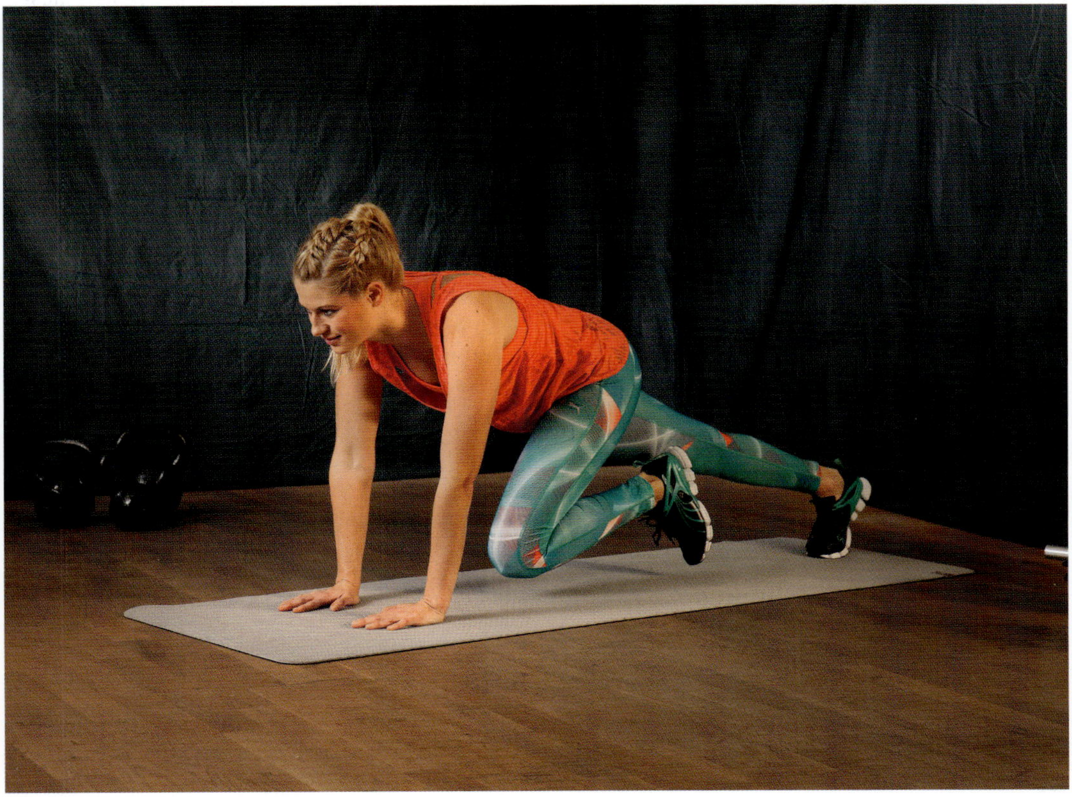

Trainieren Sie Bewegungen anstatt Muskelgruppen.

Fehlender koordinativer Anspruch

Bei fast allen Bewegungen, die wir im Alltag oder auch bei den verschiedensten Sportarten ausführen, muss unser Körper – wie oben beschrieben – viele Muskeln miteinander koordinieren, um eine effiziente Bewegung auszuführen. Ein wichtiger Punkt dabei ist, dass die allermeisten Sportarten, aber auch anstrengende Alltagstätigkeiten, wie z.B. das Heben schwerer Lasten, im Stehen, also in einer aufrechten Körperposition ausgeführt werden.

Um diese aufrechte Körperposition abzusichern, gilt es, die verschiedensten Muskeln unserer Rumpfmuskulatur genau aufeinander abzustimmen. Dass dies nicht immer leicht ist, zeigt der Blick auf ein Kleinkind, das eben erst mit dem Gehen begonnen hat. Da es noch mangelnde Erfahrung mit der Stabilisierung des eigenen Körpers in aufrechter Position hat, wird das Kleinkind zu Beginn erhebliche Probleme haben, sich im Sinne des Gehens aufrecht zu bewegen.

Sicher: Erwachsene beherrschen im Normalfall ein solches Gehen blind. Infolge eines häufig inaktiven Alltags hat jedoch unsere Fähigkeit, den eigenen Körper in verschiedenen Achsen zu stabilisieren, abgenommen. Gerade dadurch, dass sich die meisten von uns bei der Arbeit körperlich nicht allzu sehr anstrengen und/oder die meiste Zeit im Sitzen verbringen, ist es umso wichtiger, die Fähigkeit, den Körper zu koordinieren und zu stabilisieren, durch Training zu verbessern oder zumindest zu erhalten.

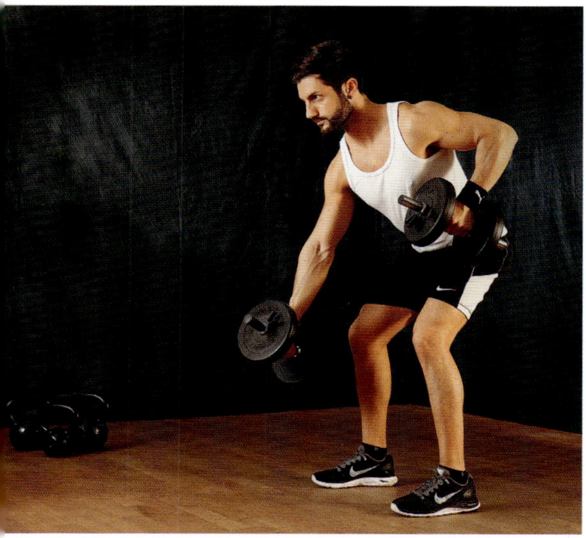

Wird bei vielen Trainingsprogrammen oft vergessen: die Koordination.

Werfen wir jetzt einen Blick auf einen Trainingstag eines typischen Fitnessprogramms, um zu sehen, ob es einen solchen Ausgleich zu unserem inaktiven Alltag zu schaffen vermag:

Brust:	Brustpresse
	Butterflymaschine
Beine:	Beinstreckmaschine
	Beinpresse
Bauch:	Crunches

Erste Frage: Was haben alle diese Übungen gemeinsam?

Antwort: Bei keiner der Übungen muss man sich selbst stark stabilisieren, denn alle werden im Sitzen oder Liegen ausgeführt. Die aktive Körperstabilisierung fällt daher relativ gering aus.

Zweite Frage: Wie stark wird hier die Koordination beansprucht?

Antwort: Eher auf mittlerem Niveau. Bei der Brust- und der Beinpresse gilt es zwar, verschiedene Muskelgruppen miteinander zu koordinieren, jedoch ist die Gesamtkoordinationsleistung eher gering.

Dabei soll jetzt keineswegs das klassische Training im Studio schlechtgeredet werden. Es geht lediglich darum, die Schwächen, die dieses Trainingssystem automatisch mit sich bringt, aufzuzeigen. Diese finden sich leider in den meisten typischen Trainingsprogrammen wieder, denn bei vielen klassischen Übungen, wie beispielsweise dem Rudern am Kabelzug, bei Beinstrecker, Beinpresse etc., trainiert man im Sitzen. Dadurch fällt die eigentliche Stabilisationsarbeit recht gering aus. Die langfristige Folge: Gerade in Verbindung mit einem eher unbewegten

Alltag nimmt die Fähigkeit, den eigenen Körper in unterschiedlichen Haltungen zu stabilisieren, zusammen mit der übrigen Koordinationsfähigkeit ab.

Antrainieren nicht funktioneller Bewegungen

Natürlich gibt es auch klassische Bodybuilder, die sich fließend bewegen können und eine normale Körperhaltung aufweisen. Man sieht diesen Bodybuildern dann zwar deutlich an, dass sie Krafttraining betreiben, sie sind jedoch weiterhin in der Lage, sich natürlich zu bewegen. So fallen sie nicht durch eine ungewöhnliche Gangweise auf, die sie bei ihren alltäglichen Bewegungen einschränkt, vielleicht sogar behindert.

Was mit einer ungewöhnlichen, seltsamen Gangweise gemeint ist, zeigt folgende Abweichung von einem normalen Gangbild bzw. einer normalen Haltung, wie sie bei hochtrainierten Athleten und damit auch bei Bodybuildern oft zu beobachten ist:

Beim Gehen und Stehen sind die Füße des Sportlers relativ stark nach außen rotiert. Dadurch setzt er seine Schritte auch nicht mehr ganz gerade, sondern schräg nach außen. Gleichzeitig zeigt sich in der Lendenwirbelsäule häufig eine extreme Unbeweglichkeit, sodass der Oberkörper während des Gehens kaum rotiert wird. Die Arme befinden sich in einer starken Innenrotation, die Handflächen zeigen zum Körper, und die Schultern wirken etwas nach vorne gezogen. Zusätzlich schwingen die Arme beim Gehen nur wenig auf natürliche Weise mit, sondern scheinen sich kaum zu bewegen. Zugegeben: Dass sich bei manchen Athleten Körperhaltung und auch Gangstil verändern, liegt nicht zwingend an den ausgeführten Übungen, sondern deutet vielmehr auf eine unausgewogene Übungszusammenstellung hin. Viele junge Männer trainieren zu viel Brust und Arme und haben als Hauptübung beim Rückentraining meist viel mehr Zug- als Ruderübungen im Programm. Das Training sämtlicher Muskeln der Körperrückseite wird dagegen nur spärlich betrieben.

Hinzu kommt, dass beim klassischen Fitnesstraining kaum Übungen für den Erhalt von Beweglichkeit und Mobilität absolviert werden und dadurch diese Fähigkeiten zusätzlich abnehmen.

Langeweile durch fehlende Vielfalt

Wirft man einmal an einem Montag einen Blick in die Fitnesscenter, stellt man schnell fest, dass sich viele Mitglieder hinsichtlich ihres Trainings scheinbar abgesprochen haben: Vielerorts stehen Brust und Trizeps auf dem Programm. Als erste Übung wird meistens das Bankdrücken trainiert, gefolgt von einer Schrägvariante, und zum Abschluss folgt noch eine Isolationsübung.

Am sogenannten »Rückentag« sieht es meist auch nicht besser aus: Zuerst wird der Zug zum Nacken trainiert und anschließend vielleicht noch eine Ruderübung eingebaut.

Kurzum: Die Trainingsprogramme sind oftmals identisch, auch werden nur wenige verschiedene Übungen ausgeführt. In den meisten Fällen bleibt das Programm sogar über Monate oder gar Jahre hinweg annähernd gleich, und es wird höchstens einmal die Wiederholungszahl variiert.

Diese Monotonie ist nicht nur für den Körper langweilig, sondern mit Sicherheit auch für die Psyche. Kein Wunder also, dass dann bei vielen Sportlern auch die Trainingsmotivation leidet, woraufhin dann die eine oder andere Trainingseinheit mal ausfällt – und so die Trainingserfolge auf sich warten lassen.

Hinzu kommt der meist gleiche Trainingsaufbau: Satz – Pause – Satz – Pause usw. Auch wird die zur Verfügung stehende Trainingszeit nicht effektiv genutzt und ein guter Anteil mit Gesprächen, dem Schreiben von Kurznachrichten oder Sonstigem verschwendet. Eine größere Variation im Training würde von daher nicht nur den körperlichen Fortschritten, sondern auch der Motivation und dem Spaß am Training deutlich zugutekommen.

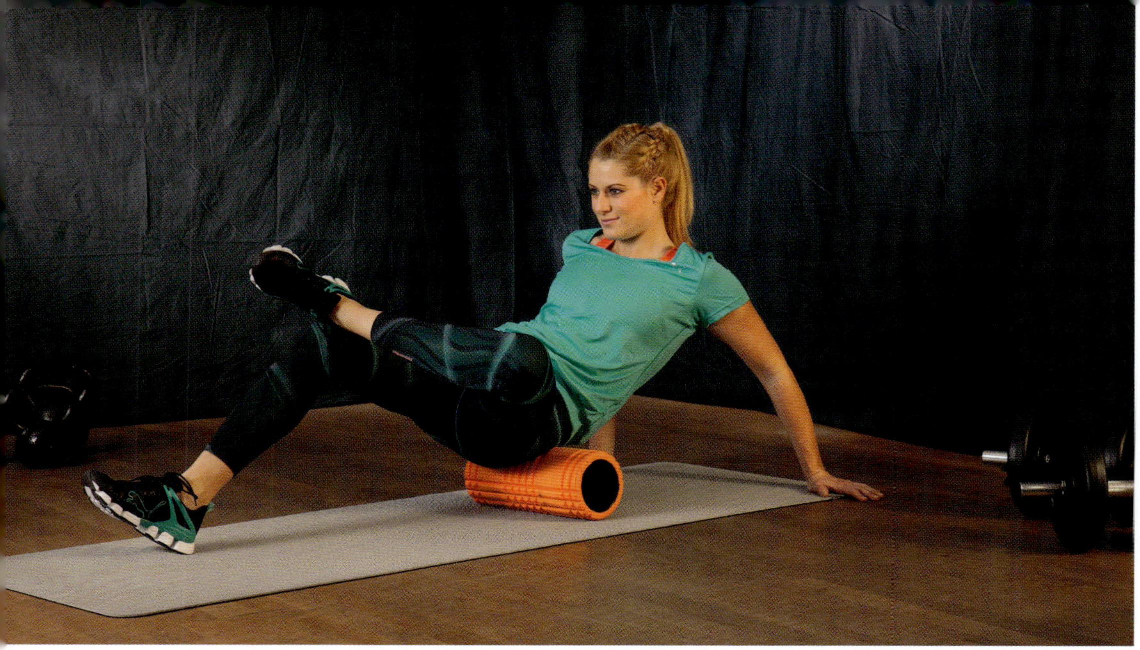

Foam Rolling: Aktive Regeneration für Ihre Muskeln.

Die Vorteile von funktionellem Training

In Kurzform lässt sich funktionelles Training beschreiben als ein Training, das dazu gedacht ist bzw. die Funktion hat, jemanden bei der Leistungssteigerung in seiner eigentlichen Sportart oder im Alltag zu helfen.

Um dieses Ziel zu erfüllen, sollten die funktionellen Übungen möglichst gut auf die jeweilige Sportart bzw. die individuellen Anforderungen des Alltags übertragbar sein.

Was mit funktionellem Training im Sinn dieses Buchs definitiv *nicht* gemeint ist, sind die zahlreichen Übungen auf Wackelbrettern oder anderen instabilen Unterlagen, die mancherorts propagiert werden. Denn meiner Ansicht nach ist grundsätzlich infrage zu stellen, warum Gleichgewichtsübungen auf Bosubällen o.Ä. als »funktionell« im Sinne eines funktionellen Trainings eingestuft werden sollten. Als Antwort auf diese Frage werden meist Argumente wie Sturzprophylaxe, Verbesserung von Propriozeption und Gleichgewichtsschulung als alltags- und sportwirksame Trainingseffekte angegeben. Vor dem Hintergrund der Spezifität der Anpassung muss eine optimale Übertragbarkeit jedoch kritisch hinterfragt werden. In erster Linie wird man nur seine Gleichgewichtsfähigkeit auf genau diesen Bällen verbessern.

Für die angebliche Übertragbarkeit auf andere Situationen ist auch folgender Einwand entscheidend: In welcher Alltags- und Sportsituation agieren wir denn tatsächlich auf einem derart wackeligen Untergrund, dessen Oberfläche aber gleichzeitig rutschfest ist? Dies trifft auf Wellenreiten oder Wasserski zu. Und flüchtet man vor einem Erdbeben, herrschen ebenfalls ähnliche Bedingungen vor.

Für alle anderen Situationen trifft dies nicht zu, da wir stets auf einem an sich fest mit dem Erdboden verbundenen Untergrund agieren. Fast überall in unserem Leben bzw. bei den gängigen sportlichen Aktivitäten ist ein mehr oder weniger hoher Grad an Stabilität erforderlich. Unser neuromuskuläres System ist daher auch auf eine solche Bewegung auf stabilen Untergründen angepasst. Aus diesem Grund werden Sie im vorliegenden Buch keine Übungen finden, die auf Wackelbrettern oder sonstigen instabilen Untergründen stattfinden.

Training von Bewegungen

Sitzen, Stehen, Gehen, Tragen, Bücken, Heben – nicht eine dieser Tätigkeiten findet in Isolation statt. Vielmehr sind bei allen diesen Tätigkeiten unterschiedlichste Muskelgruppen in komplexen Bewegungsmustern zu koordinieren. Aus diesem Grund werden Sie bei keiner der hier dargestellten Übungen eine isolierte Gelenkbewegung finden. Bei allen Übungen werden mehrere Gelenke gleichzeitig in Bewegung versetzt, und der Körper muss stabilisiert werden. Es geht bei funktionellem Training also nicht um die Isolation von einzelnen Muskeln, sondern im Gegenteil darum, verschiedene Muskeln so zu schulen, dass sie möglichst harmonisch zusammenarbeiten. Durch diese Zusammenarbeit wird gleichzeitig die Koordination stark geschult, und die rumpfstabilisierende Muskulatur, auch »Core« genannt, wird dabei fast immer mittrainiert.

Guter Transfer auf andere Sportarten bzw. auf den Alltag

Ganz einfach könnte man es sich beim funktionellen Training dadurch machen, dass man sagen würde: »Um funktionell zu trainieren, übe ich mich einfach in der Tätigkeit, in der ich besser werden möchte.« Denn genau das wird in anderen Sportarten auch gemacht. Allerdings stößt diese Herangehensweise auch an ihre Grenzen, denn z.B. lässt sich Kraft am besten dadurch aufbauen, dass man zunehmend schwerere Widerstände bewegt. Die Idee, einen immer schwereren Tennisschläger zu verwenden, um die Aufschlagskraft zu verbessern, ist in der Praxis aber wenig sinnvoll. Ein Problem, dass sich dadurch entwickeln könnte, besteht darin, dass sich die Bewegungskoordination an den schwereren Tennisschläger anpasst und durch solch ein Training möglicherweise das feine Koordinationsmuster für Tennisaufschläge gestört wird. Aus diesem Grund wird seit Jahren in den verschiedensten Sportarten mit Übungen trainiert, die sich zwar von der Wettkampfübung unterscheiden, sich aber von der Koordination und den eingesetzten Muskeln her ähnlich sind.

Kurzum: Es werden Übungen gewählt, deren Transfer auf die eigentliche sportliche Bewegung hin einfach ist und die einen hohen Nutzen, sprich Leistungsgewinn, versprechen, ohne andere Bewegungsqualitäten negativ zu beeinflussen. Genau dadurch wird ein Training »funktionell«. Doch nicht nur für andere Sportarten bietet das funktionelle Training Vorteile, denn auch im Alltag haben wir es immer wieder mit Situationen zu tun, bei denen Koordination, Kraft und Stabilität gefordert sind. Genau die eben angesprochenen Fähigkeiten brauchen Sie beispielsweise, wenn Sie eine schwere Kiste aus einem Regal heben müssen.

Welche Übung wird Sie darauf wohl besser vorbereiten: Schulterdrücken an der Maschine oder stehendes Kurzhantel-Drücken? Beim Training an der Maschine wird zwar auch die wichtige Muskulatur aufgebaut – ob diese aber im Alltag dann auch so optimal arbeitet, ist fraglich. Schließlich fehlt es bei dieser Übung an einer gewissen Herausforderung der wichtigen Muskelbereiche, die für die Koordination beim tatsächlichen Heben notwendig sind, und genauso wenig wird die hier wichtige Stabilisationsfähigkeit trainiert. Diese Verbindung von gezieltem Muskelaufbau mit Anforderungen an die Koordination und die Fähigkeit, den eigenen Körper unter Belastung zu stabilisieren, sorgt dafür, dass ein funktionelles Training dem Training an Maschinen deutlich überlegen ist.

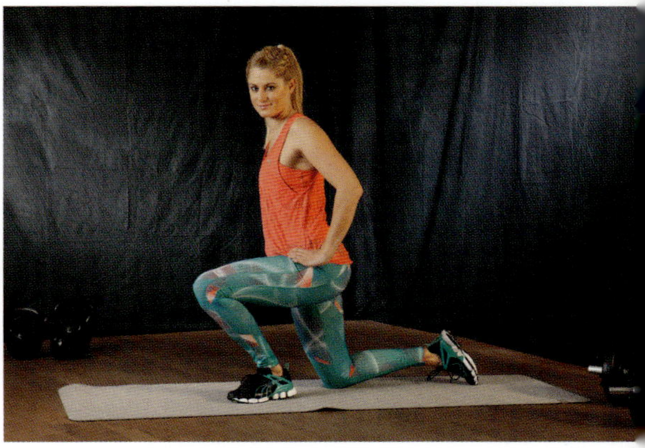

Mobilisation anstatt Stretching

Grundlegende Trainingsprinzipien und Begriffe

Die Trainingsprinzipien

Stellen Sie sich vor, Sie kaufen ein neues Auto. Sie fahren dieses Auto aber nicht, sondern konservieren es fachgerecht, d.h., Sie lassen sämtliches Öl, Benzin und dergleichen ab und stellen das Auto in eine Garage, in der keine Luftfeuchtigkeit herrscht. Nach zehn Jahren Standzeit füllen Sie alle Flüssigkeiten wieder auf, setzen eine neue Batterie ein und starten das Auto. Wie wird es sich fahren? Höchstwahrscheinlich wie neu, denn es wurde ja nie benutzt, und durch ihre Konservierungsmaßnahmen konnte der Zahn der Zeit dem Auto nichts anhaben.

Nun stellen Sie sich vor, Sie machen annähernd das Gleiche mit Ihrem Körper. Sie legen sich ins Bett, führen in ausreichendem Maß Nahrung und Flüssigkeit zu und bewegen sich ansonsten überhaupt nicht. Was passiert, wenn Sie nach nur zehn Wochen wieder versuchen, Ihren Körper zu benutzen? Wahrscheinlich werden Sie Mühe haben, auch nur ein paar Schritte zu gehen – Ihr Körper läuft dann nicht mehr wie neu, sondern fast überhaupt nicht mehr.

Genau das ist der Unterschied zwischen einer Maschine und einem lebenden Organismus. Eine Maschine bleibt erhalten, wenn sie nicht benutzt wird – ein lebender Organismus dagegen degeneriert und verliert seine Gesundheit. Nur regelmäßige Bewegung hält unseren Körper gesund und leistungsfähig.

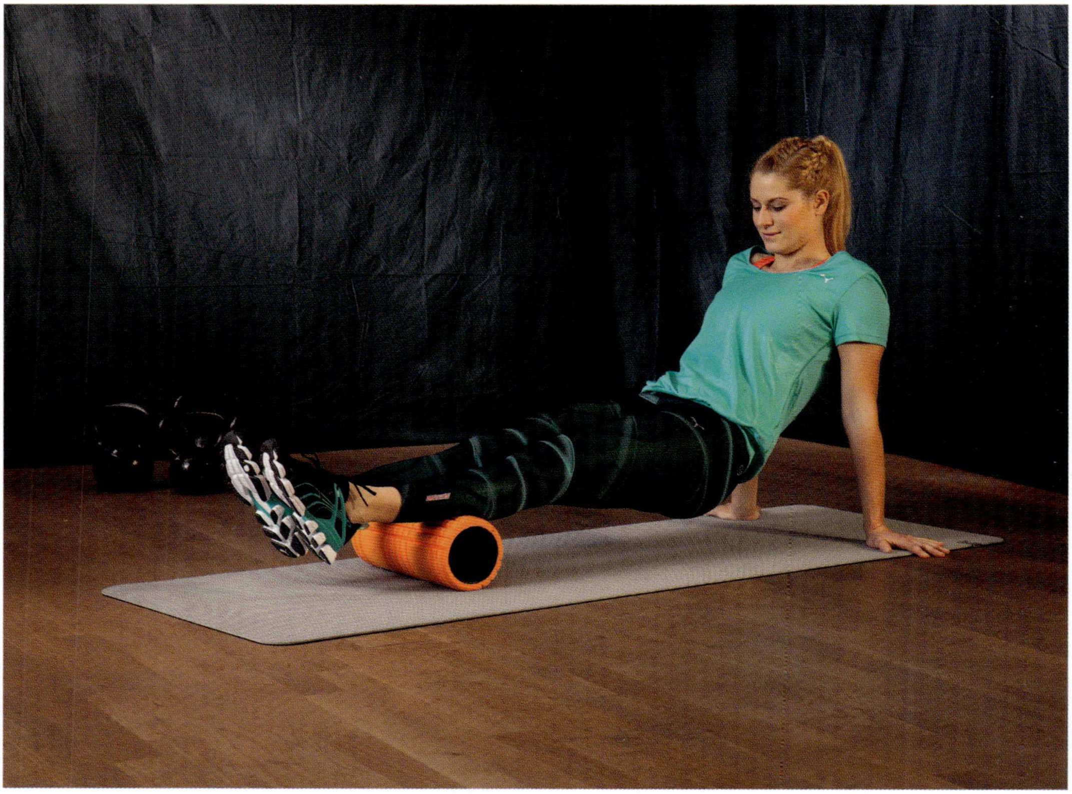

Nur regelmäßige Bewegung hält unseren Körper leistungsfähig.

Allerdings ist es bei den meisten Menschen mit regelmäßiger Bewegung nicht weit her, wie die Statistiken zeigen. Wussten Sie beispielsweise, dass die durchschnittliche tägliche Gehstrecke bei den meisten Menschen in Deutschland unter 1000 Meter am Tag liegt? Dabei tragen wir immer noch das genetische Erbe unserer Vorfahren vor rund 100 000 Jahren mit uns herum. Aus Untersuchungen an Naturvölkern weiß man, dass deren tägliche Gehstrecke 10–15 Kilometer betrug. Zivilisationskrankheiten wie Diabetes, Herzinfarkt oder Arteriosklerose sind bei Naturvölkern deswegen auch weitgehend unbekannt.

Training und Gesundheit

»Gesundheit ist ein hohes Gut.« Dieser Aussage stimmen wahrscheinlich die allermeisten Menschen unumwunden zu. Fragt man dann allerdings genauer nach, was der Einzelne unter Gesundheit versteht, wird die Sache schon schwieriger, denn Gesundheit lässt sich als Zustand nicht so leicht beschreiben.

Die ärztliche Sichtweise ist in diesem Zusammenhang folgende: Gesund ist derjenige, dessen anatomische Strukturen und physiologisch-chemische Funktionen sich innerhalb geltender Normen bewegen. Laborparameter und Funktionstests entscheiden über den Status »gesund« oder »krank«. Liegen die gemessenen Werte außerhalb der definierten Grenzwerte, dann sollte diesem Verständnis nach eingegriffen werden.

Gesundheit ist also das Nichtüberschreiten von Grenzwerten, und Gesundheit wird negativ bestimmt, indem sie vom Zustand der Krankheit abgegrenzt wird.

Das hört sich jetzt alles recht theoretisch und abgehoben an. Zusammengefasst könnte man es auch so formulieren: Gesund ist derjenige, der nicht krank ist.

Für die allermeisten Menschen ist diese Sichtweise von Gesundheit jedoch zu einseitig, denn für viele ist Gesundheit auch gleichzeitig Lebenskraft und die Fähigkeit, das eigene Leben gestalten zu können. Damit sind wir dem Fitnessbegriff schon ganz nahe, denn fit zu sein bedeutet, eine Leistungsfähigkeit zu besitzen, die über das bloße Fehlen von Krankheit hinausgeht. Nicht jeder Gesunde ist aber als fit zu bezeichnen, wenn ihm zum Fitsein ein bestimmter Grad an Leistungsfähigkeit fehlt. Fitness ist also nicht zum Nulltarif zu haben, sondern man muss selbst etwas dazu beitragen.

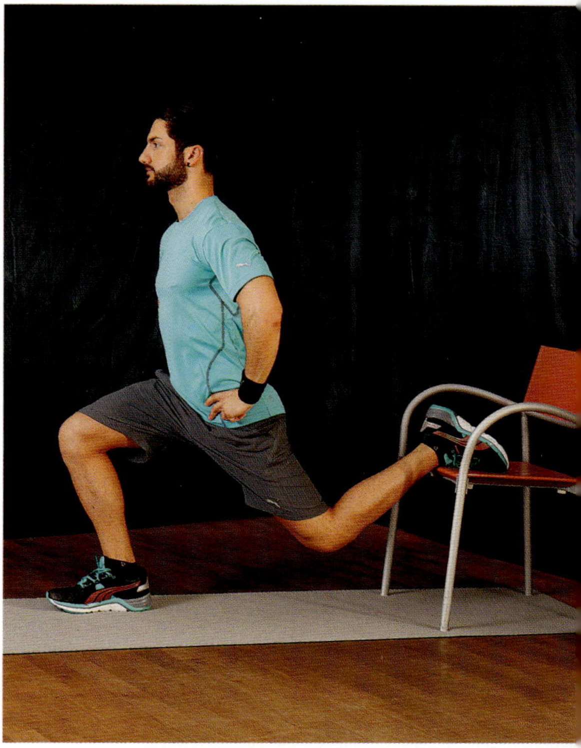

Nur Belastungen, die unseren Körper fordern, verbessern seine Leistungsfähigkeit.

Aus diesem Grund finden Sie im Folgenden einige der grundlegenden Trainingsprinzipien und Begriffe dargestellt, die den Übungsprogrammen in diesem Buch zugrunde liegen. Diese gelten selbstverständlich nicht nur für die Übungen des funktionellen Trainings, sondern auch dann, wenn Sie Joggen oder irgendeine andere Art von Sport treiben.

Das Prinzip der Superkompensation

Unser Körper ist klug, denn er versucht immer, einen Gleichgewichtszustand zwischen seiner Leistungsfähigkeit und den Anforderungen der Umwelt herzustellen. Mit Anforderungen ist in diesem Fall alles gemeint, was wir unserem Körper abverlangen: Gartenarbeit, Treppensteigen und natürlich sportliche Tätigkeiten.

Sind die Anforderungen hoch, dann zeigt sich dies dementsprechend auch im Leistungszustand. Tatsächlich sind, wie schon oben beschrieben, bei den meisten die Leistungsanforderungen jedoch minimal, sodass es auch nicht verwundern sollte, wenn sich dies bei vielen im körperlichen Leistungszustand widerspiegelt. Damit sich unser Körper anpasst, müssen wir ihn erst aus dem Gleichgewicht bringen, d.h., der Trainingsreiz muss stark genug sein und eine gewisse Schwelle überschreiten. Leistungsanforderungen müssen also im richtigen Verhältnis zum Leistungsvermögen stehen. Ist der Reiz zu schwach, bleibt er wirkungslos; ist er dagegen zu stark, bringt er mehr Schaden als Nutzen für den Körper.

Eine Leistungsverbesserung erfolgt im Trainingsprozess also als Reaktion auf erhöhte Anforderungen an den Organismus. Nach einer Belastung kommt es zu einer vorübergehenden Abnahme der sportlichen Leistungsfähigkeit; danach regeneriert sich der Organismus, und das Ausgangsniveau wird wieder erreicht. Danach kommt es dann zur sogenannten Superkompensation, einer Erhöhung der Leistungsbereitschaft über das Ausgangsniveau hinaus, was auch als Überkompensation bezeichnet wird. Leider verläuft diese Anpassung aber auch in die entgegengesetzte Richtung, denn wenn keine neuen Reize gesetzt werden, kommt es zu einer allmählichen Rückkehr zum Ausgangsniveau.

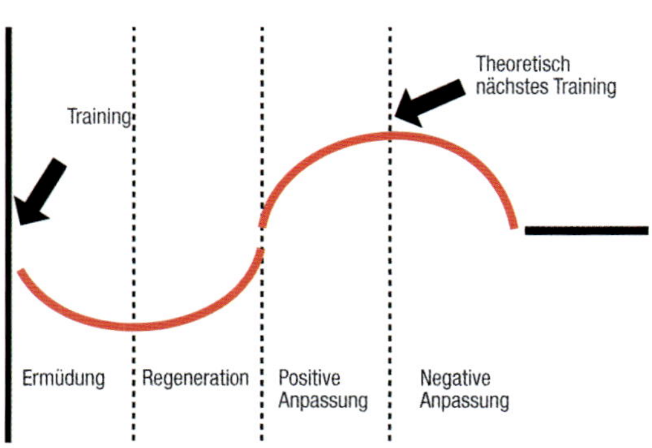

Prinzip der Superkompensation

Festzuhalten ist: Es muss eine bestimmte Reizschwelle überschritten werden. Da Anfänger jedoch bei Weitem nicht so hohe Reize wie Fortgeschrittene brauchen, finden Sie in den Übungsprogrammen auch Programme für unterschiedliche Trainingslevels.

Eines sollten Sie jedoch noch wissen: Das Prinzip der Superkompensation ist nur ein Gedankenmodell, um sich die komplizierten Vorgänge in unserem Körper besser vorstellen zu können. Aus diesem Grund sollte an dieser Stelle auf zwei Schwächen im Modell hingewiesen werden:

Erstens ermüdet bei unserem Körper nicht nur die Muskulatur, sondern auch andere Strukturen wie Sehnen, Bänder, Nervensystem etc. bekommen einen Trainingsreiz ab und müssen sich vom Training regenerieren. Da unsere Muskulatur sehr gut durchblutet ist, ist sie von der Geschwindigkeit ihrer Anpassung her auch schneller als die meisten anderen Systeme. Aus diesem Grund ist es wichtig, dass Sie während des Trainings in Ihren Körper hineinhören.

Falls sich beispielsweise die Gelenke melden, der Ellenbogen nach dem Training wehtut o.Ä., sollten Sie es im Training langsam angehen lassen. Schrauben Sie dann die Belastungen zurück, und gönnen Sie sich ein paar zusätzliche Tage Pause, damit die langsameren Strukturen Gelegenheit haben, aufzuholen.

Zweitens: Dass die Leistungssteigerung nicht unendlich ist, sollte klar sein, denn ansonsten könnte jeder, wenn er nur lange genug trainiert, ein Haus hochheben. In der Tat ist es so: Je länger man trainiert, desto kleiner werden die Fortschritte. Andererseits sind besonders am Anfang die Fortschritte sehr schnell und mit mäßigem Aufwand zu erzielen. Dies liegt beim funktionellen Training auch daran, dass Ihr Körper anfangs recht schnell lernt, wie er die unterschiedlichen Bewegungen ausführen muss. Während dieses Lernvorgangs verbessert Ihr Nervensystem das Zusammenspiel der verschiedenen Muskeln, was im Fachjargon als »intermuskuläre Koordination« bezeichnet wird.

Das Prinzip der progressiven Belastungssteigerung

Wie im oberen Abschnitt erläutert, passt sich unser Körper an, indem er seine Leistungsfähigkeit erhöht. Daraus folgt, dass auch der Trainingsreiz ansteigen muss, damit der Körper wieder aus seinem neuen Gleichgewichtszustand gebracht wird.

Letzten Endes besagt das Prinzip der progressiven Belastungssteigerung nur, dass im Lauf der Zeit die Trainingsbelastungen höher werden müssen, um auch in Zukunft Leistungssteigerungen zu erzielen. Bei den Trainingsprogrammen in diesem Buch geschieht dies auf vier verschiedene Arten und Weisen:

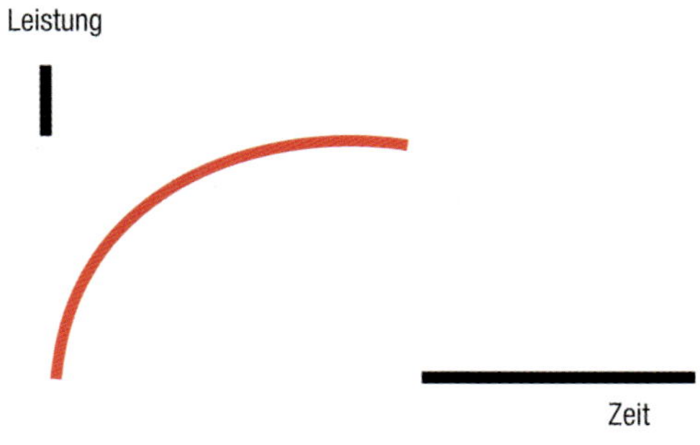

Langfristiger Anpassungsprozess

Erhöhung des Trainingsgewichts: Das ist zwar bei manchen Übungen – vor allem bei jenen mit Körpergewicht – nicht so einfach, lässt sich aber langfristig durch eine schwierigere Übungsauswahl oder auch nur durch Verwendung einer schwereren Kettlebell oder Kurzhantel erreichen.

Erhöhung des Umfangs: Umfang bedeutet in diesem Fall, wie viele Übungen oder wie viele Durchgänge insgesamt gemacht werden. Bei den Programmen in diesem Buch werden Sie feststellen, dass im Lauf der Zeit mit einem größeren Gesamtumfang gearbeitet wird.

Erhöhung der Dichte: Im Trainingsjargon wird unter Dichte die Pause zwischen den einzelnen Übungen verstanden. Wenn diese Pause Schritt für Schritt verkürzt wird, ergibt sich auch daraus ein höherer Reiz für den Körper, ohne dass man insgesamt mehr machen muss.

Höhere Häufigkeit: Je fortgeschrittener man ist, desto häufiger muss man die Trainingsreize setzen, wenn man noch eine Steigerung erzielen möchte. Auch auf diesen Fakt wird – vor allem in den Fortgeschrittenenprogrammen – Rücksicht genommen.

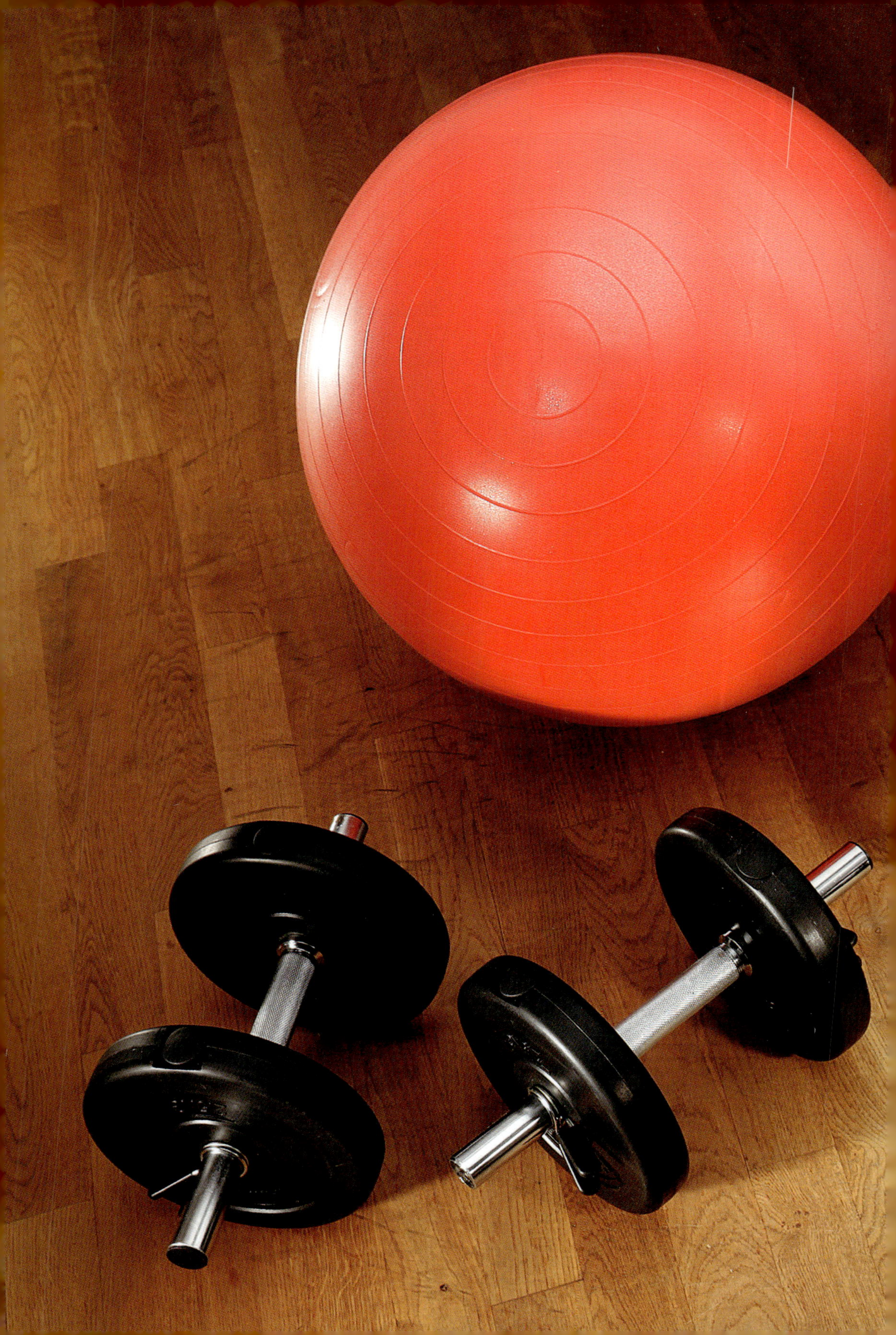

Die Übungen

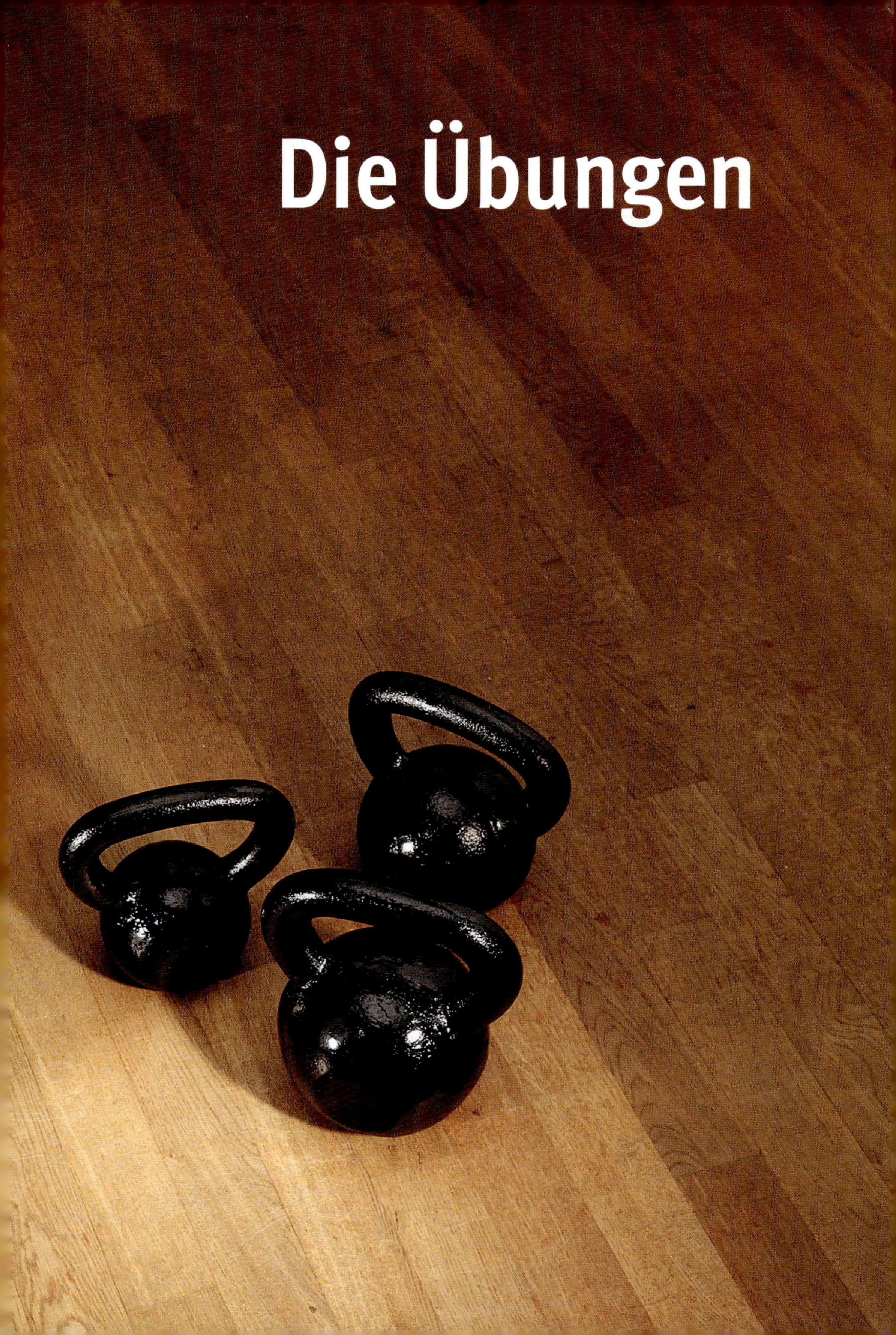

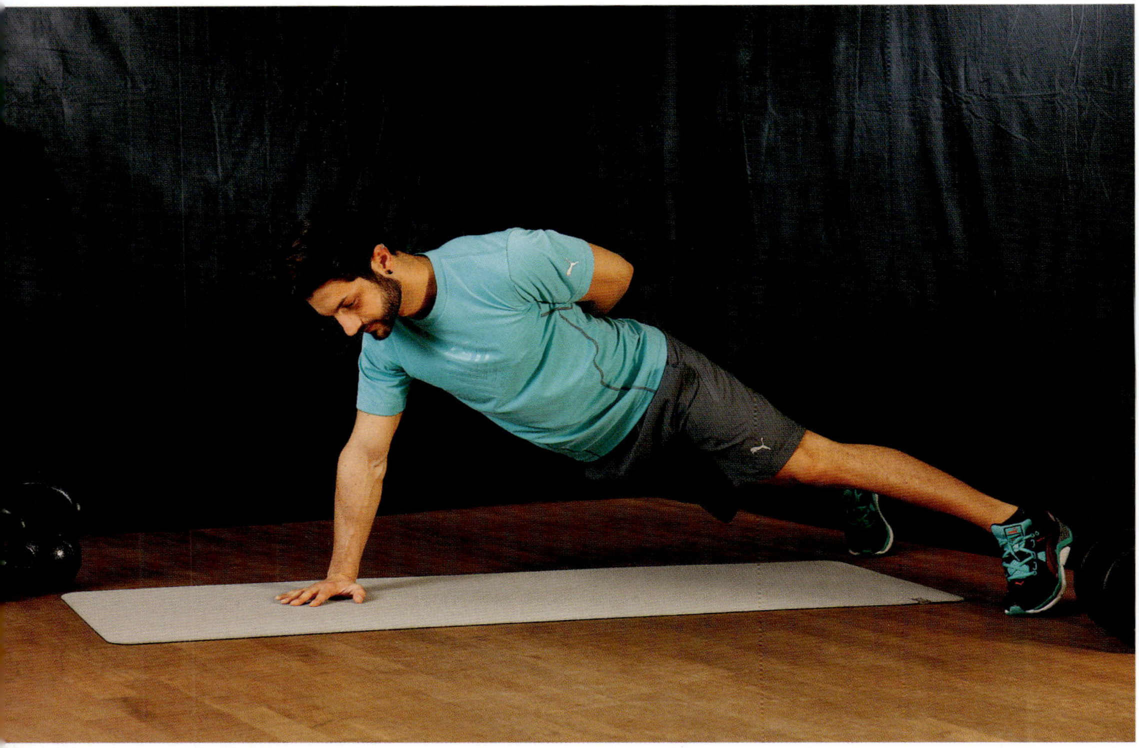

Übungen mit dem eigenen Körpergewicht

Trainingsübungen mit dem eigenen Körpergewicht sind sicher die Klassiker unter den in diesem Buch beschriebenen Trainingsmöglichkeiten. Vielen werden einige der Übungen noch aus dem Schul- oder Vereinssport bekannt sein.

Das bedeutet jedoch nicht, dass diese Übungen veraltet oder nicht effektiv sind. Im Gegenteil: Auch wenn das Training mit dem eigenen Körpergewicht zunächst einfach erscheinen mag, wird das Potenzial hinsichtlich Kraft- und Muskelaufbau oft unterschätzt.

Dadurch, dass der eigene Körper immer stabilisiert werden muss, ergibt sich ganz nebenbei eine hohe Trainingswirkung auf die Rumpfmuskulatur. Das ist auch der Grund dafür, weshalb die meisten der hier vorgestellten Übungen oft viel anstrengender sind, als man zunächst meint: Es arbeitet nämlich der gesamte Körper mit und nicht nur die Muskeln, die sich gerade sichtbar bewegen!

Zusätzlich erfordern die Übungen meist ein hohes Maß an Koordination, wodurch der Körper lernt, die verschiedenen Muskel- und Gelenksysteme sinnvoll miteinander zu koppeln. Dadurch wird gleichzeitig die Koordination der einzelnen Muskeln untereinander verbessert, was wiederum zu einem effizienteren Krafteinsatz führt.

Ein weiterer Vorteil von Training mit dem eigenen Körpergewicht ist, dass man keine besonderen Hilfsmittel benötigt. Dadurch kann überall ohne großen Aufwand trainiert werden. Sehr gut eignen sich die

Übungen auch in Verbindung mit den anderen Trainingsmitteln hier im Buch. Denn Körpergewichtsübungen lassen sich eben überall leicht »einstreuen« und bewirken so ein viel abwechslungsreicheres Übungsprogramm.

Das Einzige, was Sie bei den im Folgenden beschrieben Übungen benötigen, ist eventuell eine Matte, um nicht allzu hart zu liegen, bzw. eine Klimmzugstange. Dabei tut es auch eine Klimmzugstange für zu Hause. Als Alternative können Sie natürlich auch Ihr Training im Freien absolvieren. Auf fast allen Trimm-Dich-Pfaden finden sich Klimmzugstangen in unterschiedlichen Höhen.

Eine Alternative, die wahrscheinlich nicht jedermanns Sache ist, ist ein Training an einem »Klettergerüst« – z.B. auf dem Spielplatz. Erfahrungsgemäß freuen sich kleine Kinder aber darüber, wenn Papa oder Mama nicht nur auf der Bank sitzen, sondern selbst aktiv werden.

Falls Sie weit fortgeschritten sind, können Sie es sich beim Training mit dem eigenen Körpergewicht auch noch »schwerer« machen, indem Sie eine Gewichtsweste tragen. Das intensiviert die Trainingsreize und auch Ihre Trainingserfolge weiter.

Dies bedeutet jedoch nicht, dass Übungen, die nur mit dem eigenen Körpergewicht durchgeführt werden, etwas für wenig Trainierte sind. Im Gegenteil: Es werden hohe Trainingsreize gesetzt, insbesondere dann, wenn die Übungen technisch einwandfrei und ohne Ausweichbewegungen durchgeführt werden. Eine zusätzliche Gewichtsweste ist daher wirklich nur etwas für absolute Profis!

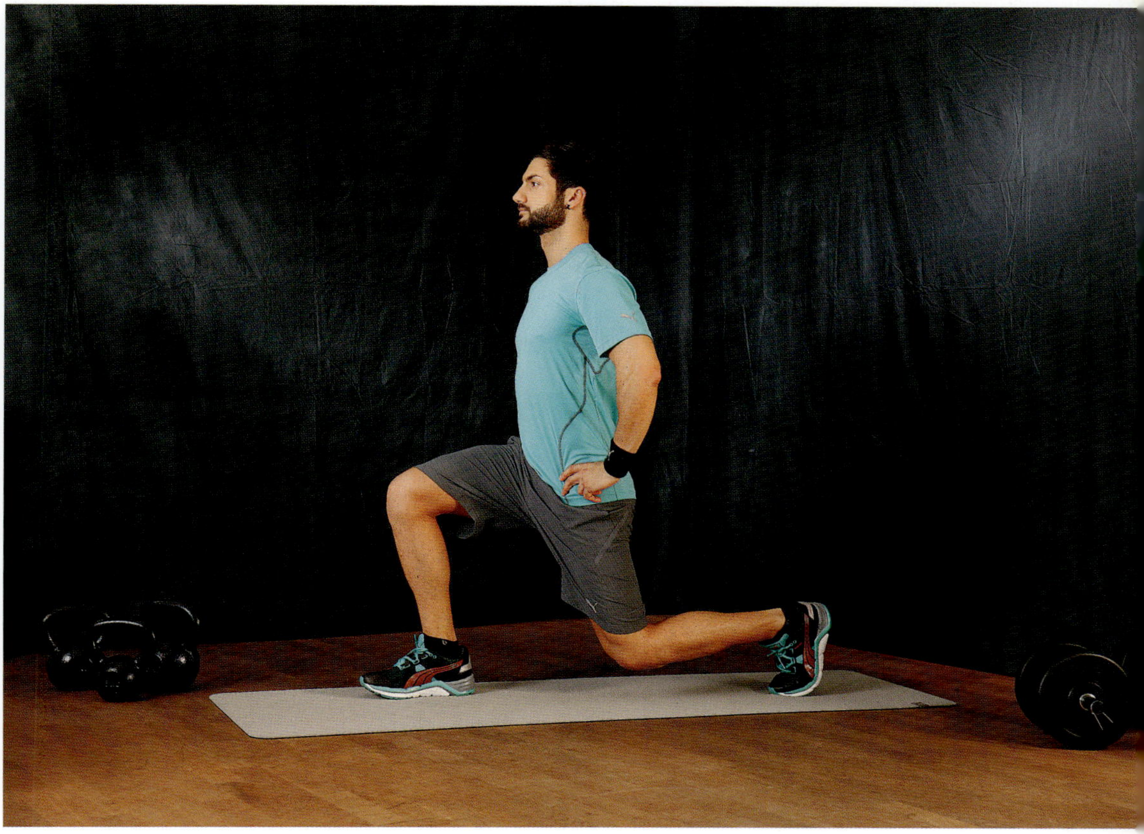

Waagerechter Klimmzug (Inverted Rows)

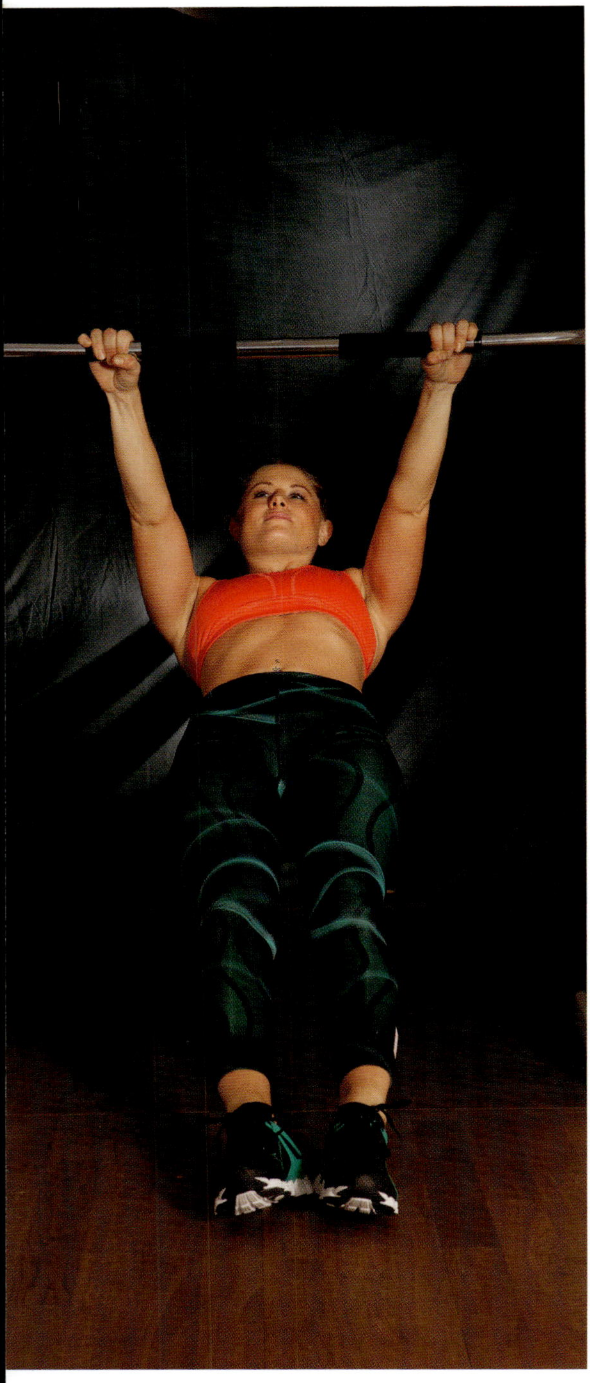

Inverted Rows sind im deutschsprachigen Raum weniger verbreitet und daher sicher für viele Trainierende etwas ganz Neues.

Um diese Übung absolvieren zu können, benötigen Sie eine Stange, die sich in etwa auf Hüfthöhe befindet und die stabil genug ist, um Ihr komplettes Körpergewicht zu tragen. Zur Not tut es auch ein stabiler Tisch, an dem Sie sich festhalten können. Optimal als Festhaltestange geeignet ist die Stange einer Multipresse, die auf die richtige Höhe eingestellt und eingerastet wird.

Von der Ausführung her sind Inverted Rows mit Körpergewicht etwas einfacher als normale Klimmzüge – sie trainieren jedoch dieselben Muskelgruppen, wobei sich bei Inverted Rows der Schwerpunkt etwas Richtung Schultergürtel verlagert. Statische Haltearbeit müssen vor allem sämtliche Muskeln des Rückenstreckers leisten.

Übungsausführung

Fassen Sie eine horizontale hüfthohe Stange im schulterbreiten Obergriff. Damit Sie in die richtige Ausgangsposition kommen, müssen Sie zuerst Ihren Körper unter die Stange bewegen, sodass sich Ihr Körper nahezu waagrecht unter der Stange befindet. In dieser Position haben nur noch Ihre Fersen Kontakt zum Boden, der Rücken ist gerade. Die Arme sind gestreckt etwa auf Brusthöhe vor dem Körper, die Handflächen zeigen nach unten.

Aus der Ausgangsstellung heraus ziehen Sie so weit nach oben, dass Sie mit Ihrem Brustkorb die Stange berühren. Ihr Körper bewegt sich dabei als Ganzes auf die Stange zu.

Aus dieser Position kehren Sie zurück in die Ausgangsstellung.

Profi-Tipp

Obwohl hauptsächlich Ihre Arm- und Rückenmuskulatur arbeitet, sollten Sie auch auf eine Grundspannung in der Bauchmuskulatur halten. Achten Sie außerdem darauf, dass Sie Ihren Rücken während der gesamten Übungsausführung gerade halten und der Kopf in Verlängerung der Wirbelsäule bleibt; spannen Sie dabei auch das Gesäß an. Beim Herablassen sollten Sie immer auf eine kontrollierte und nicht zu schnelle Geschwindigkeit achten, damit Sie nicht voller Wucht in die untere Position hineinfallen und die Gelenke dadurch unnötig unter Stress setzen.

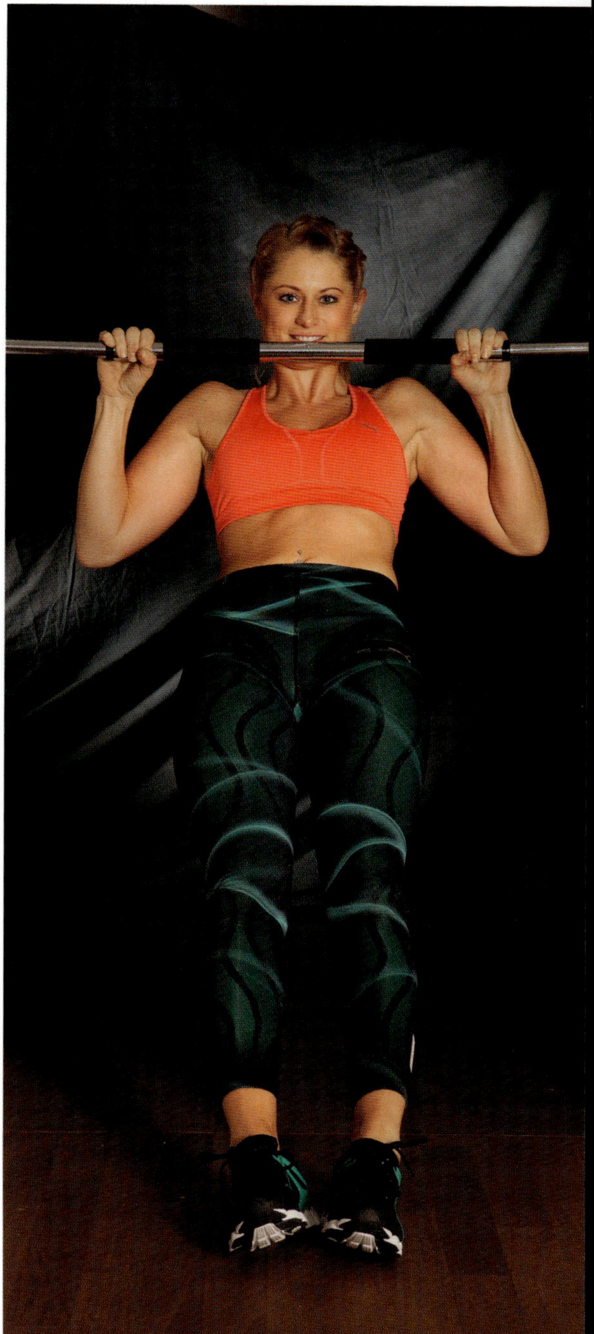

STEIGERUNGS- UND VEREINFACHUNGSMÖGLICHKEITEN

Sie können den Schwierigkeitsgrad der Übung regulieren, indem Sie die Körperposition verändern. Konkret: Je aufrechter Sie stehen, desto leichter fällt die Übung.

Fortgeschrittene können ihre Beine auf eine Erhöhung wie einen Stuhl, eine Kiste oder eine Bank ablegen, damit sich der Körper in der Ausgangsposition parallel zum Boden befindet.

Um das Optimum aus der Übung herauszuholen, konzentrieren Sie sich darauf, nicht nur die Arme nach hinten zu ziehen, sondern bringen Sie gleichzeitig auch Ihre Schulterblätter so weit wie möglich in Richtung der Wirbelsäule nach innen. Auf diese Weise erfährt auch Ihr mittlerer Trapezabschnitt einen guten Trainingsreiz – auch arbeiten so Trapez und Schultergürtel als Einheit zusammen.

Klimmzug, eng (Chin-up)

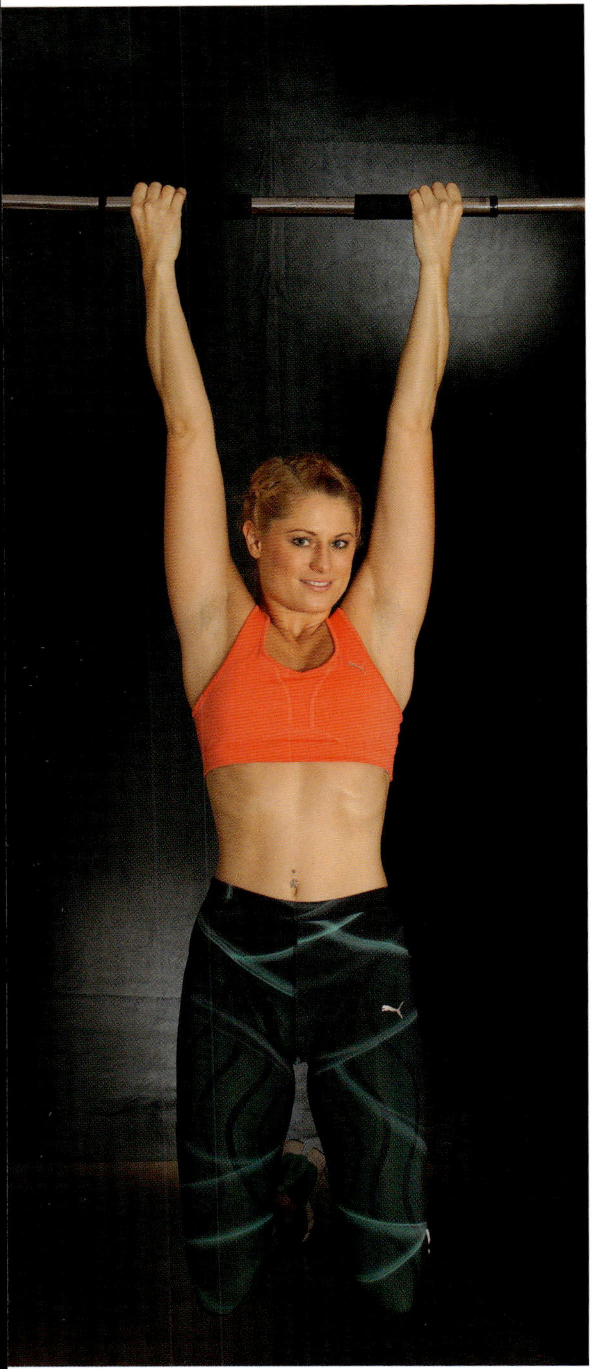

Klimmzüge sind sicher eine der wichtigsten Übungen im Krafttraining. Nicht umsonst werden Klimmzüge oftmals als Grundübung bezeichnet. Vor allem im Krafttraining stellen sie den Gegenpart zu vielen drückenden Übungen dar. Zudem übernehmen einige der trainierten Muskeln wichtige Stabilisationsaufgaben für die Wirbelsäule.

Klimmzüge trainieren vor allem den breiten Rückenmuskel (*Latissimus dorsi*) und die gesamte Armbeugemuskulatur, wobei Letztere vor allem bei der engen Variante stark mithilft. Statische Haltearbeit müssen dagegen die Muskeln der Unterarme verrichten. Wenn Sie Klimmzüge so ausführen, wie es im Folgenden beschrieben wird, trainieren Sie zusätzlich auch die Muskeln, die Ihre Schulterblätter stabilisieren.

Übungsausführung

Fassen Sie eine Klimmzugstange im Untergriff, d.h., die Handflächen zeigen zu Ihnen und sind etwa schulterbreit voneinander entfernt. Idealerweise ist die Stange so hoch angebracht, dass Sie sich auf die Zehenspitzen strecken müssen, um die Stange zu erreichen. Falls sich Ihre Trainingsstange in geringerer Höhe befindet, müssen Sie Ihre Knie stark anwinkeln, damit Sie nicht mit den Füßen den Boden berühren. Lassen Sie sich komplett hängen, sodass Ihr gesamter Körper nur von Ihren Händen gehalten wird. Aus dieser Ausgangsstellung heraus leiten Sie den Klimmzug dadurch ein, dass Sie zunächst einmal die Schulterblätter nach unten und hinten ziehen. Dann erst erfolgt der Armzug. Ziehen Sie sich so weit nach oben, dass sich Ihr gesamter Kopf über Stangenhöhe befindet. Aus dieser Position lassen Sie sich wieder kontrolliert in die Startposition ab.

Profi-Tipp

Obwohl hauptsächlich Ihre Arm- und Rückenmuskulatur arbeitet, ist Ihre Grundspannung in der Bauchmuskulatur aus Stabilisationsgründen ebenfalls wichtig.

Achten Sie auch darauf, dass Sie Ihren Rücken während der gesamten Übungsausführung gerade halten und der Kopf in Verlängerung der Wirbelsäule bleibt.

Beim Herablassen sollten Sie immer auf eine kontrollierte und nicht zu hohe Geschwindigkeit achten, damit Sie nicht voller Wucht in die untere Position hineinfallen und die Gelenke dadurch unnötig unter Stress setzen.

Wenn Sie die Stange enger fassen, wird die Übung noch schwieriger, und gleichzeitig fällt der Beitrag der Armbeugemuskulatur zur Übung höher aus.

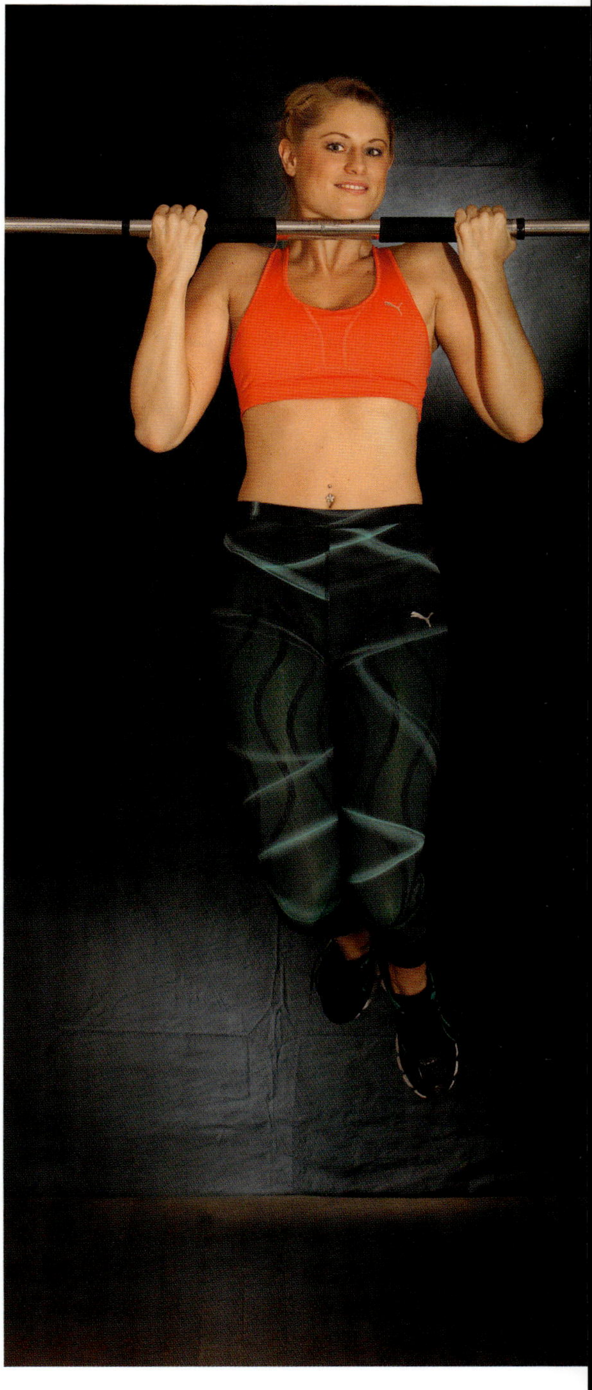

STEIGERUNGS- UND VEREINFACHUNGSMÖGLICHKEITEN

Für die meisten ist ein Klimmzug schon anstrengend genug, sodass nur sehr wenige eine Schwierigkeitssteigerung brauchen. Falls das bei Ihnen der Fall sein sollte: Respekt! Sie können die Schwierigkeit steigern, indem Sie ein Zusatzgewicht in Form einer Gewichtsweste oder eines sogenannten Dipgürtels verwenden.

Was machen Sie aber, wenn Sie keinen einzigen Klimmzug schaffen? Ihr Körpergewicht können Sie ja nicht innerhalb von ein paar Sekunden nach unten schrauben (auch wenn viele das sicher gern können würden). In diesem Fall haben sich sogenannte Deuser-Bänder bewährt. Mit so einem Band geht die Übung dann folgendermaßen: Sie befestigen ein starkes Deuser-Band fest an der Klimmzugstange. Dann ziehen Sie das Band weit nach unten. Beugen Sie ein Bein und legen Sie Ihr Schienbein in das Band. Voilà, jetzt haben Sie eine Zughilfe, denn das Band unterstützt Sie auf dem Weg nach oben.

Klimmzug, breit (Pull-up)

Was zuvor bei den »Klimmzügen eng« beschrieben wurde, gilt in gleichem Maß auch für die breiten Klimmzüge, nur dass in diesem Fall der breite Rückenmuskel (*Latissimus dorsi*) mehr arbeiten muss.

Übungsausführung

Um die optimale Griffbreite für breite Klimmzüge zu finden, machen Sie Folgendes: Spreizen Sie Ihre Arme auf Schulterhöhe vom Körper ab, und beugen Sie im Ellenbogengelenk Ihre Arme um 90 Grad. Drehen Sie sie dann nach oben. Wenn Sie jetzt Ihre Arme nach oben strecken, haben Sie eine Griffbreite, die bei den meisten Menschen sehr gut passt. Fassen Sie die Klimmzugstange im Obergriff, d.h., Ihre Handrücken zeigen zu Ihnen. Ansonsten gelten für die Ausführungen die gleichen Punkte wie bei der engen Klimmzug-Variante.

Profi-Tipp

Ein noch breiterer Griff als der oben beschriebene, bringt Ihnen keine weiteren Vorteile und ist daher nicht notwendig.

STEIGERUNGS- UND VEREINFACHUNGSMÖGLICHKEITEN

Wie bei den engen Klimmzügen

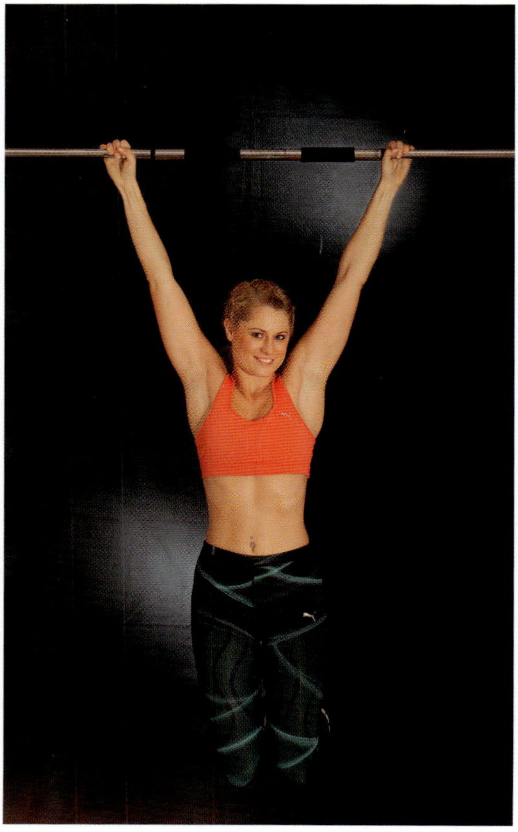

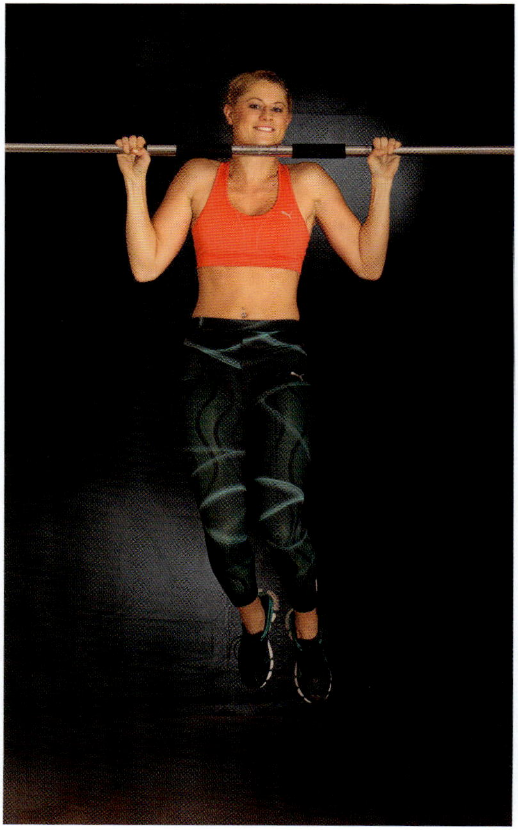

Liegestütz (Push-up)

Liegestütze sind eine oftmals und völlig zu Unrecht unterschätze Übung. Grundsätzlich gilt bei allen Varianten dieser Übung: Je enger Sie die Hände bei der Ausführung zusammenstellen, desto schwieriger wird die Übung, weil die Brustmuskulatur weniger gut mithelfen kann.

Übungsausführung

Bringen Sie sich in eine Liegestützposition. Das bedeutet: Der gesamte Körper ist angespannt und gerade, das Körpergewicht ruht hauptsächlich auf den nach vorne gestreckten Armen. Die Arme befinden sich dabei etwas über Schulterhöhe minimal nach außen abgespreizt.

Wenn Sie die Beine näher zueinander positionieren, wird die Übung noch schwieriger. Aus der Ausgangsstellung heraus senken Sie Ihren Körper zwischen die Arme ab, bis sich Ihr Körper ganz knapp über dem Boden befindet.

Aus dieser Position drücken Sie sich wieder nach oben in die Ausgangsstellung.

Profi-Tipp

Achten Sie darauf, dass Sie Ihren Körper während der gesamten Übung angespannt halten, d.h., der Rücken bleibt gerade und der Kopf in Verlängerung der Wirbelsäule. Auch das Gesäß wird statisch angespannt. Falls Sie die Übung im Rücken spüren, bedeutet dies, dass Sie noch nicht die Haltekraft in der Bauchmuskulatur besitzen, um die Wirbelsäule sicher zu verspannen. Trainieren Sie dann zuerst Ihre Bauchmuskulatur auf, z.B. durch Übungen wie »Crunches auf dem Ball isoliert«.

STEIGERUNGS- UND VEREINFACHUNGSMÖGLICHKEITEN

Sie machen es sich leichter, wenn Sie die Hände nicht auf den Boden, sondern auf eine Erhöhung wie einen Stuhl, eine Kiste oder eine Bank ablegen. Fällt Ihnen die Übung zu leicht, erhöhen Sie die Ablageposition Ihrer Füße etwas.

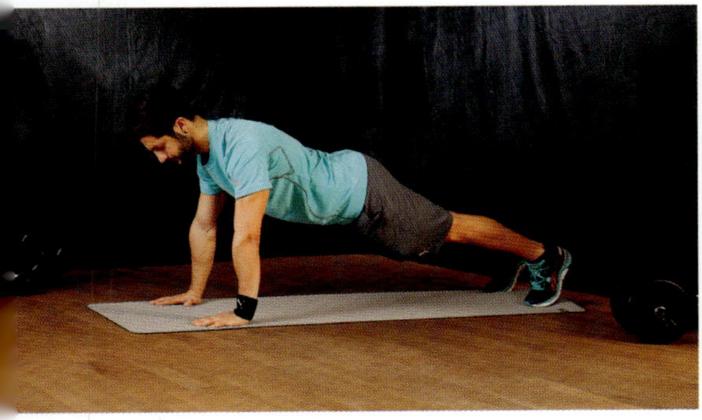

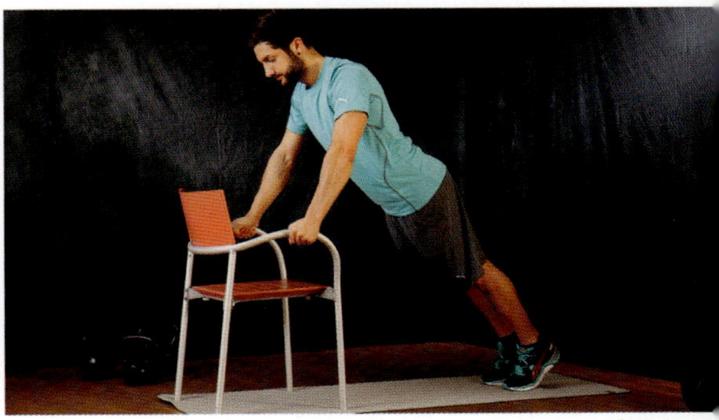

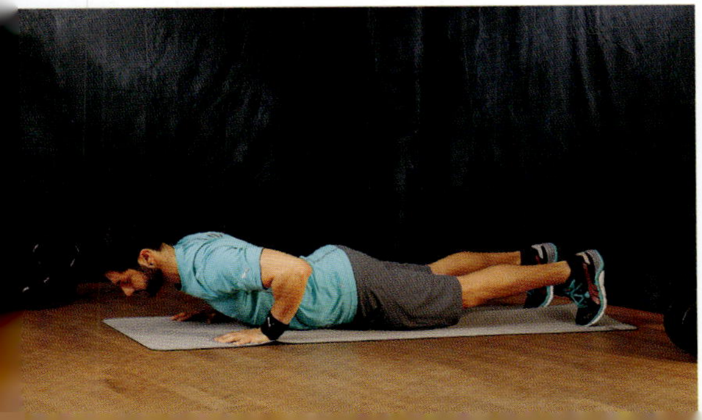

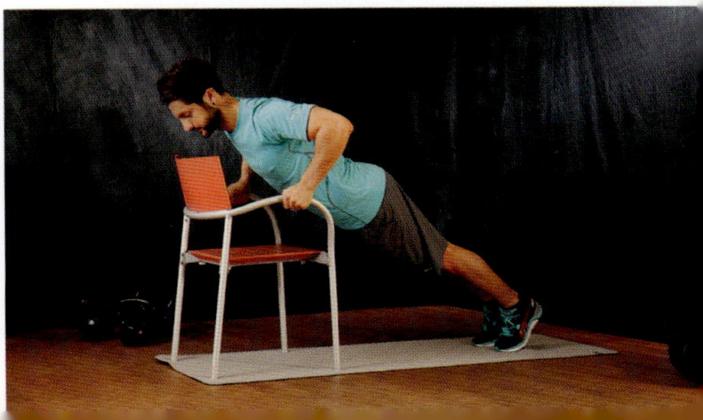

T-Liegestütz (T-Push-up)

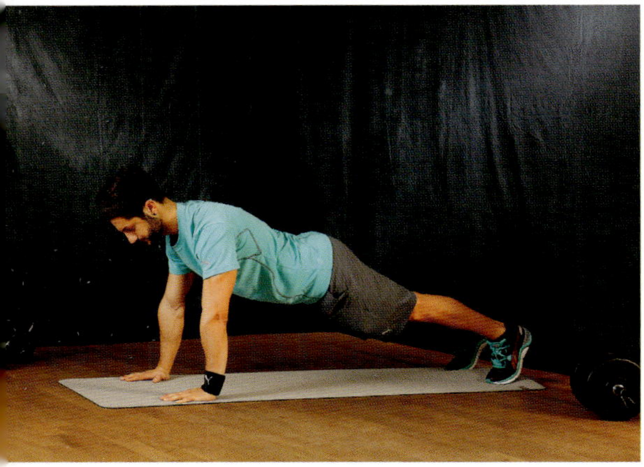

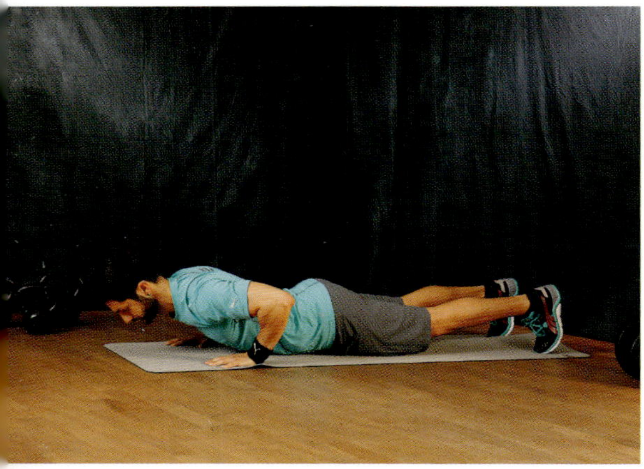

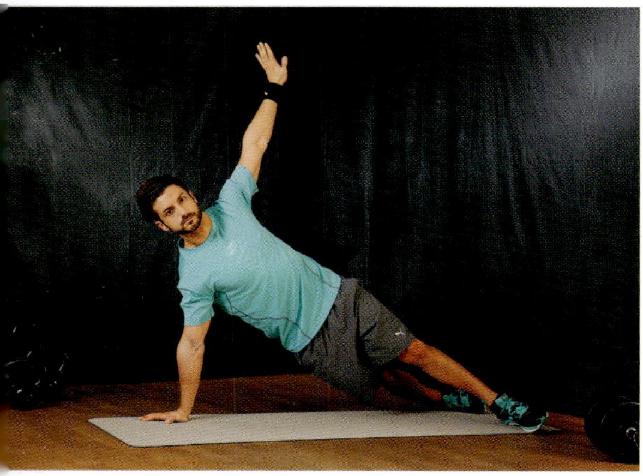

T-Liegestütze sind eine schwierigere Variation der oben beschriebenen Standardvariante des regulären Liegestützes. Wie reguläre Liegestütze trainieren T-Liegestütze vor allem Brust-, Trizeps- und Bauchmuskulatur (Letztere nur statisch). Durch die Körperrotation wird jedoch zusätzlich die Stabilitätsanforderung der Übung sowohl für die Schultern als auch für den gesamten Rumpf erhöht.

Übungsausführung

Gehen Sie in eine Liegestützposition, wie sie weiter vorne beschrieben ist.

Aus der Ausgangsstellung heraus senken Sie Ihren Körper zwischen die Arme ab, bis sich Ihr Körper ganz knapp über dem Boden befindet. Aus dieser Position drücken Sie sich wieder nach oben, drehen sich jedoch dabei nach rechts auf und lösen den linken Arm vom Boden und strecken ihn in Verlängerung der Schulter nach oben.

Beim nächsten Liegestütz nach links aufdrehen und den rechten Arm nach oben strecken.

Profi-Tipp

Bei der Drehung sollte sich Ihr gesamter Körper als Einheit bewegen, d.h., Schultern und Becken bewegen sich synchron.

STEIGERUNGS- UND VEREINFACHUNGSMÖGLICHKEITEN

Wie beim normalen Liegestütz

Explosiver Liegestütz (Explosive Push-up)

Hierbei handelt es sich um eine Liegestützvariation, die Sie jedoch erst dann in Ihr Programm einbauen sollten, wenn Sie reguläre Liegestütze einwandfrei beherrschen.

Das Besondere an explosiven Liegestützen ist, dass durch die Bewegungsschnelligkeit die schnellkräftigen Muskelfasern gut angesprochen werden und durch die anschließende Landung eine hohe exzentrische Belastung stattfindet.

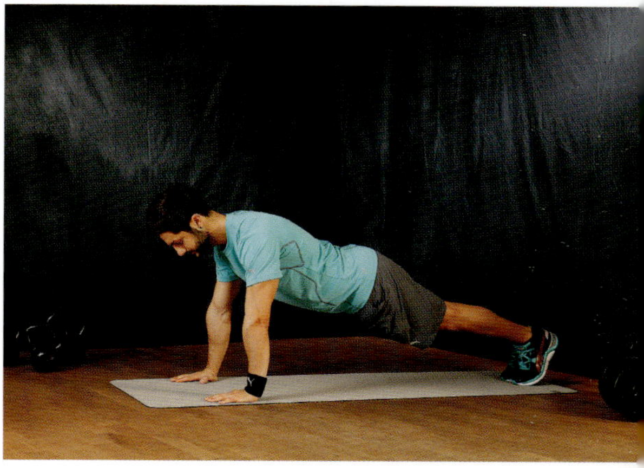

Übungsausführung

Aus der Ausgangsstellung heraus senken Sie Ihren Körper zwischen die Arme ab, bis sich Ihr Körper ganz knapp über dem Boden befindet. Aus dieser Position drücken Sie sich so explosiv es geht nach oben, sodass am obersten Punkt der Bewegung Ihre Hände vom Boden abheben. Klatschen Sie am Besten in der Luft einmal in die Hände, und landen Sie dann wieder in der Startposition.

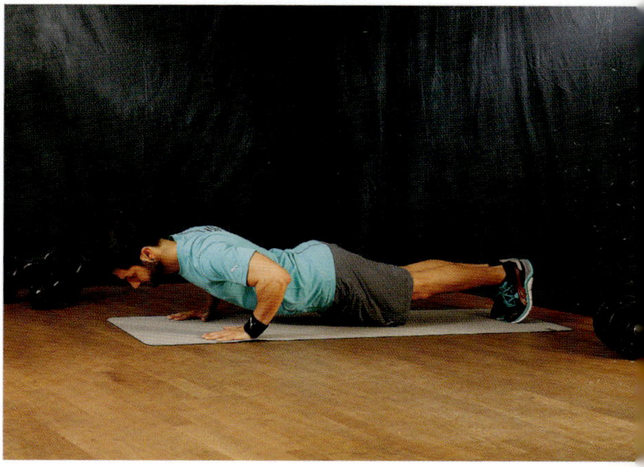

Profi-Tipp

Achten Sie unbedingt darauf, dass Sie Ihre Wirbelsäule gerade halten, wenn Sie landen! Falls Sie die Übung im Rücken merken, ist das ein Zeichen dafür, dass Ihre Stabilität nicht ausreichend ist.

STEIGERUNGS- UND VEREINFACHUNGSMÖGLICHKEITEN

Wie beim normalen Liegestütz

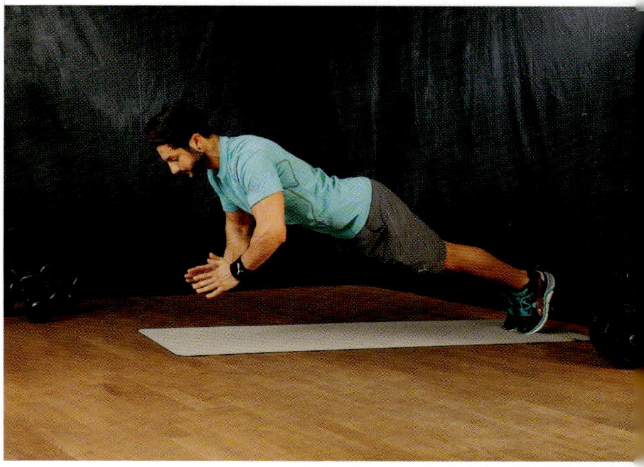

Liegestütz-Wandern (Walkouts)

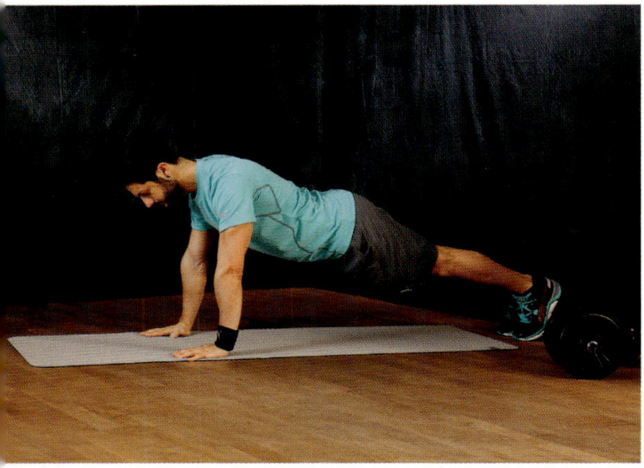

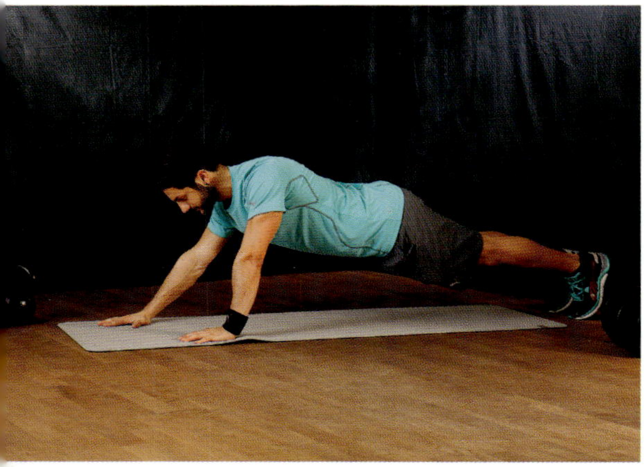

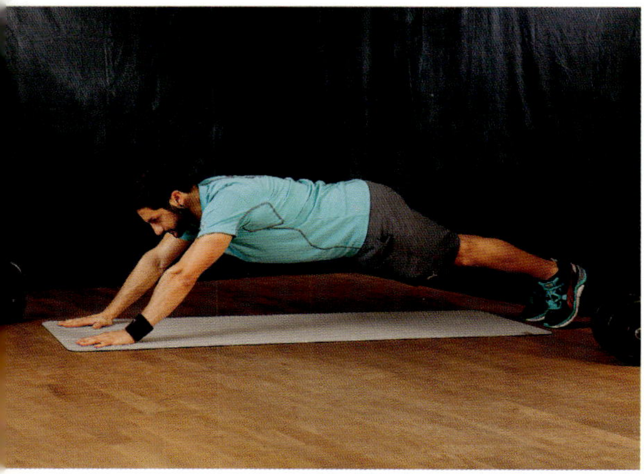

Diese Walkouts sind eine Übung, welche die Gesamtstabilität des Körpers enorm fördern. Sie trainieren sowohl die statische Stabilität im Schultergürtel als auch die Stabilität der Rumpfmuskulatur, insbesondere der Bauchmuskulatur, die hier eine Schlüsselrolle übernimmt.

Übungsausführung

Nehmen Sie die Ausgangsposition für einen Liegestütz ein.

Aus dieser Stellung heraus wandern Sie mit den Händen Schritt für Schritt nach vorne, und zwar so weit, wie Sie es gerade noch schaffen, Ihren Rücken gerade zu halten.

Halten Sie die Endposition für einen kurzen Moment und gehen Sie dann Schritt für Schritt wieder zurück in die Ausgangsposition.

Profi-Tipp

Falls Sie die Übung im Rücken spüren, ist dies ein Anzeichen dafür, dass Ihre Stabilität im Rücken nicht hoch genug ist. Versuchen Sie die Bauchmuskulatur noch mehr anzuspannen.

STEIGERUNGS- UND VEREINFACHUNGSMÖGLICHKEITEN

Diese ergeben sich bei der Übung automatisch ganz alleine daraus, wie weit Sie mit den Armen nach vorne marschieren.

Einarmiger Liegestütz (One-arm Push-up)

Wer die »Rocky«-Filme gesehen hat, erinnert sich mit Sicherheit auch an die Trainingsszenen, in denen Sylvester Stallone einarmige Liegestütze absolviert. In der Tat sind einarmige Liegestütze eine Übung, die ein Höchstmaß an Körperspannung und Kraft erfordert. Einarmige Liegestütze trainieren zwar dieselben Muskeln wie reguläre Liegestütze, sind jedoch um einiges intensiver.

Übungsausführung

Die Ausgangsposition ist ähnlich einem normalen Liegestütz, jedoch sind für eine optimale Übungsposition ein paar kleine Veränderungen notwendig: Der Arm, mit dem Sie die Liegestütze ausführen, ist etwas weiter nach außen gestellt als bei einem normalen Liegestütz, und die Beine sind überschulterbreit voneinander entfernt.

Eine häufig vergessene Komponente ist der freie Arm: Legen Sie diesen mit dem Unterarm an Ihren Rücken bzw. an Ihr Gesäß an, und pressen Sie den Arm kräftig Richtung Körper. Der Arm wird sich natürlich nicht bewegen, sondern es spannt sich so zusätzlich der breite Rückenmuskel an, was Ihrem Körper weitere Stabilität verleiht.

Aus der Ausgangsstellung senken Sie Ihren Körper so weit ab, bis Sie knapp über dem Boden sind, und kehren dann wieder in die Ausgangsposition zurück.

Profi-Tipp

Da der einarmige Liegestütz sehr schwierig ist, ist es sinnvoll, wenn Sie sich der Übung langsam annähern.

STEIGERUNGS- UND VEREINFACHUNGSMÖGLICHKEITEN

Am besten starten Sie mit einer erhöhten Ablagefläche für Ihre Hand, wie beispielsweise einer Bank oder einem Tisch.

Wenn Sie in einem Studio trainieren, können Sie hier auch die Multipresse nutzen: Stellen Sie die Stange zu Anfang auf Hüfthöhe ein, und arbeiten Sie sich dann immer weiter nach unten, bis Sie schließlich einarmige Liegestütze ohne weitere Hilfsmittel ausführen können.

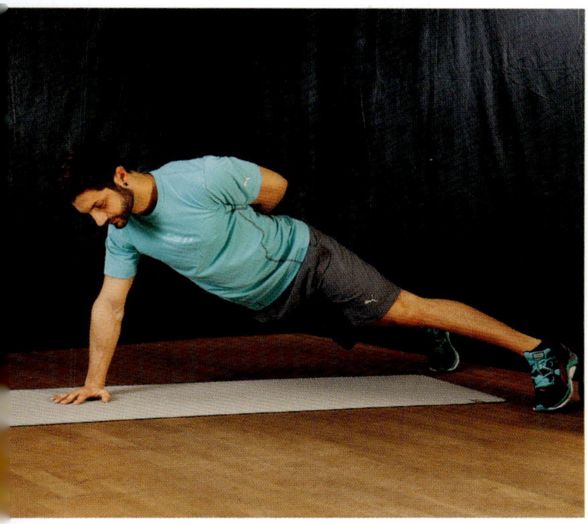

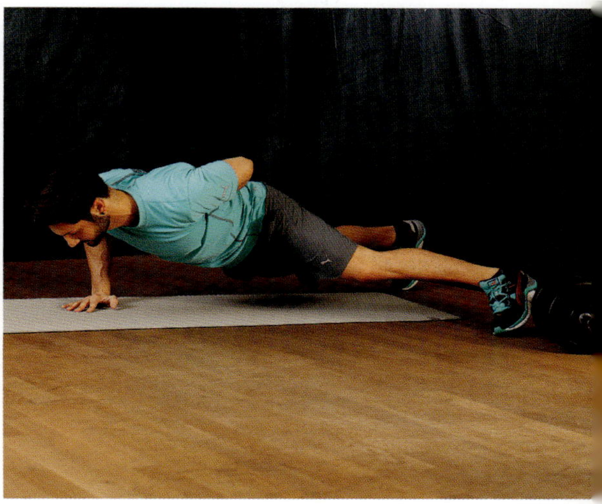

Schulter-Liegestütz (Pike-Push-up)

Die weiter vorne beschriebenen Liegestützvarianten haben alle gemeinsam, dass sie muskulär stärker die Brust- als die Schultermuskulatur fordern. Bei den Schulterliegestützen ist das genau andersherum: Da die Schultermuskulatur schwächer als die Brustmuskulatur ist, sind die Schulterliegestützen auch eine sehr schwierige Übung und dürften für die meisten erst nach einiger Trainingszeit absolviert werden können.

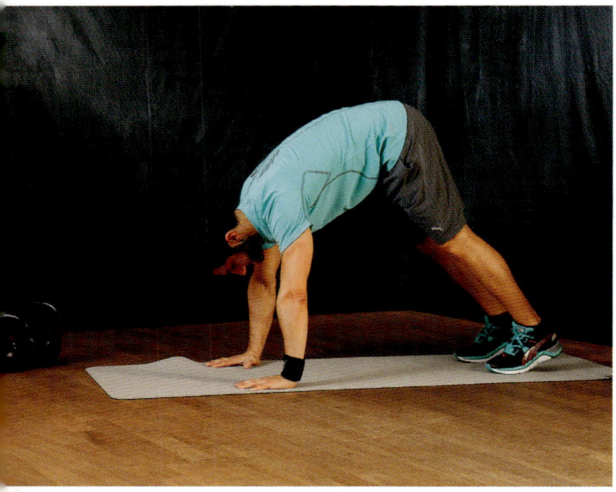

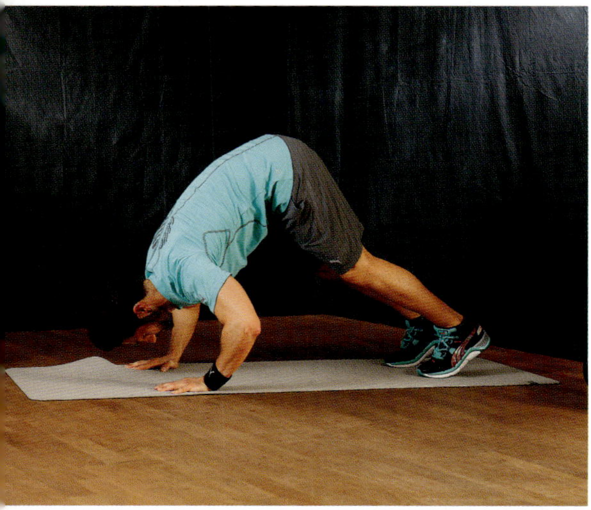

Übungsausführung

Um in die Ausgangsposition zu kommen, beugen Sie sich aus der Hüfte heraus mit gestreckten Beinen nach vorne, und setzen Sie Ihre Hände etwa einen Meter vor sich flach auf den Boden. Die Arme sind dabei gestreckt.

Aus dieser Position heraus beugen Sie die Oberarme, sodass Sie Ihren Oberkörper absenken. Zielen Sie mit der Spitze Ihres Kopfs genau zwischen Ihre Hände. Stoppen Sie die Abwärtsbewegung, sobald Ihr Kopf knapp über dem Boden ist.

Profi-Tipp

Da der Schulterliegestütz zu den sehr anspruchsvollen Übungen gehört, starten Sie am besten sehr vorsichtig und machen gegebenenfalls auch nur einen Teil der Bewegung!

Achten Sie darauf, dass Sie sich von der Hüfte aus beugen und nicht die Wirbelsäule krümmen.

STEIGERUNGS- UND VEREINFACHUNGSMÖGLICHKEITEN

Hier kaum möglich, da jede Veränderung der Übungsposition nicht mehr die gleichen Partien anspricht.

Sollte diese Liegestützvariante noch zu schwer sein, bauen Sie Ihre Kraft zunächst mit normalen Liegestützen auf.

Handstand-Liegestütz (Handstand Push-up)

Außer der Trainingswirkung auf die Schulter- und die Armstreckmuskulatur muss bei dieser Übung der Körper stabilisiert werden, sodass die Stützmuskulatur des Rumpfs ebenfalls gefordert wird.

Ein Wort vorweg: Handstand-Liegestütze sollten Sie nicht ausführen, wenn Sie hohen Bluthochdruck haben! Und falls Sie nicht gerade Leistungsturner sind, werden Sie eine freie Wand brauchen, um Ihre Balance zu halten.

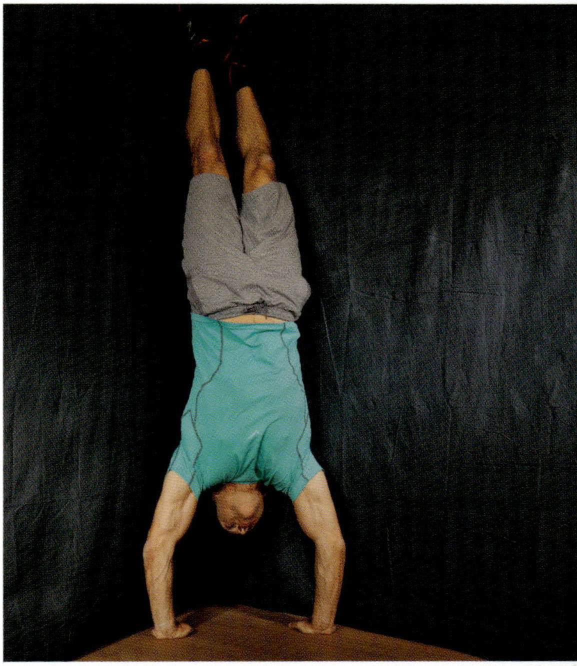

Übungsausführung

Setzen Sie Ihre Hände etwa 15–20 Zentimeter von einer Wand entfernt und schulterbreit auf. Dann schwingen Sie sich mit den Beinen in eine Handstandposition. Der gesamte Körper ist dabei gestreckt.

Aus der Ausgangsstellung heraus beugen Sie langsam die Arme und senken Sie den Kopf Richtung Boden ab. Kurz bevor Sie mit Ihrem Kopf den Boden berühren, drücken Sie sich wieder in die Ausgangsposition.

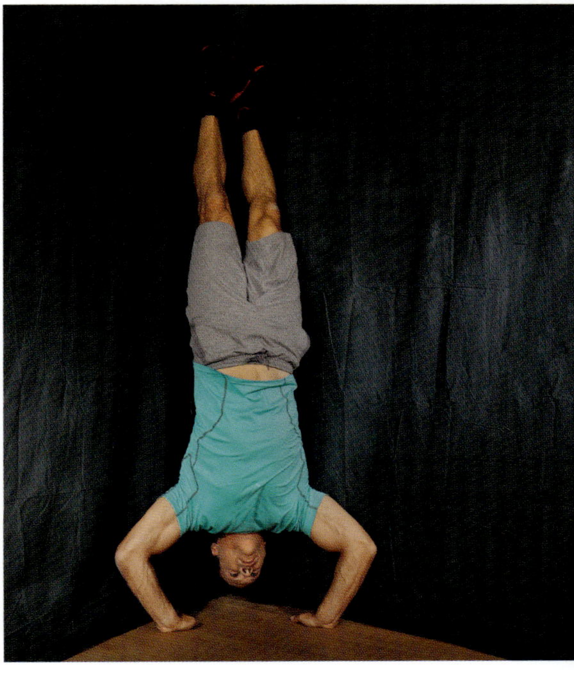

Profi-Tipp

Falls Sie die Übung im Rücken spüren, müssen Sie Ihre Bauchmuskulatur stärker anspannen, um die korrekte Wirbelsäulenposition zu halten.

STEIGERUNGS- UND VEREINFACHUNGSMÖGLICHKEITEN

Hier kaum möglich, da jede Veränderung der Übungsposition nicht mehr die gleichen Partien anspricht.

Sollte diese Liegestützvariante noch zu schwer sein, bauen Sie Ihre Kraft zunächst mit Schulter-Liegestützen auf.

Handstand-Mauerlauf (Wall Walk)

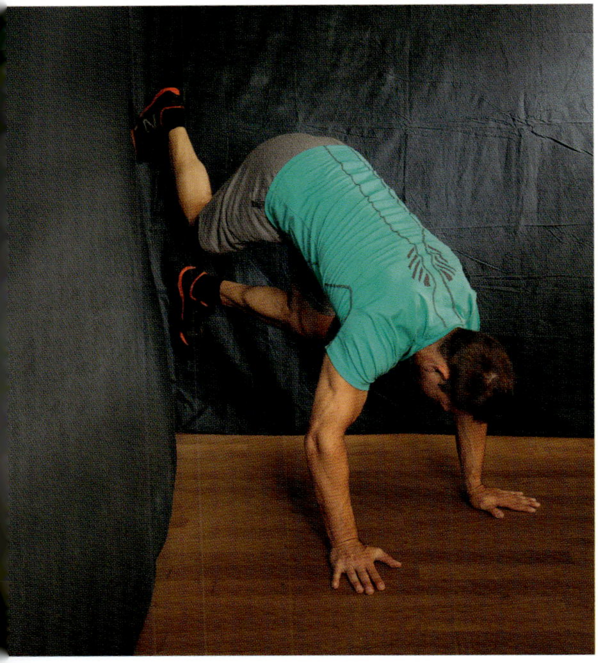

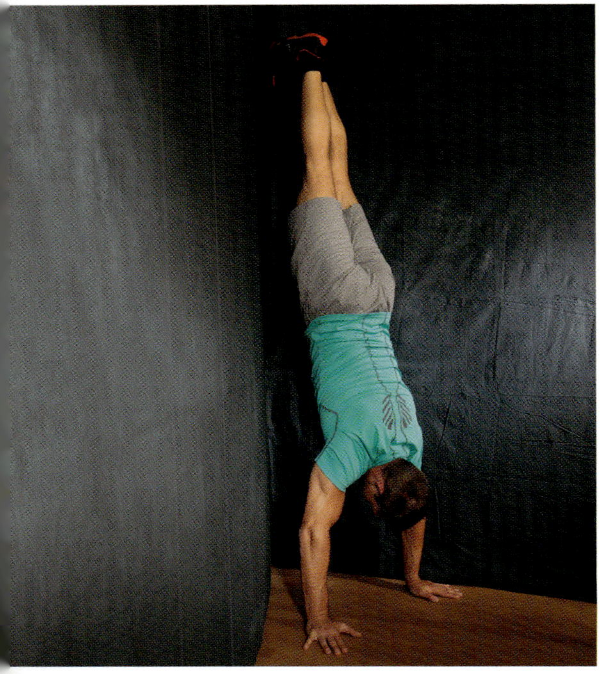

Außer der Trainingswirkung auf die Schulter- und die Armstreckmuskulatur muss bei dieser Übung der Körper viel stärker als bei einem Handstand-Liegestütz stabilisiert werden, sodass die Stützmuskulatur des Rumpfs stark gefordert wird.

Übungsausführung

Bringen Sie Ihren Körper vor einer freien Wand in einem 90-Grad-Winkel in eine Liegestützposition, wie sie oben beschrieben wurde. Ihre Füße sollten dabei die Wand berühren.

Aus der Ausgangsstellung heraus setzen Sie einen Fuß etwas höher an die Wand und machen einen kleinen Schritt mit den Händen Richtung Körper. Wiederholen Sie diesen Zyklus, sodass Sie schrittweise mit den Füßen die Wand hochlaufen und Ihren Körper gleichzeitig mit den Händen näher Richtung Wand bringen. Wenn Sie eine Handstandposition erreicht haben, drehen Sie die Bewegungsrichtungen um und kehren mit Händen und Füßen in die Ausgangsposition zurück.

Profi-Tipp

Der Untergrund für diese Übung sollte rutschfest sein. Falls Sie zu Hause Parkett oder einen ähnlichen Bodenbelag haben, legen Sie unbedingt eine Matte unter. Achten Sie darauf, dass Sie während der gesamten Übung Ihre Wirbelsäule so gerade wie möglich halten. Die Arme und Beine sollten sich hauptsächlich bewegen, nicht der Rücken.

STEIGERUNGS- UND VEREINFACHUNGSMÖGLICHKEITEN

Diese ergeben sich bei der Übung automatisch ganz alleine daraus, wie weit Sie mit den Armen in Richtung Wand marschieren.

Seitstütz (Side Plank)

Der Seitstütz ist eine ideale Übung, um die statische Seitstabilität des Körpers zu schulen und zu trainieren. Zudem kann er als Ausgangsposition für andere Übungen genutzt werden.

Trainiert werden bei dieser Übung vor allem die seitliche Bauchmuskulatur und auch Anteile des Rückenstreckers. Zusätzlich findet eine statische Aktivierung der Schultermuskulatur und des breiten Rückenmuskels (*Latissimus dorsi*) statt.

Übungsausführung

Legen Sie sich auf die rechte Seite, und strecken Sie die Hüfte. Die Beine sind gestreckt, das linke Bein ist so weit nach vorne verlagert, dass der Fuß auf dem Boden vor dem rechten liegt. Winkeln Sie Ihren Arm im Ellenbogengelenk an, und platzieren Sie Ihren Ellenbogen genau unter Ihrer rechten Schulter.

Stützen Sie sich mit Unterarm und Füßen nach oben, sodass sich Rumpf und Gesäß vom Boden abheben und Ihr Körper eine gerade Linie bildet. Die freie Hand legen Sie an Ihrem Körper an. Die Übung wird auf Zeit gehalten.

Profi-Tipp

Spannen Sie bei dieser Übung zusätzlich Ihr Gesäß an – dadurch erhöht sich der Trainingseffekt, und der gesamte Körper arbeitet besser als Einheit.

STEIGERUNGS- UND VEREINFACHUNGSMÖGLICHKEITEN

Vereinfachen können Sie diese Übung dadurch, dass Sie sich auf den angewinkelten Knien abstützen. Dadurch verkürzt sich der Hebelarm Ihres Körpers.

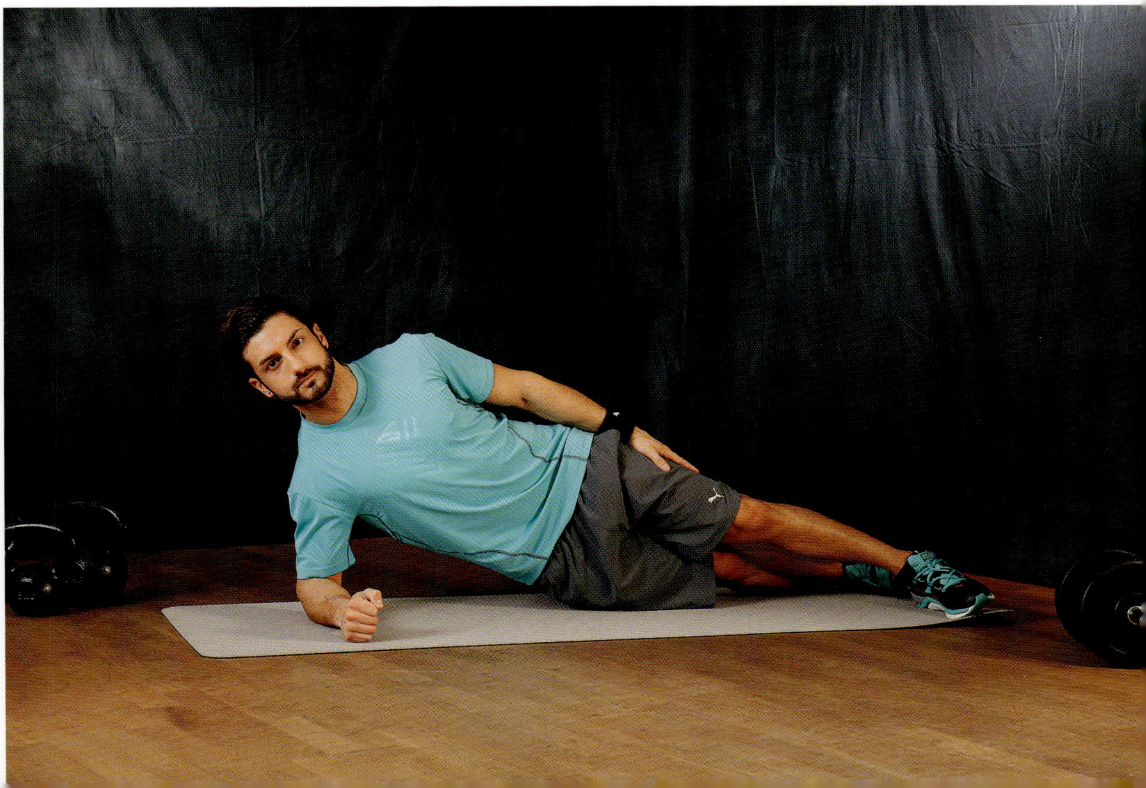

Kniebeuge

Kniebeugen stellen ein grundlegendes Bewegungsmuster für Alltag und Sport dar. Denn egal ob man von einem Stuhl oder von einer Toilette aufsteht oder aus dem Auto aussteigt – jedes Mal machen wir eine Bewegung, die an eine Kniebeuge erinnert. Die sichere Beherrschung einer Kniebeuge mit dem eigenen Körpergewicht ist zugleich die Voraussetzung, um fortgeschrittene Übungen, wie z.B. »Kniebeugen mit Strecksprung«, funktionell ausführen zu können.

Trainiert wird die gesamte Muskulatur des Unterkörpers; zugleich leistet die komplette Muskulatur des Rumpfs Stabilisationsarbeit, um die Oberkörperposition zu sichern.

Übungsausführung

Stellen Sie sich aufrecht hin. Ihre Füße haben einen etwa schulterbreiten Abstand, die Füße zeigen leicht nach außen. Die Wirbelsäule ist aufgerichtet, der Kopf befindet sich in Verlängerung der Wirbelsäule.

Gehen Sie in eine tiefe Hockposition, indem Sie die Hüft- und Kniegelenke beugen. Das Gesäß wird dabei nach hinten geschoben. Gehen Sie so tief in die Hocke, wie Sie es schaffen, Ihre Wirbelsäule in der natürlichen Position (leichtes Hohlkreuz) zu halten.

Aus der tiefsten Position drücken Sie sich mit den Muskeln Ihres Unterkörpers wieder nach oben. Der Druck sollte dabei über die gesamte Fußfläche in den Boden abgegeben werden.

Profi-Tipp

Achten Sie darauf, dass Sie Ihren Körper während der gesamten Übung angespannt halten – der Rücken bleibt gerade. Die Knie zeigen immer in Richtung der Fußspitzen und weichen nicht in eine X- oder O-Beinstellung aus.

Die kompletten Fersen haben auch am tiefsten Punkt der Bewegung Bodenkontakt.

STEIGERUNGS- UND VEREINFACHUNGSMÖGLICHKEITEN

Erschweren können Sie die Übung nur dadurch, dass Sie ein zusätzliches Gewicht verwenden.

Leichter wird es, wenn Sie sich beispielsweise an einer Türklinke festhalten können und etwas mit den Armen mithelfen.

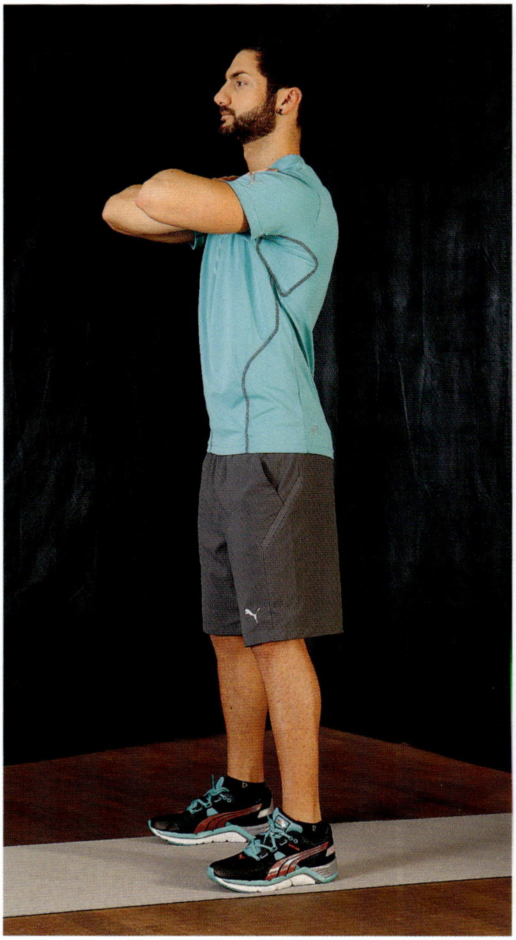

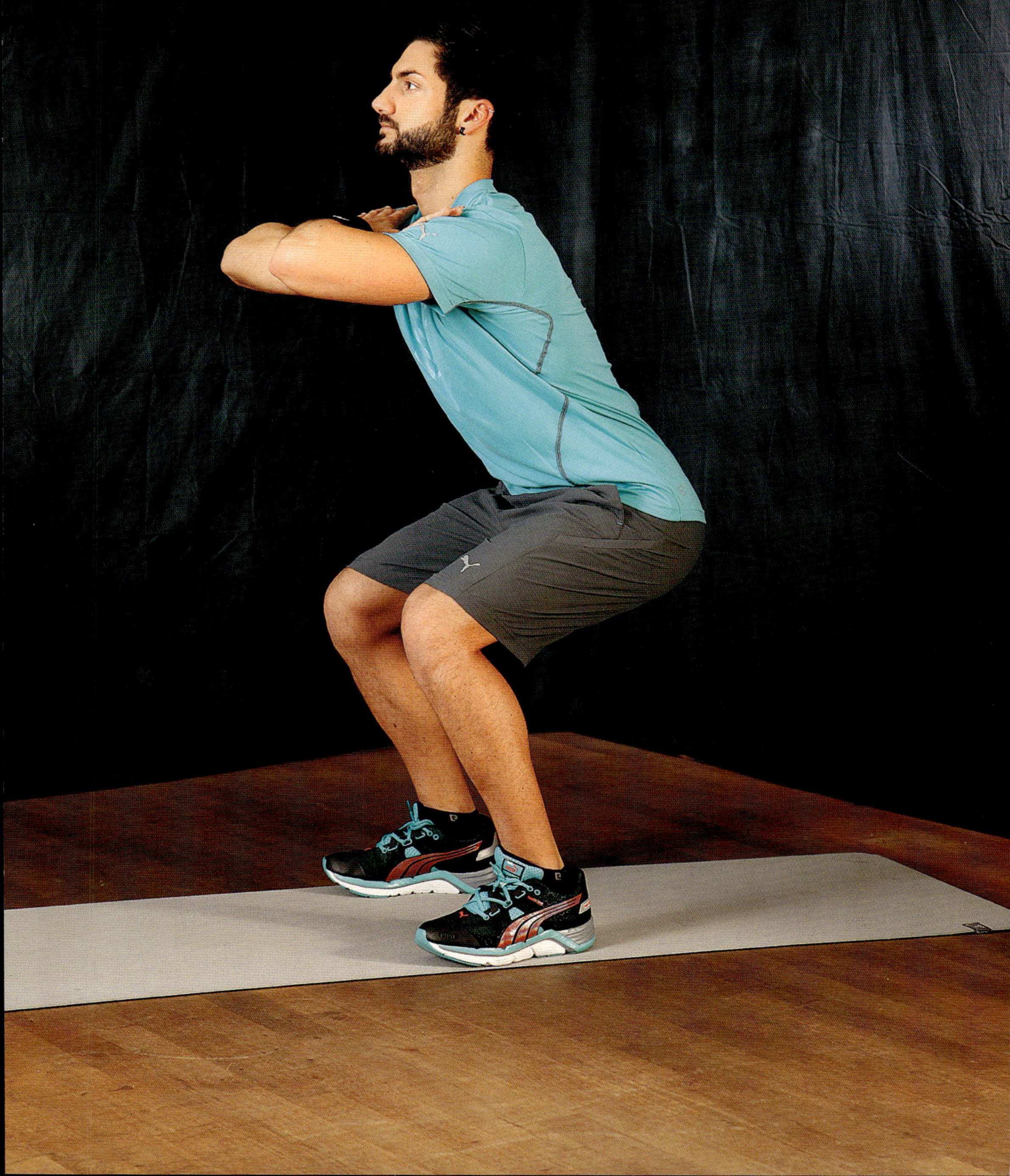

Kniebeuge mit Strecksprung

Die Kombination einer Kniebeuge mit einem Strecksprung ist eine sehr intensive Übung und dient zur Entwicklung der Explosivkraft. Diese ist nicht nur im Sport wichtig, sondern auch im Alltag, beispielsweise, wenn wir uns urplötzlich abfangen müssen, weil wir gestolpert sind. Aufgrund der stärkeren Gelenkbelastung bei dieser Übung sollte zuerst die erforderliche Muskulatur mittels normaler Kniebeugen aufgebaut werden. Durch den Strecksprung findet zusätzlich eine explosive Streckung im Sprunggelenk statt, wodurch die Muskulatur der Wade einen höheren Trainingsreiz erhält. Durch die erhöhte Bewegungsgeschwindigkeit werden die schnelleren Muskelfasern stärker beansprucht.

Übungsausführung

Gehen Sie in eine tiefe Hockposition, indem Sie die Hüft- und die Kniegelenke beugen. Das Gesäß wird dabei nach hinten geschoben. Gehen Sie so tief in die Hocke, wie Sie es schaffen, Ihre Wirbelsäule in der natürlichen Position (leichtes Hohlkreuz) zu halten. Aus der tiefsten Position drücken Sie sich mit den Muskeln Ihres Unterkörpers so explosiv wie möglich nach oben. Der Druck sollte dabei zunächst über die gesamte Fußfläche in den Boden abgegeben werden – am Ende der Streckung verlagert er sich jedoch mehr auf die Ballen. Springen Sie so hoch wie möglich dabei ab. Landen sollten Sie mit leicht gebeugten Knien auf den Fußballen.

STEIGERUNGS- UND VEREINFACHUNGSMÖGLICHKEITEN

Gibt es hierbei nicht, da die Übung von der Dynamik lebt.

Profi-Tipp

Achten Sie bei der Landung darauf, dass die Ferse nicht bis auf den Boden durchschlägt – vielmehr wird die Landung muskulär so stark abgebremst, dass die Ferse den Boden bei der Landung nur am Ende der Bewegung sanft berührt.

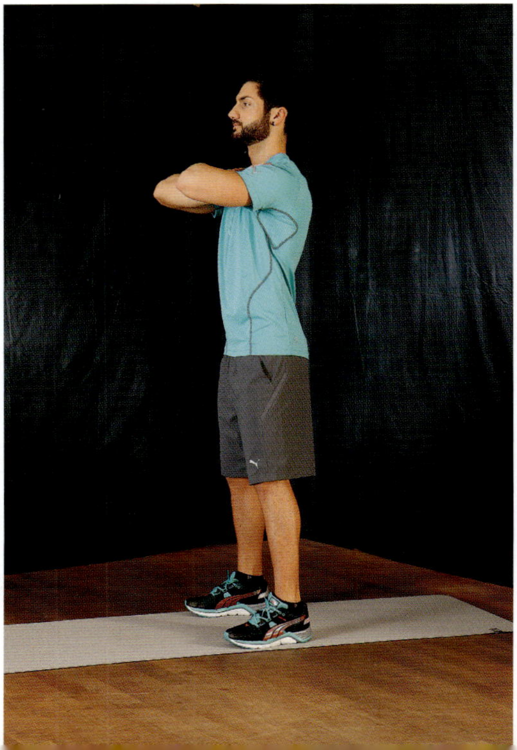

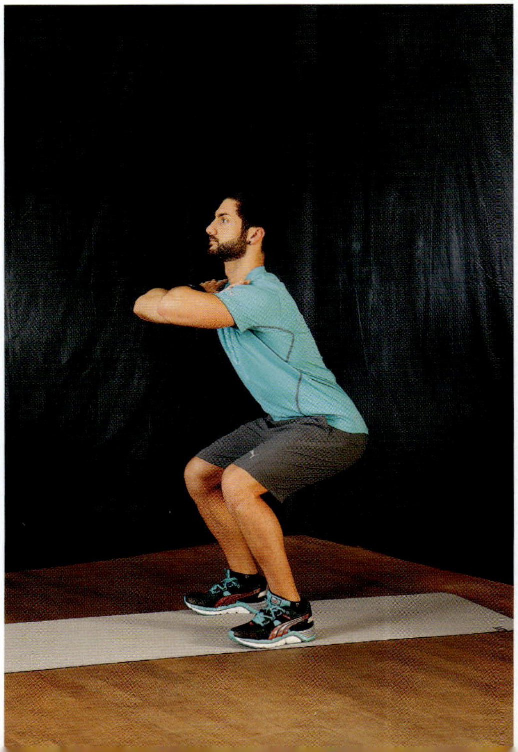

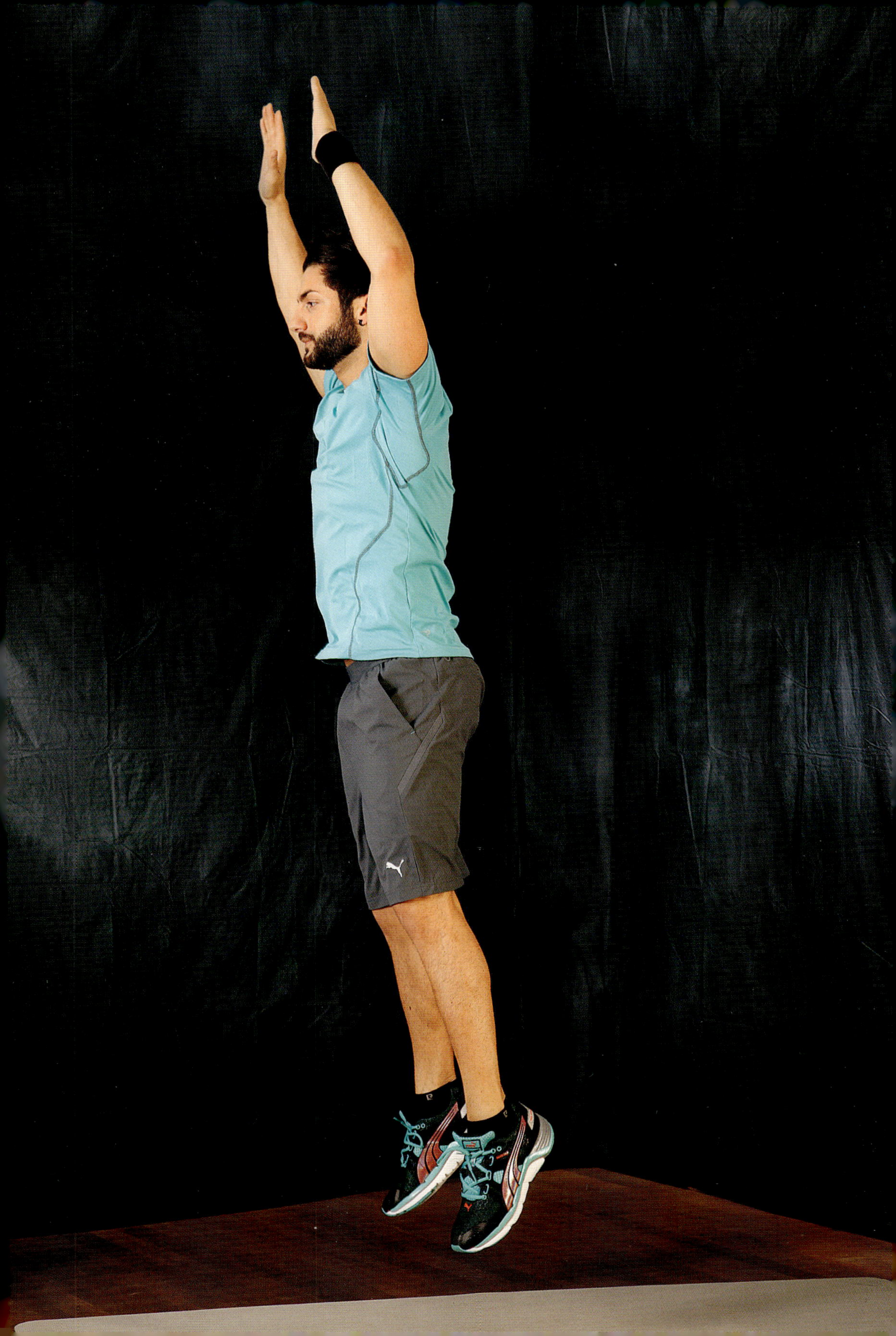

Ausfallschritt-Kniebeugen (Split Squats)

Ausfallschritt-Kniebeugen sind eine hervorragende Übung, um Balance und Stabilität zu verbessern; zudem bereiten sie perfekt auf die Lunges (Ausfallschritte) vor.

Trainiert wird die gesamte Muskulatur des Unterkörpers; zusätzlich leistet die komplette Muskulatur des Rumpfs Stabilisationsarbeit, um die Oberkörperposition zu sichern.

Übungsausführung

Stellen Sie sich aufrecht hin. Ihre Füße haben einen etwa schulterbreiten Abstand, ein Bein ist einen weiten Schritt nach hinten versetzt und steht auf dem Ballen. Die Füße zeigen nach vorne, die Knie sind auf einer Linie mit den Fußspitzen, der Oberkörper wird aufrecht gehalten.

Beugen Sie beide Beine in Richtung Boden; konzentrieren Sie sich dabei darauf, das hintere Bein mehr zu beugen. Das vordere Bein bewegt sich während der Bewegung nur minimal nach vorne.

Kurz bevor das hintere Bein den Boden berührt, kehren Sie die Bewegung um und kommen in die aufrechte Ausgangsposition zurück.

Profi-Tipp

Achten Sie darauf, dass Sie Ihren Körper während der gesamten Übung angespannt halten, d.h., der Rücken bleibt gerade und der Kopf in Verlängerung der Wirbelsäule.

Die Knie zeigen immer in Richtung der Fußspitzen und weichen nicht in eine X- oder O-Beinstellung aus.

STEIGERUNGS- UND VEREINFACHUNGSMÖGLICHKEITEN

Wie bei regulären Kniebeugen

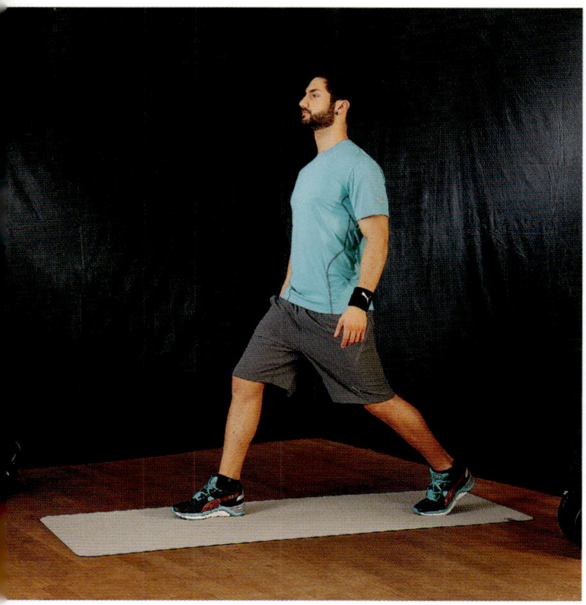

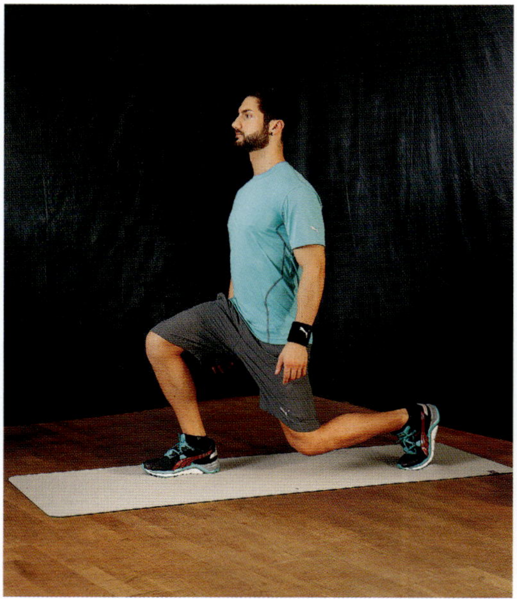

Laterale Ausfallschritt-Kniebeugen

Laterale Ausfallschritt-Kniebeugen sind eine hervorragende funktionelle Übung, um sowohl die Bein- als auch die Hüftstreckmuskulatur zu trainieren.

Zeitgleich wird die innere Muskulatur der Oberschenkel (Adduktoren) gedehnt und beweglich gehalten. Besonders für Sportler, die in ihrer Sportart seitlich die Richtung wechseln müssen (z.B. beim Tennis), ist diese Übung sehr wertvoll.

Übungsausführung

Stellen Sie sich aufrecht hin. Ihre Beine sollten mindestens in 1,5-facher Breite Ihrer Schultern voneinander entfernt stehen. Die Fußspitzen beider Beine zeigen gerade nach vorne. Beugen Sie aus dieser Position heraus ein Bein, und senken Sie Ihren Oberkörper so tief ab, wie Sie es schaffen, die Wirbelsäule gerade zu halten. Das andere Bein bleibt dabei gestreckt.

Richten Sie sich dann wieder auf, und wiederholen Sie die Bewegung auf der Gegenseite.

Profi-Tipp

Achten Sie darauf, dass Sie mit dem Knie nicht in eine X-Beinstellung ausweichen.

Es könnte sein, dass Sie im Fuß des gestreckten Beins Probleme haben, den gesamten Fuß auf dem Boden zu lassen. In diesem Fall ist es vollkommen in Ordnung, wenn Sie den Fuß mehr Richtung Fußinnenseite abrollen.

STEIGERUNGS- UND VEREINFACHUNGSMÖGLICHKEITEN

Wie bei regulären Kniebeugen

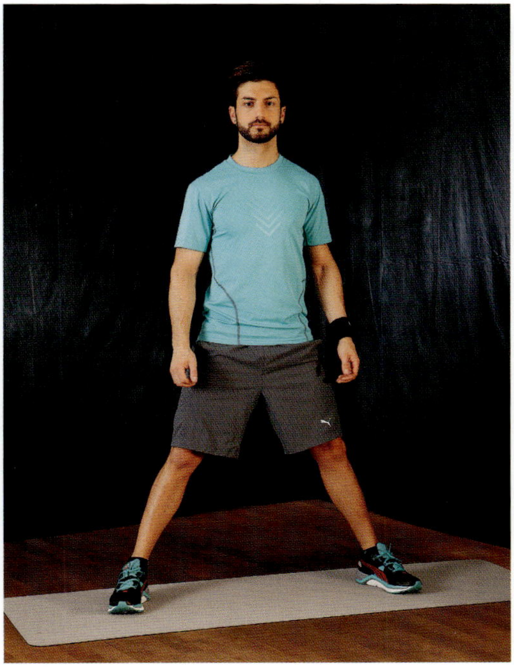

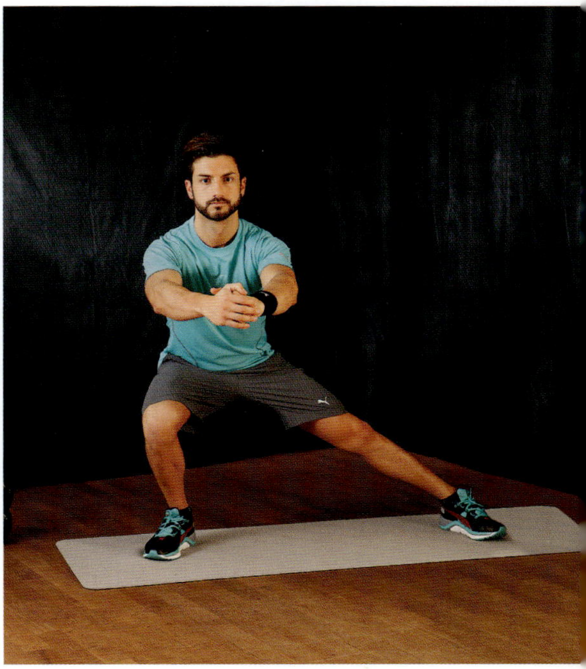

Rumänische Ausfallschritt-Kniebeugen

Rumänische Ausfallsschritt-Kniebeugen sind eine hervorragende Übung, um Balance und Stabilität zu verbessern. Gleichzeitig wird die Beweglichkeit im Hüftbereich trainiert.

Übungsausführung

Stellen Sie sich aufrecht hin; Ihre Füße haben einen etwa schulterbreiten Abstand. Ein Bein ist einen weiten Schritt nach hinten versetzt und liegt erhöht auf einer Bank, einem Stuhl oder einem Kasten. Die Füße zeigen nach vorne, die Knie sind auf einer Linie mit den Fußspitzen, der Oberkörper wird aufrecht gehalten.

Beugen Sie das vordere Bein in Richtung Boden. Das vordere Bein bewegt sich während der Bewegung nur minimal nach vorne. Stoppen Sie, kurz bevor das vordere Bein komplett gebeugt ist bzw. bevor das Knie des hinteren Beins den Boden berührt.

Aus dieser Position strecken Sie das Bein wieder und kehren in die Ausgangsposition zurück.

Profi-Tipp

Setzen Sie das vordere Bein so weit nach vorne, dass Sie Ihr Knie nicht über die Fußspitze schieben. Wahrscheinlich werden Sie feststellen, dass auch Ihr hinteres Bein bei der Übung etwas mithilft. Versuchen Sie jedoch, den Einsatz des aufliegenden Beins auf ein Minimum zu reduzieren. Ein häufiger Fehler ist die Verdrehung in der Hüfte. Achten Sie daher darauf, dass Ihr Becken die ganze Zeit gerade nach vorne ausgerichtet ist.

STEIGERUNGS- UND VEREINFACHUNGSMÖGLICHKEITEN

Wie bei regulären Kniebeugen

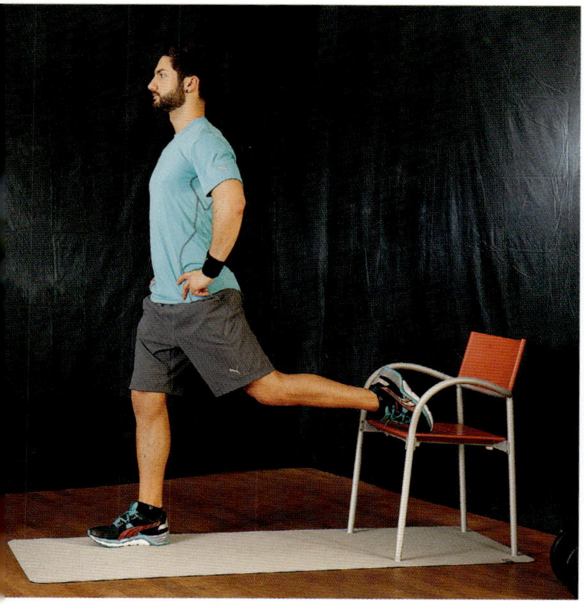

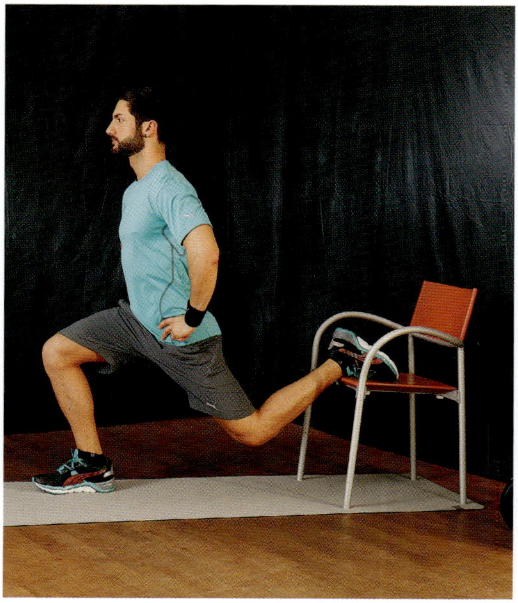

Ausfallschritte (Lunges)

Ausfallschritte unterscheiden sich von einer Ausfallschritt-Kniebeuge dadurch, dass jedes Mal wieder neu eine Ausfallschrittposition eingenommen und aus dieser heraus in die Startposition zurückgekehrt wird.

Es werden die gleichen Muskeln wie bei einer regulären Ausfallschritt-Kniebeuge trainiert, jedoch – bedingt durch die Bewegungsdynamik – um einiges intensiver. Zusätzlich entsteht jedes Mal durch das Abbremsen eines Ausfallsschritts eine starke exzentrische Muskelbelastung, die für einen zusätzlichen Trainingsreiz sorgt.

Übungsausführung

Stellen Sie sich aufrecht hin. Ihre Füße haben einen etwa schulterbreiten Abstand, die Füße zeigen gerade nach vorne. Die Wirbelsäule ist aufgerichtet, der Kopf befindet sich in Verlängerung der Wirbelsäule.

Machen Sie mit einem Bein einen weiten Ausfallschritt nach vorne, und fangen Sie Ihren Schwung dadurch ab, dass Sie das vordere Bein beugen, dabei jedoch das Knie nicht über die Fußspitze kommen lassen. Das hintere Bein wird auch gebeugt, der Fuß des hinteren Beins steht nur auf dem Fußballen. Drücken Sie sich dann mit dem vorderen Bein schnellkräftig wieder nach hinten in die Ausgangsposition zurück.

Profi-Tipp

Achten Sie darauf, die Wirbelsäule immer gerade zu halten. Meist gelingt dies am besten, wenn Sie die Bauchmuskulatur stärker anspannen.

STEIGERUNGS- UND VEREINFACHUNGSMÖGLICHKEITEN

Da es sich hierbei um eine sehr dynamische Übung handelt, ist eine Vereinfachung nicht möglich. Falls Ihnen diese Übung zu schwer fällt, bleiben Sie zunächst bei den Ausfallschritt-Kniebeugen.

Eine Steigerung ist durch ein Zusatzgewicht möglich.

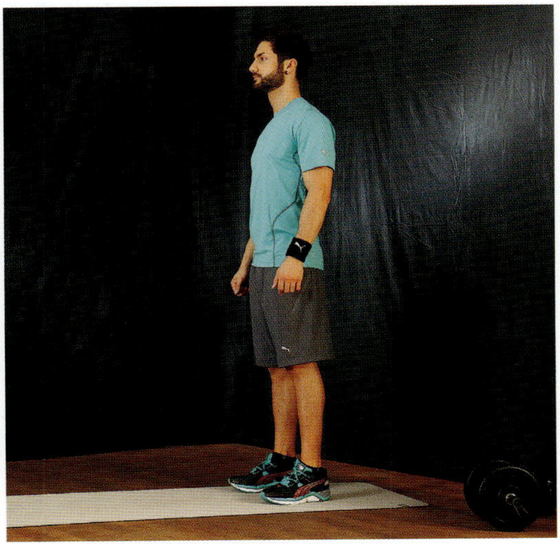

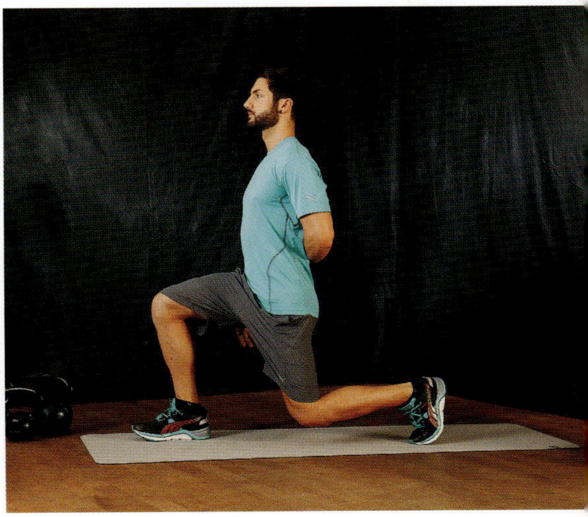

Ausfallschritt nach hinten (Reverse Lunges)

Trainiert werden die gleichen Muskeln wie bei einem regulären Ausfallschritt, jedoch mit etwas weniger Einsatz des Beinstreckers (*Quadriceps femoris*) und mit mehr Arbeit der Gesäßmuskulatur. Dadurch wird die Beanspruchung der Kniegelenke herabgesetzt, sodass diese Übung auch häufig von Personen trainiert werden kann, die mit regulären Ausfallschritten nicht zurechtkommen.

Übungsausführung

Nehmen Sie die gleiche Ausgangsposition wie beim Ausfallschritt ein. Machen Sie dann mit einem Bein einen weiten Ausfallschritt nach hinten und fangen Sie Ihren Schwung dadurch ab, dass Sie das vordere Bein beugen, dabei jedoch das Knie nicht über die Fußspitze kommen lassen. Das hintere Bein wird ebenfalls gebeugt, der Fuß des hinteren Beins steht nur auf dem Fußballen. Von dieser Position drücken Sie sich über den Ballen des hinteren Beins wieder zurück in die Ausgangsstellung.

Profi-Tipp

Der Kopf ist in Verlängerung der Wirbelsäule, der Oberkörper bleibt während der gesamten Bewegung aufrecht. Die Knie zeigen in Richtung der Fußspitzen und weichen nicht in eine X- oder O-Beinstellung aus.

STEIGERUNGS- UND VEREINFACHUNGSMÖGLICHKEITEN

Vereinfachung ist nicht möglich, da sich ansonsten der Übungscharakter verändern würde. Eine Steigerung ist durch die Verwendung von Zusatzgewichten möglich.

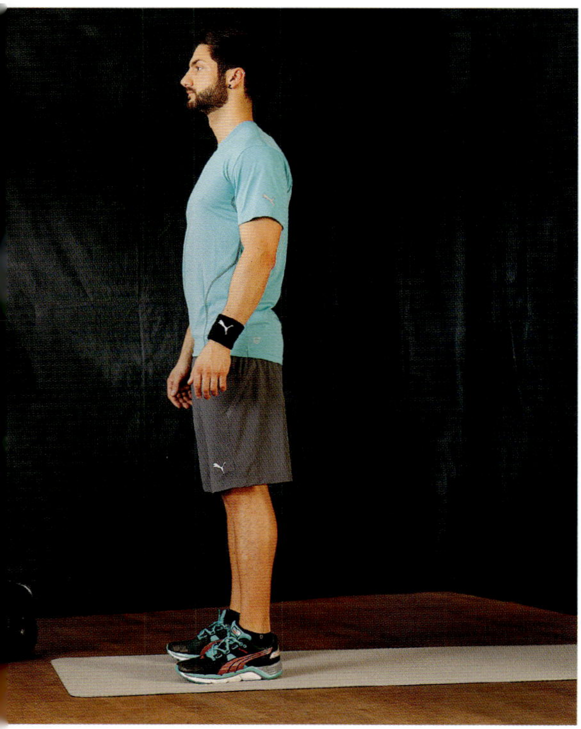

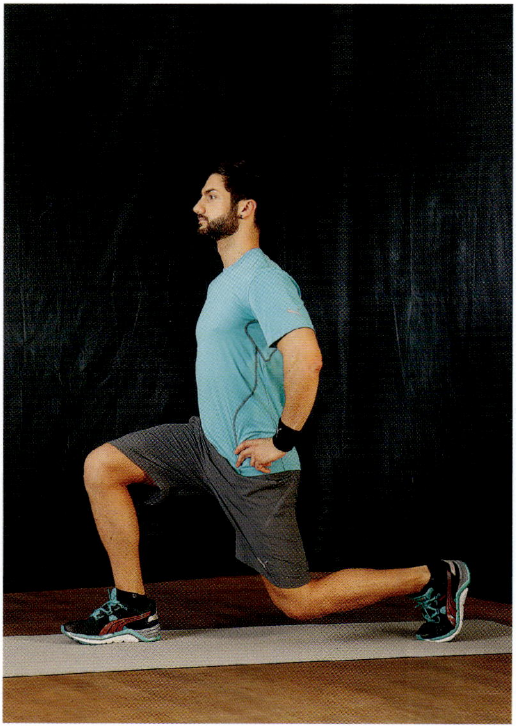

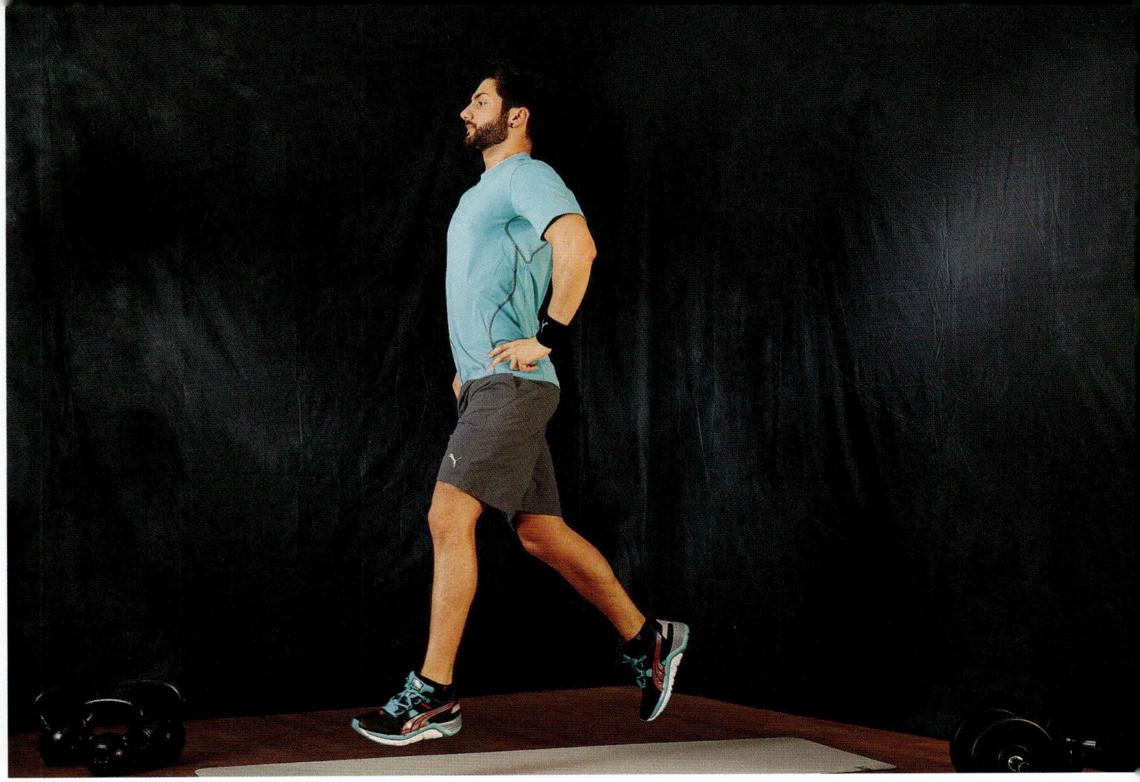

Ausfallschritt-Wechselsprünge (Split Squats Jumps)

Ausfallschritt-Wechselsprünge sind eine hochintensive Übung und nur für fortgeschrittene Trainierende geeignet.

Trainiert wird vor allem die Explosivkraft der gesamten Muskulatur des Unterkörpers. Zusätzlich stellt die Übung hohe Anforderungen an die Koordination und die Stabilität des gesamten Körpers.

Übungsausführung

Stellen Sie sich aufrecht hin. Ihre Füße haben einen etwa schulterbreiten Abstand, ein Bein ist einen weiten Schritt nach hinten versetzt und steht auf dem Ballen. Die Füße zeigen nach vorne, die Knie sind auf einer Linie mit den Fußspitzen, der Oberkörper wird aufrecht gehalten.

Beugen Sie beide Beine in Richtung Boden, und konzentrieren Sie sich dabei darauf, das hintere Bein mehr zu beugen. Das vordere Bein bewegt sich während der Bewegung nur minimal nach vorne.

Kurz bevor das hintere Bein den Boden berührt, kehren Sie die Bewegung so explosiv wie möglich um, drücken sich so kraftvoll, wie Sie können, vom Boden ab und springen in die Luft.

In der Luft wechseln Sie die Beinposition, sodass Sie wieder in der Ausfallschritt-Position landen, sich jedoch die Beinposition vertauscht hat.

Profi-Tipp

Achten Sie bei der Landung darauf, dass die Fersen sanft aufgesetzt werden und nicht hart auf dem Boden aufkommen.

STEIGERUNGS- UND VEREINFACHUNGSMÖGLICHKEITEN

Wie beim Ausfallschritt

Übungen mit dem Tube oder am Kabelzug

Training an Tubes oder an Kabelzügen ist im rehabilitativen Training weit verbreitet und findet auch im funktionellen Training ein großes Einsatzgebiet. Dies liegt vor allem daran, dass durch die Vielzahl von Einstellmöglichkeiten diese Trainingsmittel für sehr viele Stabilisations- und funktionelle Kräftigungsübungen verwendet werden können.

Unter *Tubes* versteht man dabei starke Gummibänder, die an den Enden jeweils mit einem Handgriff ausgestattet sind.

Erhältlich sind Tubes in verschiedenen Stärken, sodass jeder ein dem eigenen Kraftniveau entsprechendes Tube im Handel finden kann. Vorteilhaft ist natürlich, wenn man mehrere Stärken zur Auswahl hat.

Dadurch, dass sich der Zug des Gummis während der Bewegung erhöht, werden die Übungen immer schwerer, je näher man der Endposition kommt. Dies ist ein durchaus erwünschter Effekt, den so sorgt das Tube automatisch dafür, dass man die Übungen durchaus etwas explosiver gestalten kann, ohne dabei mit voller Wucht in die Gelenkendstellung zu kommen.

Wenn Sie ein Tube verwenden, achten Sie immer darauf, dass Sie es gut und sicher verankern, sodass es sich auf keinen Fall ungewollt lösen und Ihnen beim Training entgegenschnellen kann. Inzwischen gibt es auf dem Markt auch einige Anbieter, die verschiedene Verankerungssysteme und Varianten von Tubes anbieten.

Kabelzüge kennen viele wahrscheinlich aus dem Fitnessclub. Auch diese können – falls höhenverstellbar – wie ein Tube eingesetzt werden. Voraussetzung ist jedoch, dass der Kabelzug über mehrere Umlenkrollen verfügt. Durch diese Flaschenzugmechanik verlängert sich der Zugweg, was einen relativ konstant laufenden Widerstand schafft.

Der Einfachheit halber wird im folgenden Kapitel immer von Tube gesprochen, wobei alle später beschriebenen Übungen natürlich auch am Kabelzug möglich sind.

Fast alle der in diesem Kapitel vorgestellten Übungen beanspruchen in der einen oder anderen Weise die Rumpfmuskulatur, obwohl sich vielfach nur die Arme oder Beine bewegen. Übungen im Sitzen, so wie sie im rehabilitativen Training oft gemacht werden, werden hier bewusst nicht besprochen – alle

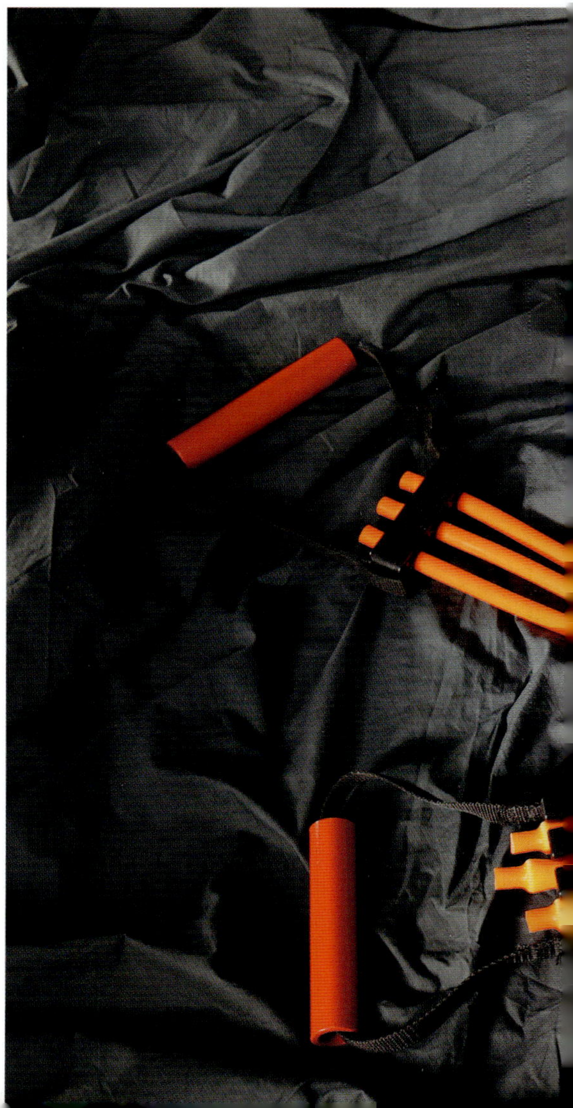

folgenden Übungen werden im Stehen ausgeführt, sodass auch die Fähigkeit zur Autostabilisation verbessert wird.

Sobald die hier besprochenen Übungen sicher beherrscht werden und zudem eine ausreichende Fähigkeit zur Autostabilisation vorhanden ist, können die Übungen auch mit explosivem Bewegungstempo ausgeführt werden. Dadurch ergibt sich zum einen ein stärkerer funktioneller Bezug, denn viele Bewegungen im Sport und teilweise auch im Alltag finden explosiv statt. Zum anderen werden durch eine schnellere Bewegungsausführung auch die schnellkräftigen Muskelfasern angesprochen, sodass sich ein breiterer Trainingseffekt ergibt.

Steigerungs- und Vereinfachungsmöglichkeiten wie beim Training mit dem eigenen Körpergewicht gibt es hier nur bedingt. Der einfachste Weg, eine Übung schwerer oder leichter zu machen, besteht in der Verwendung eines stärkeren oder schwächeren Tubes.

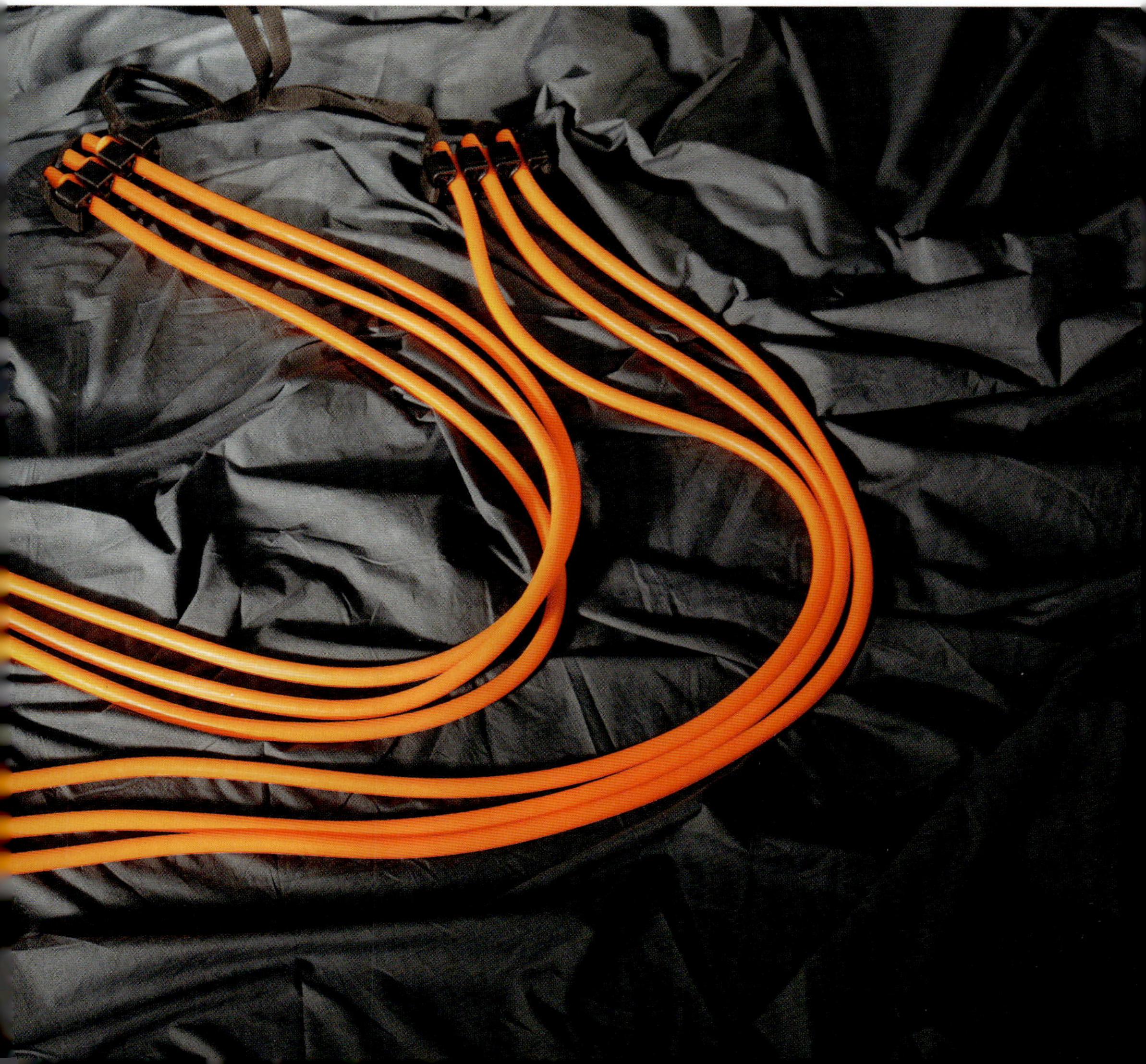

Stehendes Brustdrücken

Die meisten, die diese Übung ausführen, werden wahrscheinlich davon ausgehen, damit ihre Brustmuskulatur zu trainieren. Das ist jedoch nur teilweise richtig, denn hauptsächlich trainiert man die Stabilitätsfähigkeit der Bauchmuskulatur.

Übungsausführung

Befestigen Sie das Tube auf Schulterhöhe an einer geeigneten Stelle, bzw. stellen Sie einen Kabelzug entsprechend ein. Stellen Sie sich mit dem Rücken zum Tube und greifen Sie beide Handgriffe, sodass die Gummizüge über Ihre Schultern hinweg zu den Händen verlaufen. Ihre Arme sind dabei, so weit es geht, angewinkelt, und die Hände befinden sich mit den Handflächen nach unten auf Brusthöhe.

Aus diese Position machen Sie einen kleinen Ausfallschritt nach vorne, sodass das Tube unter Spannung kommt. Das ist Ihre Startposition.

Aus dieser Position heraus strecken Sie gleichzeitig beide Arme nach vorne vor die Brust und kehren dann in die Startposition zurück.

Profi-Tipp

Versuchen Sie, möglichst aufrecht zu stehen, damit Sie Ihre Bauchmuskulatur und nicht Ihr Körpergewicht einsetzen.

Sobald Sie den Bewegungsablauf sicher beherrschen, können Sie die Geschwindigkeit steigern. Dies sollten Sie jedoch nur in der Drückbewegung nach vorne tun. Das Zurückbewegen der Arme findet immer kontrolliert statt.

Sinnvoll ist es, wenn Sie die Fußposition nicht immer gleich belassen, sondern nach ein paar Wiederholungen wechseln, damit keine Dysbalancen entstehen.

Achten Sie außerdem darauf, dass Sie Ihren Rücken während der gesamten Übungsausführung gerade halten und dass der Kopf in Verlängerung der Wirbelsäule bleibt. Spannen Sie bei der Übung auch das Gesäß an.

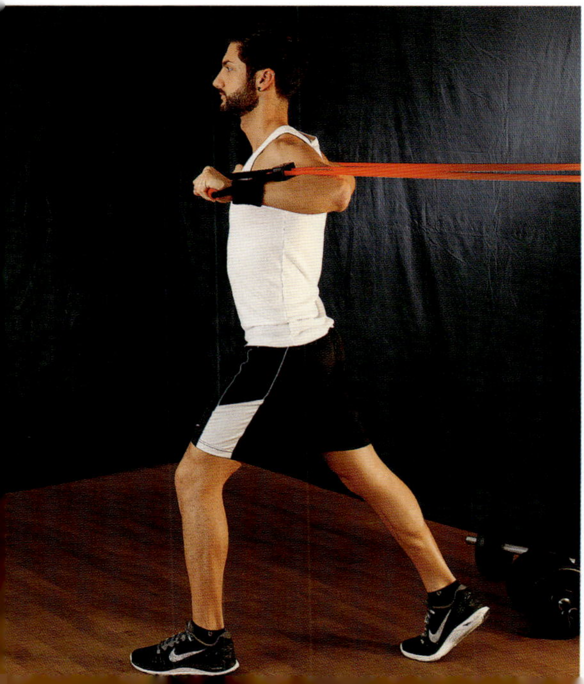

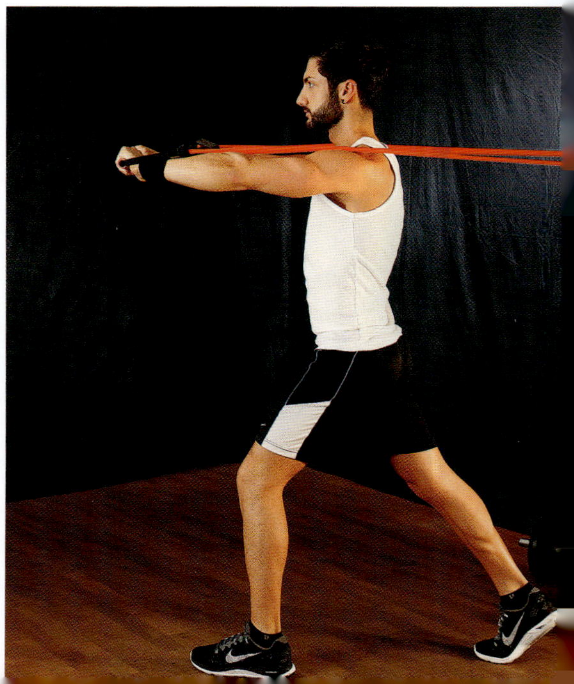

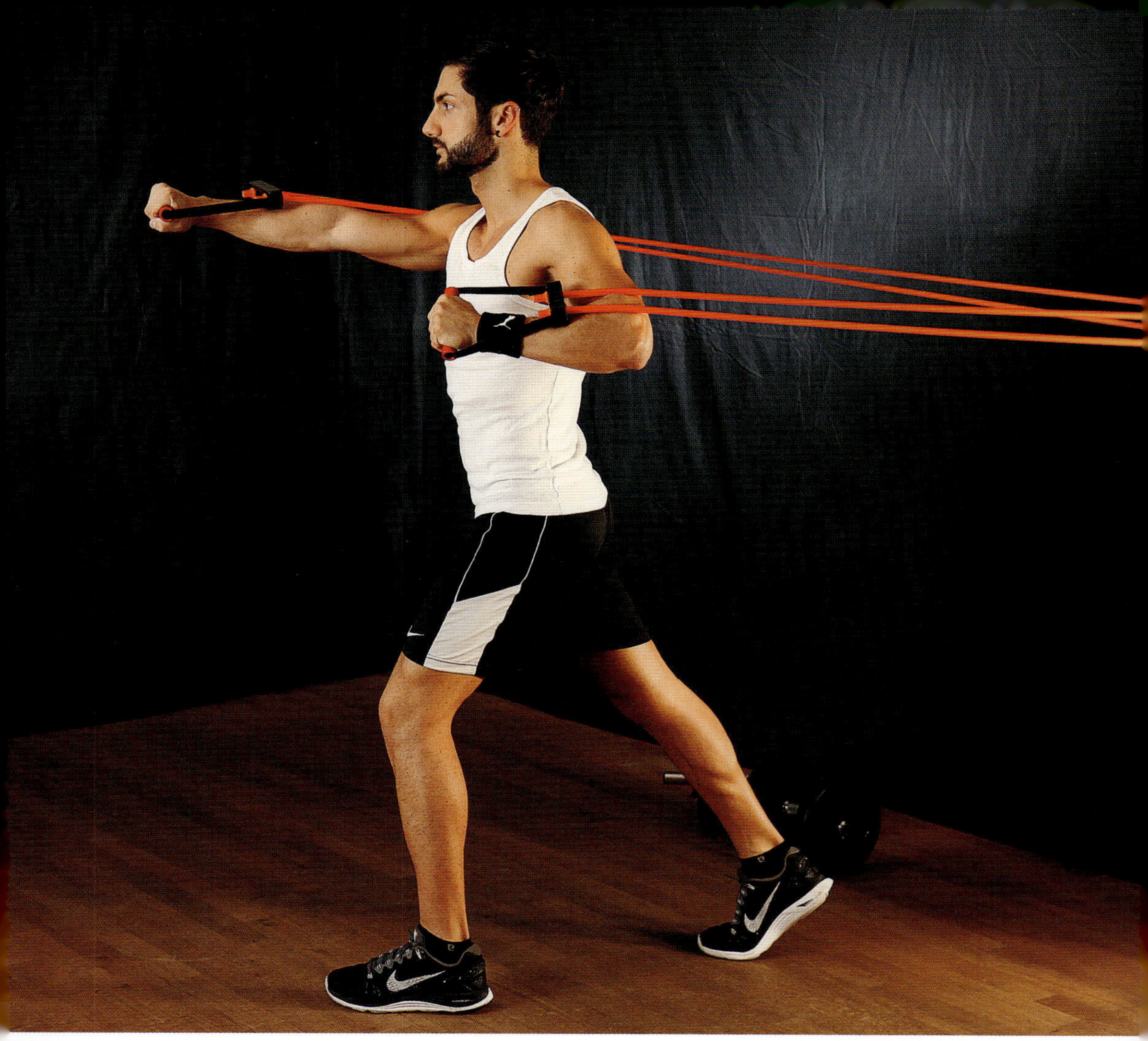

Stehendes Brustdrücken, abwechselnd

Das abwechselnde Brustdrücken im Stehen stellt eine Variante der oben beschriebenen Übung dar. Durch die abwechselnde Ausführung wird jedoch die Stabilisationsfähigkeit noch mehr gefordert. Dadurch kommt man bei dieser Variante auch mehr außer Puste.

Übungsausführung

Was bei der obigen Übung für das stehende Brustdrücken beschrieben wurde, gilt auch hier. Der einzige Unterschied zwischen den Übungen ist, dass sich die Arme abwechselnd bewegen. Konkret bedeutet dies, dass sich der eine Arm nach vorne bewegt, während der andere nach hinten geführt wird.

Profi-Tipp

Auch hier gelten die bei der letzten Übung angeführten Punkte.

Wahrscheinlich müssen Sie sich hier noch etwas stärker darauf konzentrieren, den Rumpf zu stabilisieren.

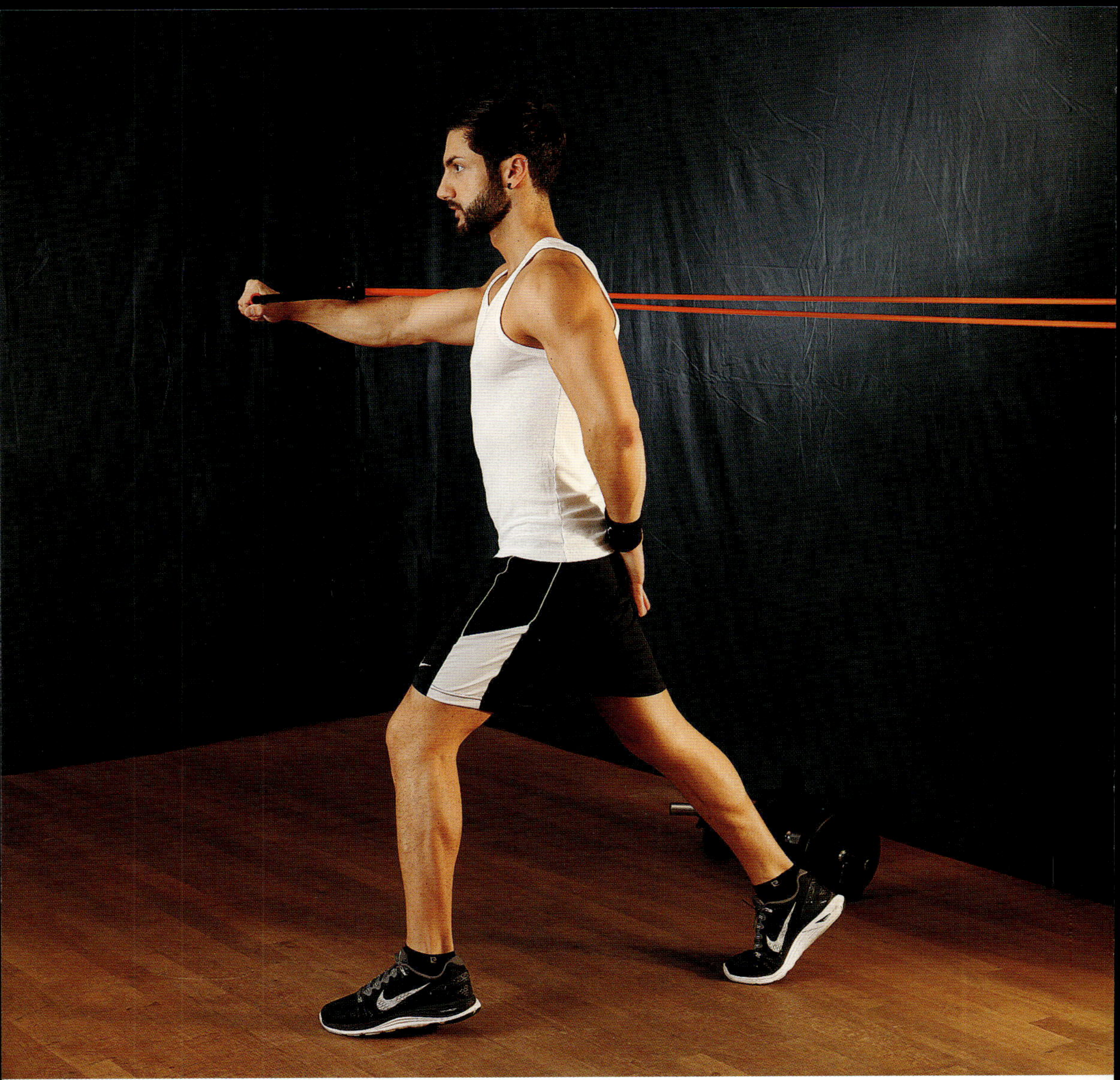

Stehendes Brustdrücken, einarmig

Auch das einarmige Brustdrücken stellt eine Variante der oben beschriebenen Übungen dar. Die einseitige Drückbewegung bewirkt jedoch eine starke Rotationskraft auf den Körper, sodass Sie sich hier sehr stark gegen Rotationskräfte stabilisieren müssen.

Übungsausführung

Der Unterschied zu den beiden oben besprochenen Übungen besteht darin, dass Sie nur ein Ende des Tubes am Handgriff greifen und das andere einfach hängen lassen. Die Übungsausführung ist ansonsten identisch.

Profi-Tipp

Auch hier gelten die beim stehenden Brustdrücken angeführten Punkte.

Achten Sie zudem darauf, dass Sie Ihren Oberkörper nicht in eine Rotation bringen.

Beidarmiges Rudern

Das beidarmige Rudern trainiert die gesamte Rückenmuskulatur. Darüber hinaus wird auch die Armbeugemuskulatur beansprucht.

Übungsausführung

Befestigen Sie das Tube auf Brusthöhe an einer geeigneten Stelle, bzw. stellen Sie einen Kabelzug entsprechend ein. Greifen Sie beide Handgriffe. Ihre Arme sind dabei gerade nach vorne gestreckt, die Handflächen zeigen zueinander.

Aus diese Position machen Sie einen kleinen Ausfallschritt nach hinten, sodass das Tube unter Spannung kommt. Das ist Ihre Startposition.

Aus dieser Position heraus beugen Sie die Ellenbogen und ziehen die Hände auf Brusthöhe seitlich neben den Körper.

Profi-Tipp

Versuchen Sie, den Oberkörper aufrecht zu halten und nicht in Rücklage zu geraten. Sie holen noch mehr Trainingseffekt aus der Übung heraus, wenn Sie nicht nur Ihre Arme nach hinten ziehen, sondern auch versuchen, Ihre Schulterblätter gleichzeitig Richtung Wirbelsäule zu bewegen.

Sobald Sie sich in der Ausführung sicher fühlen, können Sie die Bewegungsgeschwindigkeit erhöhen.

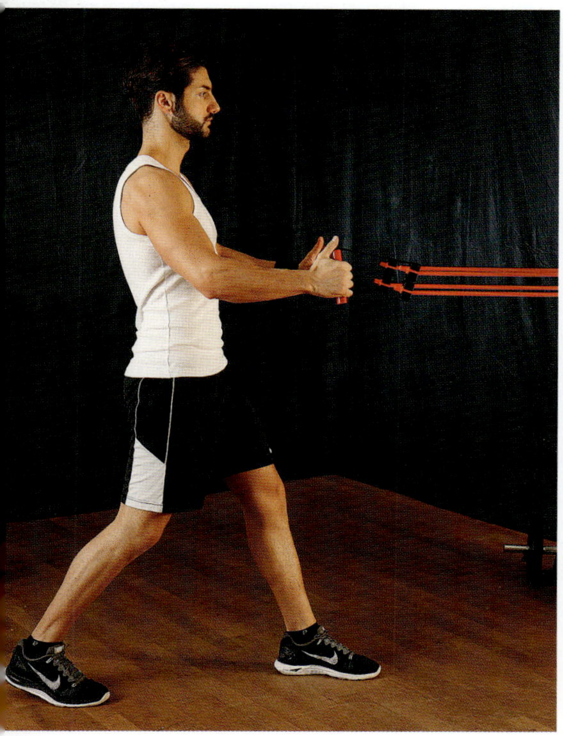

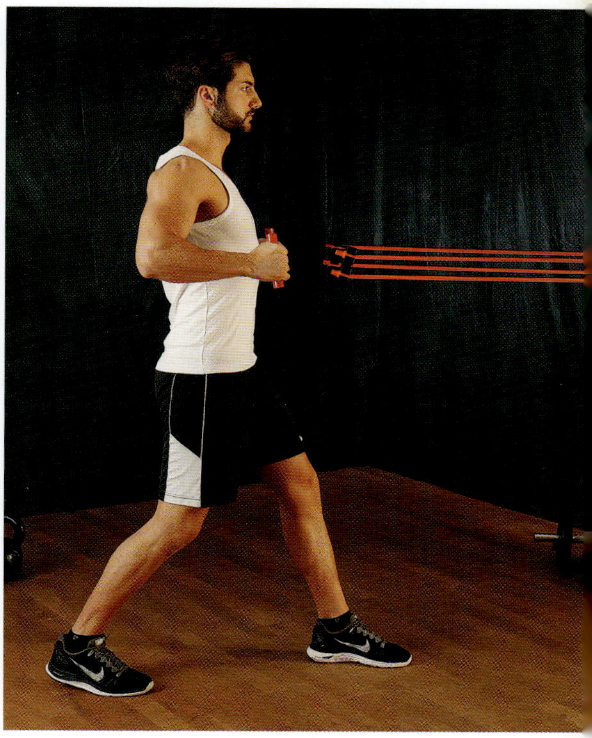

Beidarmiges Rudern, abwechselnd

So wie beim abwechselnden Brustdrücken stellt auch das abwechselnde Rudern eine Variante dar.

Durch die abwechselnde Ausführung wird die Stabilisationsfähigkeit noch mehr gefordert, und das Herz-Kreislauf-System wird stärker aktiviert.

Übungsausführung

Was bei der obigen Übung beschrieben wurde, gilt auch hier. Der einzige Unterschied zwischen den Übungen ist, dass sich die Arme hier abwechselnd bewegen. Konkret bedeutet dies, dass sich der eine Arm nach hinten bewegt, während der andere nach vorne geführt wird.

Profi-Tipp

Auch hier gelten die beim beidarmigen Rudern angeführten Punkte.

Wahrscheinlich müssen Sie sich hier noch etwas stärker darauf konzentrieren, den Rumpf zu stabilisieren.

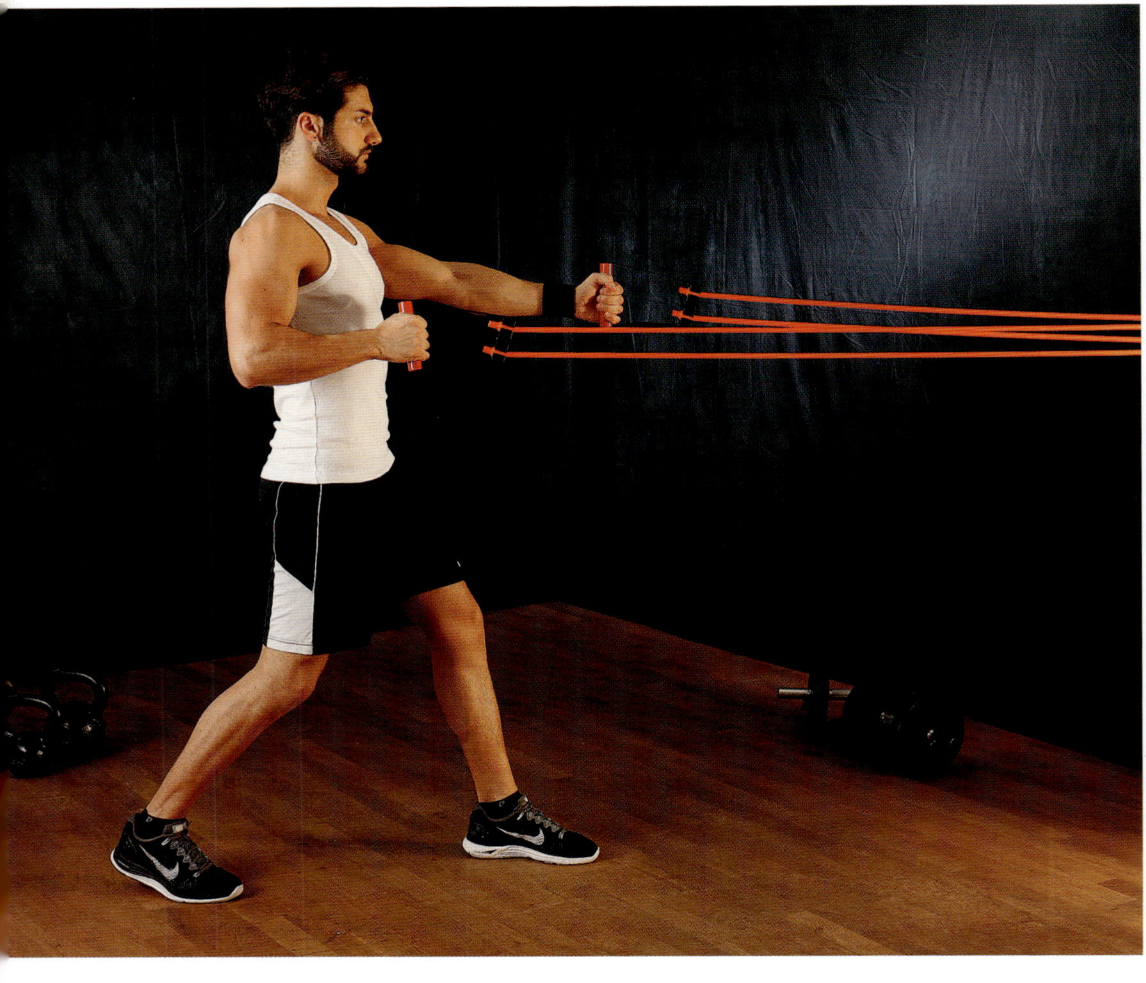

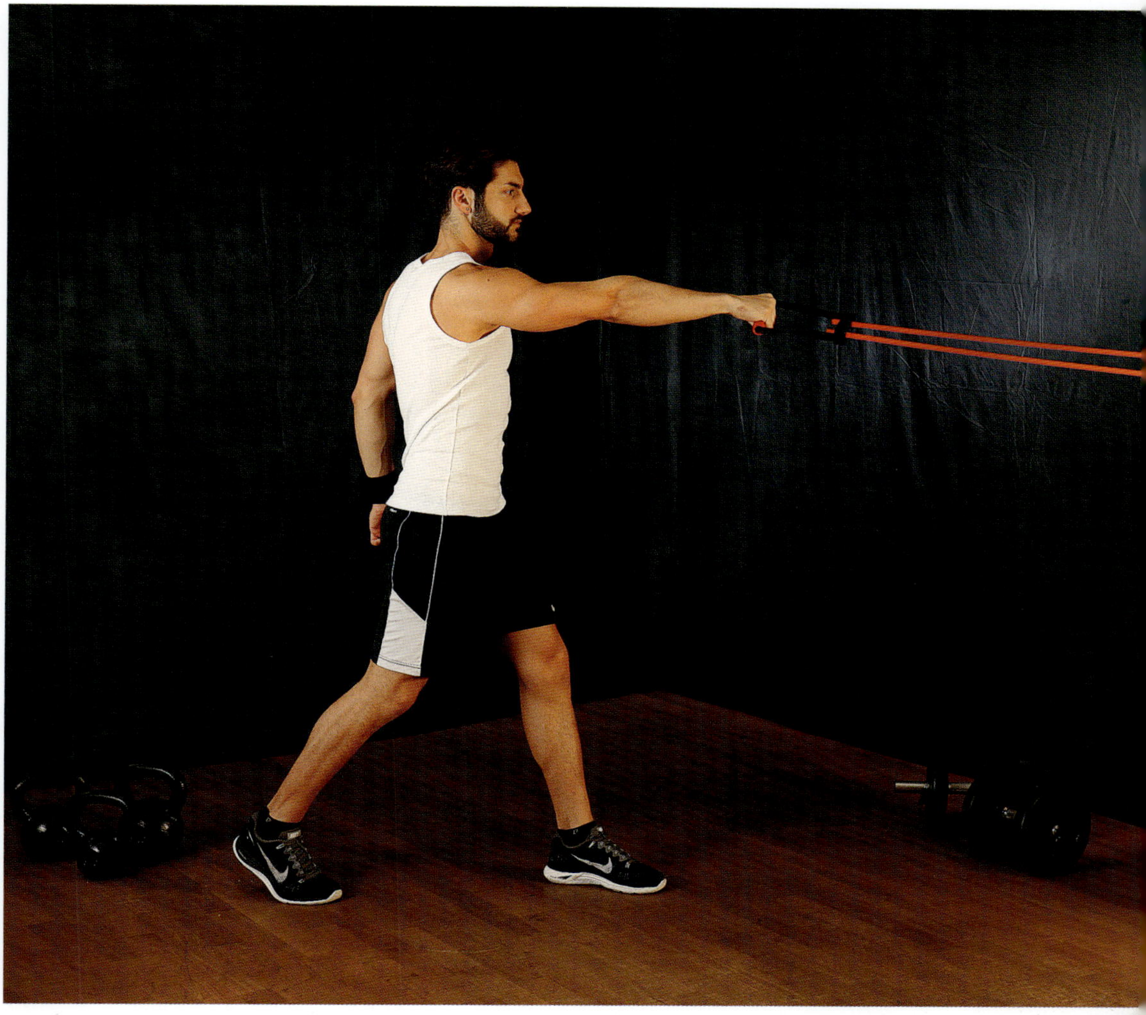

Rudern, einarmig

Die einseitige Ruderbewegung dieser Übung bewirkt eine starke Rotationskraft auf den Körper, sodass Sie sich hier gegen Rotationskräfte stabilisieren müssen.

Übungsausführung

Der Unterschied zu den beiden oben besprochenen Übungen besteht darin, dass Sie nur ein Ende des Tubes am Handgriff greifen und das andere einfach hängen lassen. Die Übungsausführung ist ansonsten identisch.

Profi-Tipp

Auch hier gilt das bei den beiden vorigen Ruderübungen bereits Beschriebene.

Achten Sie zudem darauf, dass Sie Ihren Oberkörper nicht in eine Rotation bringen.

Rudern, einarmig mit Oberkörperrotation

Während Sie bei den bisherigen Ruderübungen den Rotationskräften widerstehen mussten, wird bei dieser Rudervariante eine dynamische Oberkörperrotation mittrainiert. Dadurch sorgt diese Übung für eine funktionelles Zusammenspiel von Arm- und Rumpfmuskulatur bei einer dynamischen Bewegung – eine Fähigkeit, wie sie in vielen Sportarten gebraucht wird.

Übungsausführung

Die Ausgangsposition ist nahezu identisch mit der eben beschiebenen einarmigen Rudervariante. Der Unterschied besteht in der Position des Oberkörpers:

Bei dieser Variante drehen Sie in der Ausgangsposition Ihren Oberkörper in Richtung des Tubes.

Während Sie – wie bei den anderen Varianten – den Arm Richtung Körper ziehen, rotieren Sie gleichzeitig den Oberkörper in Richtung der Zugarmseite.

Profi-Tipp

Ihre Füße zeigen immer in Richtung des Befestigungspunkts des Tubes. Es rotiert der Oberkörper, jedoch nicht die Beine.

Vielleicht fällt Ihnen die Bewegung leichter, wenn Sie sich einen Bogenschützen vorstellen, der seinen Bogen spannt.

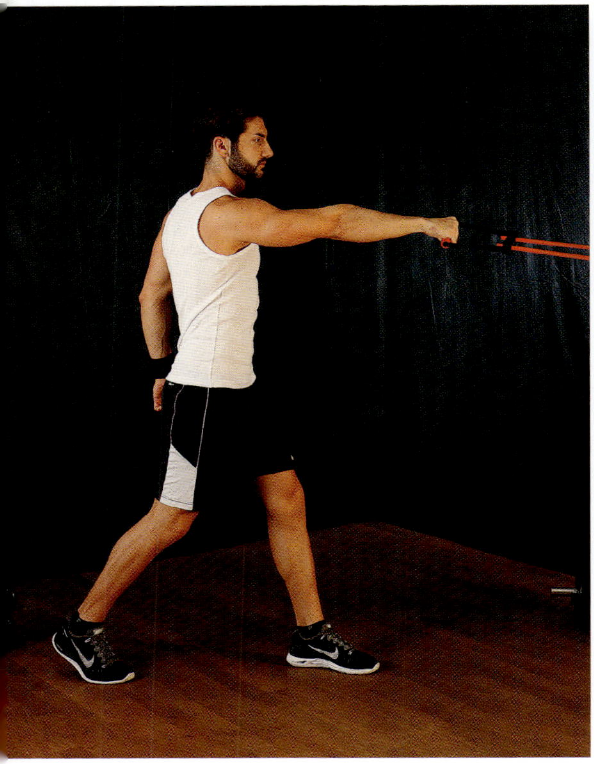

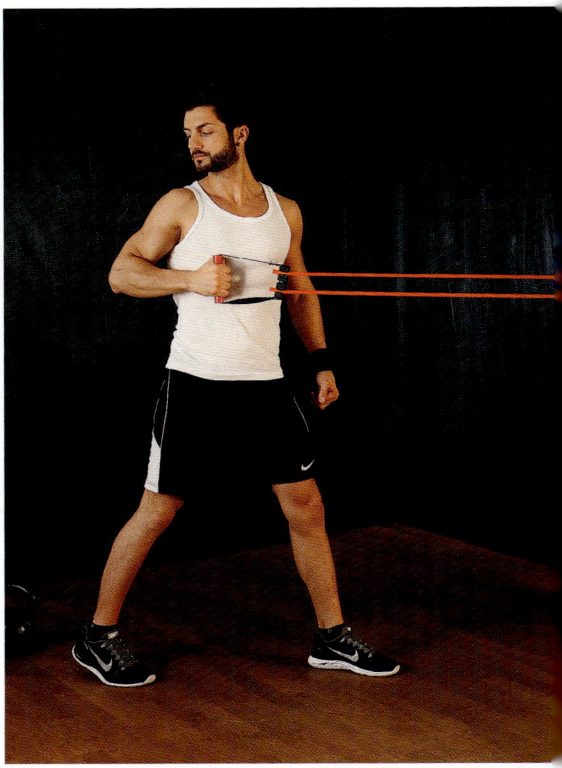

Schwimmer-Rudern

Bei dieser Übung sieht der Armzug teilweise ähnlich aus wie beim Kraulschwimmen, was den Namen der Übung erklärt.

Trainiert wird hierbei sowohl dynamisch die Rückenmuskulatur als auch die Stabilisationsfähigkeit des Körpers.

Übungsausführung

Befestigen Sie das Tube auf Brusthöhe an einer geeigneten Stelle, bzw. stellen Sie einen Kabelzug entsprechend ein. Stellen Sie sich mit dem Oberkörper frontal zum Tube und greifen Sie beide Handgriffe mit den Handflächen Richtung Boden. Die Arme sind dabei gestreckt. Schieben Sie dann Ihr Gesäß nach hinten und beugen Sie Ihren Oberkörper mit geradem Rücken etwa 45 Grad nach vorne. Ihre Knie sollten dabei nur leicht gebeugt sein. Dies ist Ihre Startposition. Aus dieser heraus ziehen Sie die Griffe mit gestreckten Armen neben den Körper und führen sie dann wieder nach vorne. Die Oberkörperposition bleibt dabei immer dieselbe.

Profi-Tipp

Achten Sie darauf, dass Sie sich aus der Hüfte und nicht aus dem Rücken heraus nach vorne beugen. Die Kopfposition bleibt in Verlängerung des Oberkörpers.

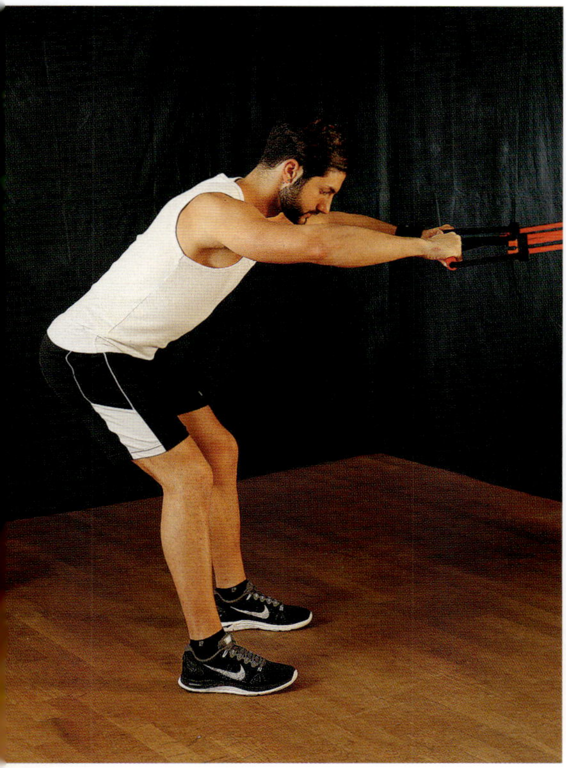

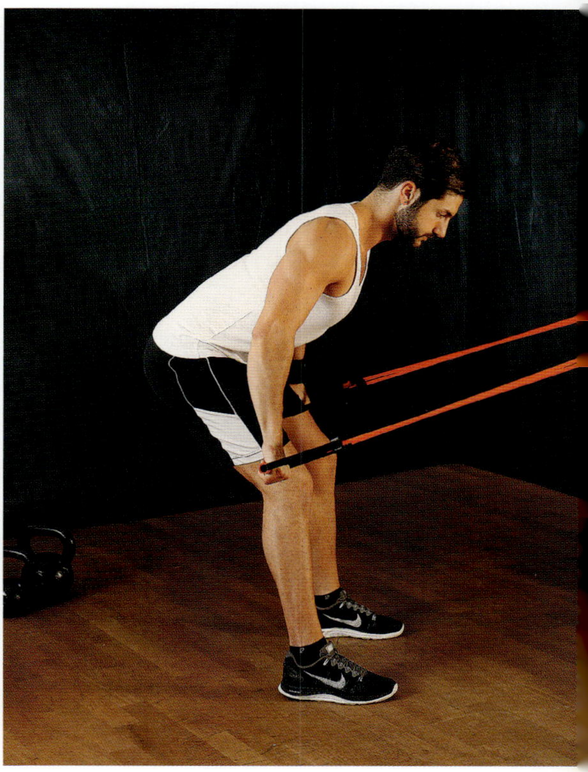

Schwimmer-Rudern mit Rumpfbeugung

Diese Variante des Schwimmer-Ruderns kombiniert die Armbewegung mit einer gleichzeitigen Rumpfbeugung, wodurch wiederum eine funktionelle Koordination trainiert wird.

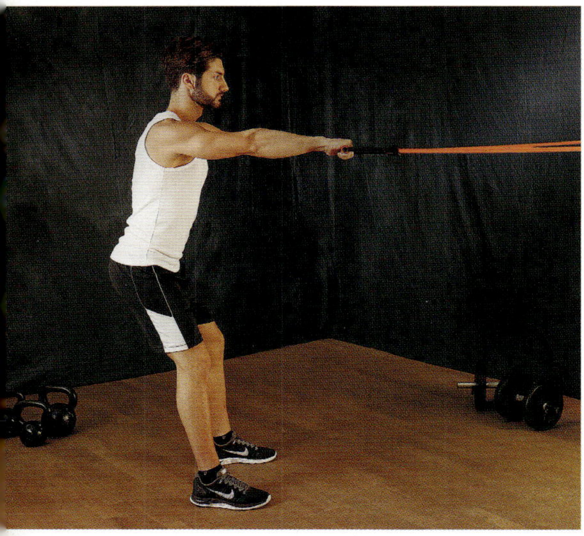

Übungsausführung

Befestigen Sie das Tube auf Brusthöhe an einer geeigneten Stelle, bzw. stellen Sie einen Kabelzug entsprechend ein. Stellen Sie sich mit dem Oberkörper frontal zum Tube und greifen Sie beide Handgriffe mit den Handflächen Richtung Boden. Die Arme sind dabei gestreckt.

Schieben Sie dann Ihr Gesäß nach hinten und beugen Sie Ihren Oberkörper mit geradem Rücken etwa 45 Grad nach vorne. Gleichzeitig ziehen Sie Ihre gestreckten Arme neben den Körper.

Aus dieser Position kehren Sie in den aufrechten Stand zurück.

Profi-Tipp

Achten Sie darauf, dass Sie sich aus der Hüfte und nicht aus dem Rücken heraus nach vorne beugen.

Die Kopfposition bleibt in Verlängerung des Oberkörpers.

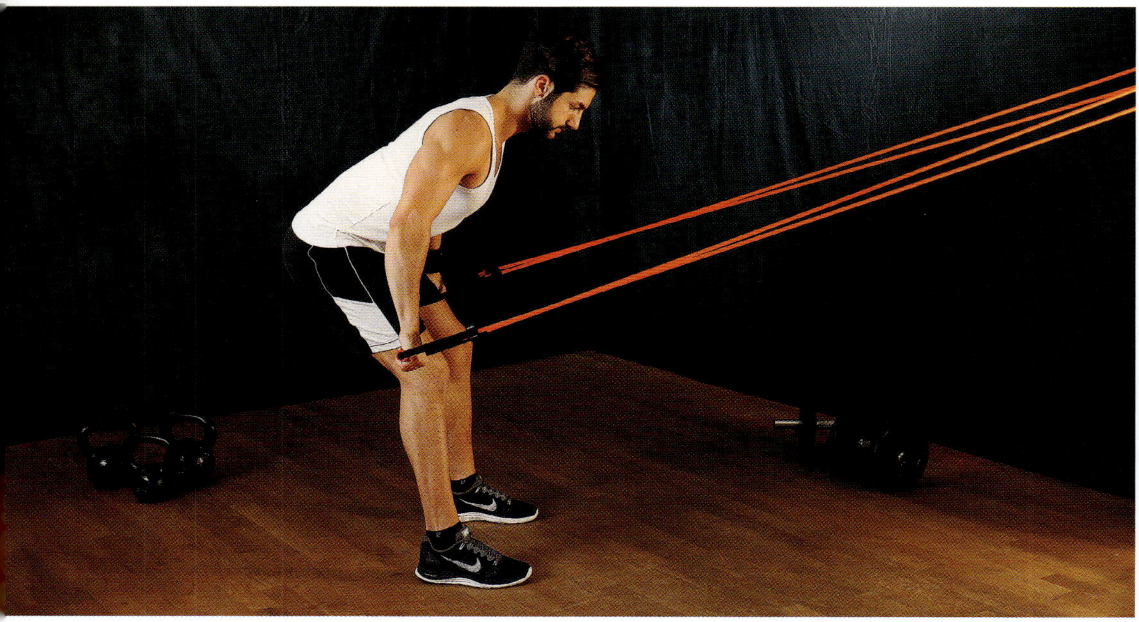

Zug zum Gesicht (Face Pulls)

Diese Variante der Ruderbewegung trainiert sehr gut die Außenrotatoren im Schultergelenk, eine Muskelgruppe, die im Alltag oft zu kurz kommt, die aber bei der Stabilisation der Schultern eine wichtige Rolle spielt.

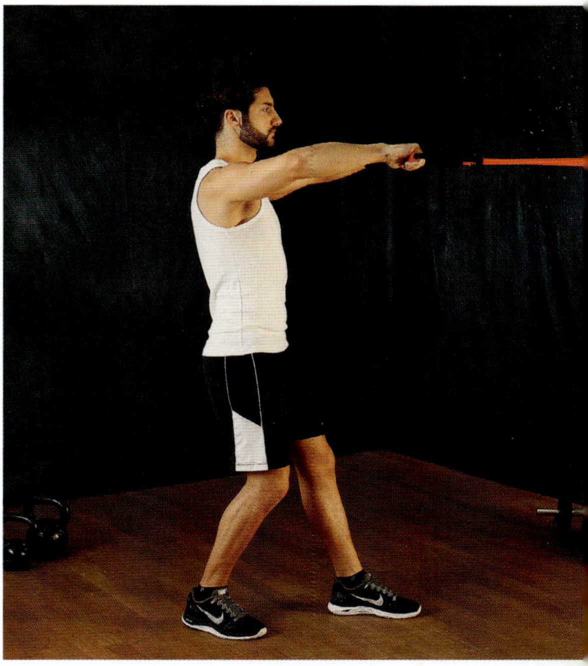

Übungsausführung

Befestigen Sie das Tube auf Gesichtshöhe an einer geeigneten Stelle, bzw. stellen Sie einen Kabelzug entsprechend ein. Greifen Sie die Handgriffe mit gestreckten Armen, die Handflächen zeigen nach unten, und gehen Sie in eine leichte Ausfallschrittposition.

Aus dieser Position ziehen Sie die Handgriffe Richtung Kopf und dann am Kopf vorbei, indem Sie Ihre Arme nach außen rotieren.

In der Endposition befinden sich die Ellenbogen auf Schulterhöhe, die Arme sind etwa 90 Grad gebeugt, und die Unterarme zeigen senkrecht zur Decke.

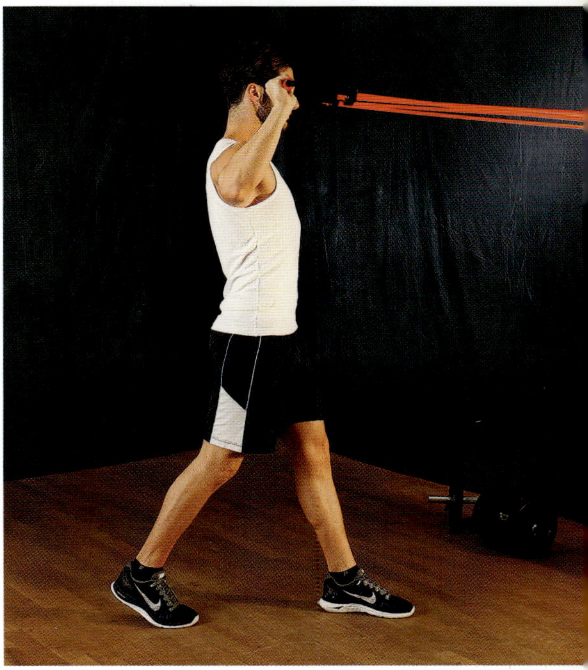

Profi-Tipp

Versuchen Sie, bei dieser Übung immer den vollen Bewegungsspielraum auszunutzen und die korrekte Endposition zu erreichen.

Eine höhere Bewegungsgeschwindigkeit ist bei dieser Übung weniger sinnvoll.

Einfache Rotation

Rotationsbewegungen kommen im Sport und auch im Alltag ständig vor. So entsteht beispielsweise ein harter Boxschlag nicht durch die kräftigen Muskeln der Arme, sondern durch eine kraftvolle Rotation des gesamten Körpers. Ein schönes Beispiel, wie wir die Rotation im Alltag einsetzen, ist das Schneeschippen im Winter – wenn Sie sich dabei nur auf die Kraft Ihrer Arme verlassen müssten, wäre es noch viel anstrengender, als es ohnehin schon ist.

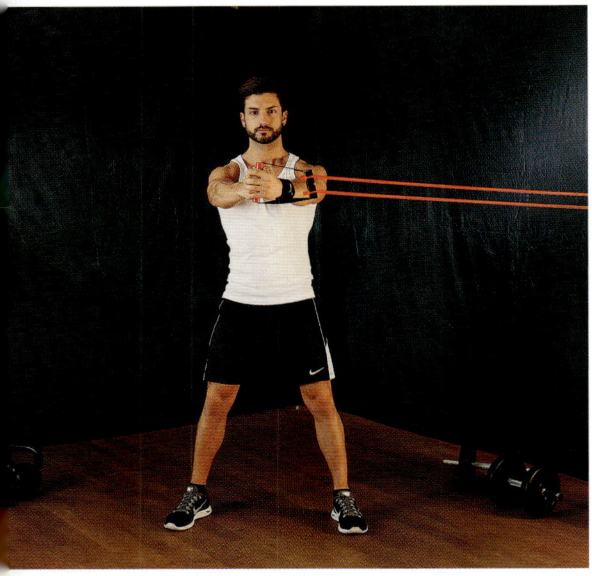

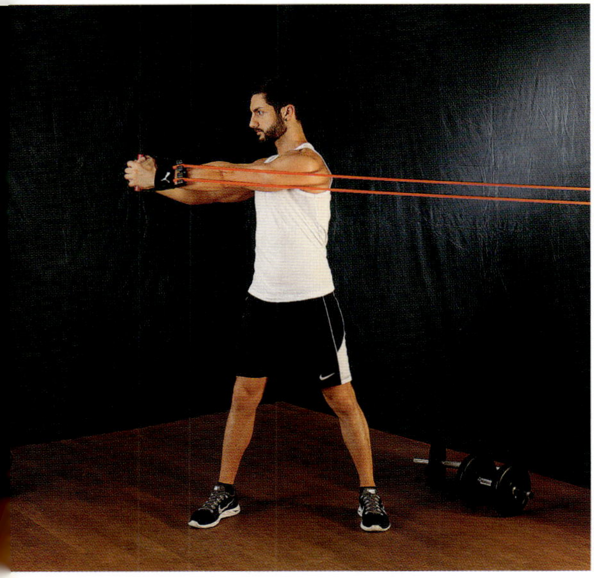

Übungsausführung

Befestigen Sie das Tube auf Brusthöhe an einer geeigneten Stelle, bzw. stellen Sie einen Kabelzug entsprechend ein. Stellen Sie sich parallel zum Befestigungspunkt des Tubes schulterbreit auf. Die Knie sind leicht gebeugt, und der Oberkörper ist aufrecht. Am besten greifen Sie beide Handgriffe gleichzeitig und halten Ihre Arme gestreckt in Brusthöhe vor den Körper. Idealerweise halten Sie beide Griffe gleichzeitig in einer Hand und falten Ihre andere Hand darum.

Aus dieser Position heraus drehen Sie Ihren gesamten Körper weg vom Befestigungspunkt und rotieren, so weit es geht. Die Fußspitzen zeigen dabei immer nach vorne.

Anschließend kehren Sie in die Startposition zurück.

Wenn Sie einen größeren Bewegungsradius trainieren wollen, drehen Sie sich in der Startposition etwas hin zum Tube. Die andere Körperseite trainieren Sie auf die gleiche Weise.

Profi-Tipp

Um die Übung richtig zu erlernen, ist es sinnvoll, wenn Sie anfangs eher einen kleineren Bewegungsradius machen und sich darauf konzentrieren, die Bewegung aus einer Gesamtkörperdrehung heraus zu machen. Sobald Sie das beherrschen, können Sie den Bewegungsumfang noch vergrößern, indem Sie beim Rotieren die Ferse des einen Beins leicht anheben. Dadurch gewinnen Sie etwas mehr Bewegungsfreiheit in den Knien.

Holzfäller

Der Übungsname »Holzfäller« zeigt schon an, um was für ein funktionelles Bewegungsmuster es sich handelt.

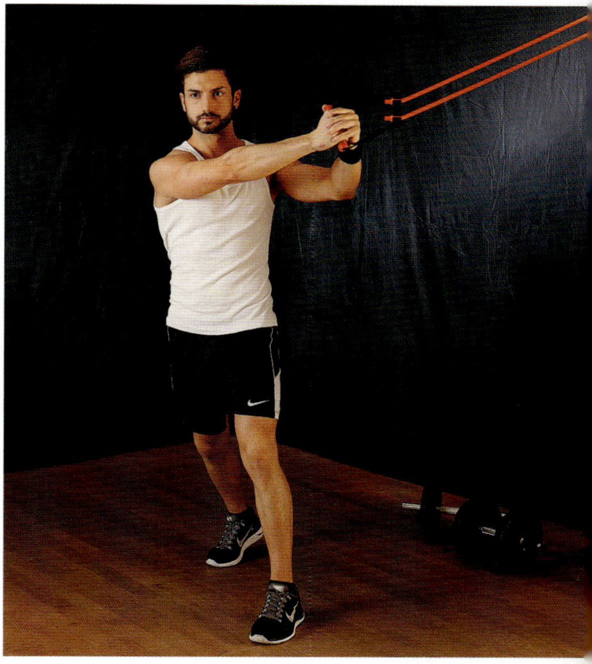

Übungsausführung

Befestigen Sie das Tube etwas über Kopfhöhe an einer geeigneten Stelle, bzw. stellen Sie einen Kabelzug entsprechend ein. Stellen Sie sich im Ausfallschritt parallel zum Befestigungspunkt des Tubes auf. Das dem Tube nahe Bein ist in der Schrittstellung vorne. Der Oberkörper wird aufrecht gehalten, der Kopf befindet sich in Verlängerung der Wirbelsäule. Die Arme sind diagonal ausgestreckt vor dem Körper, die Hände greifen beidhändig die Griffe des Tubes.

Aus dieser Ausgangsposition heraus wird eine Zugbewegung diagonal von oben nach unten ausgeführt.

Anschließend kehren Sie in die Startposition zurück.

Wenn Sie einen größeren Bewegungsradius trainieren wollen, drehen Sie sich in der Startposition etwas zum Tube hin. Die andere Körperseite trainieren Sie auf die gleiche Weise.

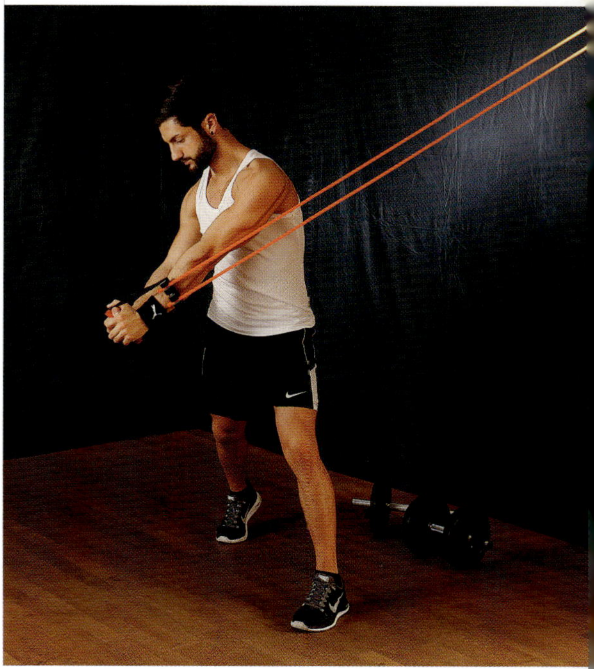

Profi-Tipp

Um die Übung richtig zu erlernen, ist es sinnvoll, wenn Sie anfangs die Bewegung nur mit den Armen ausführen. Sobald Sie das beherrschen, rotieren Sie mit dem Rest des Körpers mit.

Diskuswerfer

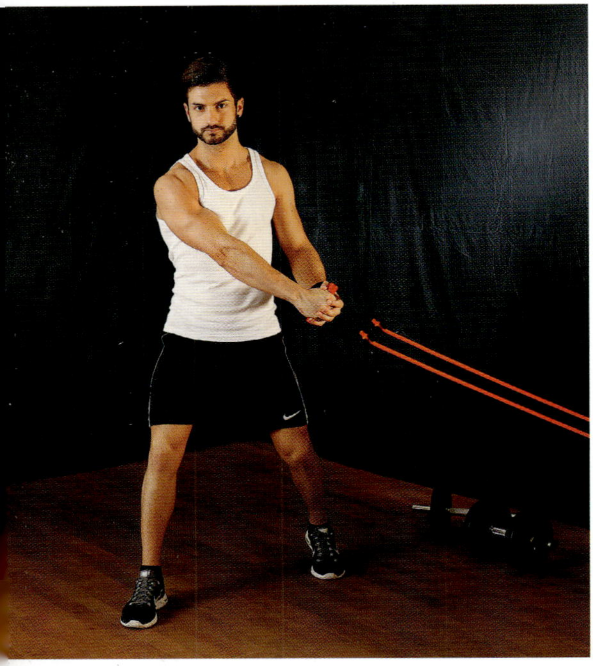

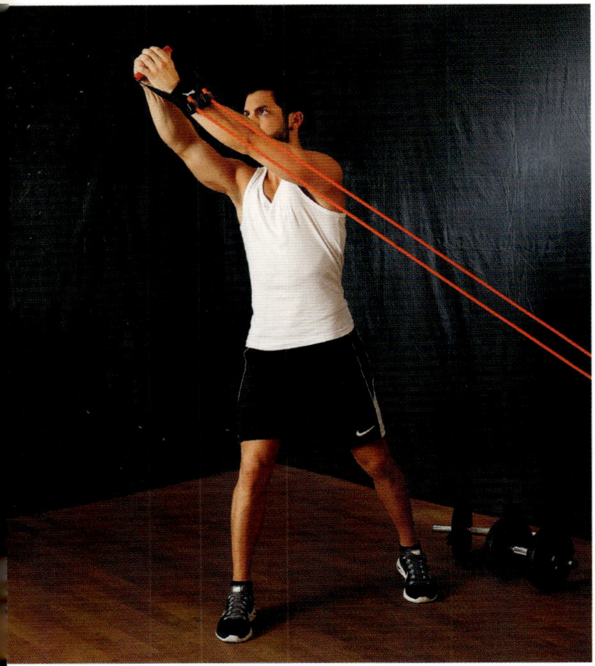

Die Übung »Diskuswerfer« beinhaltet das umgekehrte Zugmuster der vorigen Übung.

Übungsausführung

Befestigen Sie das Tube so tief wie möglich an einer geeigneten Stelle, bzw. stellen Sie einen Kabelzug entsprechend ein. Stellen Sie sich im Ausfallschritt parallel zum Befestigungspunkt des Tubes auf. Diesmal ist das dem Tube ferne Bein in der Schrittstellung vorne. Der Oberkörper wird aufrecht gehalten, der Kopf befindet sich in Verlängerung der Wirbelsäule. Die Arme sind diagonal ausgestreckt vor dem Körper, die Hände greifen beidhändig die Griffe des Tubes.

Aus dieser Ausgangsposition heraus wird eine Zugbewegung diagonal von unten nach oben ausgeführt.

Anschließend kehren Sie in die Startposition zurück.

Wenn Sie einen größeren Bewegungsradius trainieren wollen, drehen Sie sich in der Startposition etwas hin zum Tube. Die andere Körperseite trainieren Sie auf die gleiche Weise.

Profi-Tipp

Auch bei dieser Übung ist es sinnvoll, wenn Sie anfangs die Bewegung nur mit den Armen ausführen. Sobald Sie das beherrschen, rotieren Sie mit dem Rest des Körpers mit.

Kniebeuge – Ruderzug

Diese Übung kombiniert das funktionelle Muster der Kniebeuge mit einem Ruderzug, wodurch ein Maximum an Muskeln eingesetzt und zusammen trainiert wird.

Übungsausführung

Befestigen Sie das Tube so tief wie möglich an einer geeigneten Stelle, bzw. stellen Sie einen Kabelzug entsprechend ein. Greifen Sie beide Griffe des Tubes mit gestreckten Armen, und stellen Sie sich so weit vom Befestigungspunkt weg, dass das Tube unter Spannung steht. Stellen Sie sich aufrecht hin. Ihre Füße haben einen etwa schulterbreiten Abstand, die Füße zeigen leicht nach außen. Die Wirbelsäule ist aufgerichtet, der Kopf befindet sich in Verlängerung der Wirbelsäule.

Gehen Sie nun in eine tiefe Hockposition, indem Sie die Hüft- und die Kniegelenke beugen. Das Gesäß wird dabei nach hinten geschoben. Gehen Sie so tief in die Hocke, wie Sie können, und versuchen Sie, Ihre Wirbelsäule in der natürlichen Position (leichtes Hohlkreuz) zu halten.

Aus der tiefsten Position heraus drücken Sie sich mit den Muskeln Ihres Unterkörpers wieder nach oben. Der Druck sollte dabei über die gesamte Fußfläche in den Boden abgegeben werden. Während Sie Ihre Beine strecken, ziehen Sie die Griffe des Tubes wie bei der Übung »Beidarmiges Rudern« zu sich heran. Im Idealfall sind beide Bewegungen zum gleichen Zeitpunkt beendet.

Danach strecken Sie die Arme wieder und beginnen einen neuen Zyklus.

Profi-Tipp

Achten Sie darauf, dass Sie Ihren Körper während der gesamten Übung angespannt halten; der Rücken bleibt gerade.

Die Knie zeigen immer in Richtung der Fußspitzen und weichen nicht in eine X- oder O-Beinstellung aus. Gehen Sie nur so tief, dass Sie es noch schaffen, Ihren Rücken gerade zu halten.

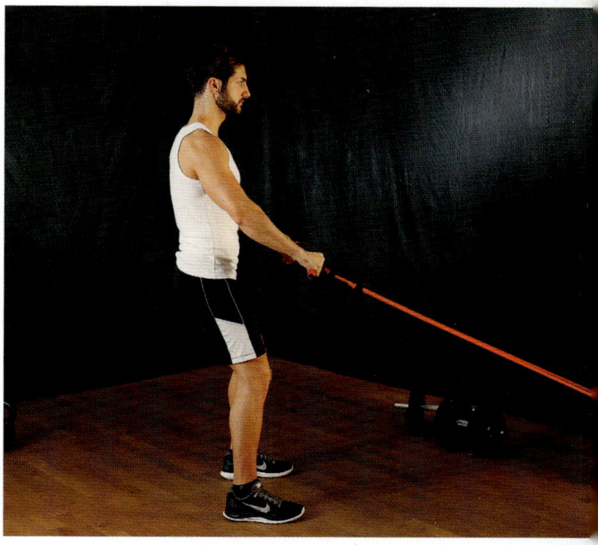

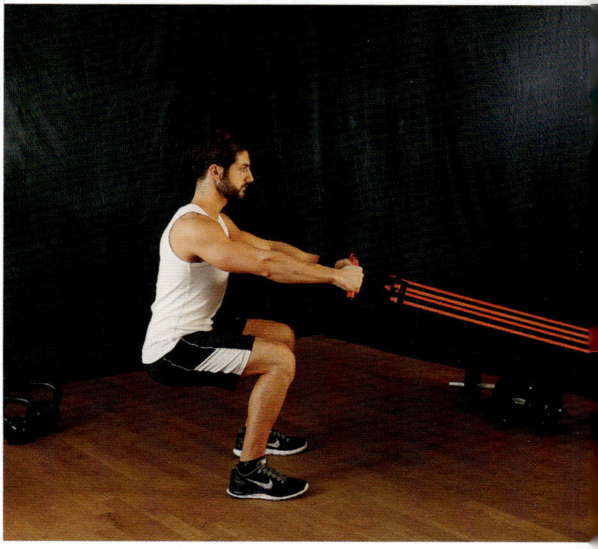

Kniebeuge – Frontheben

Im Gegensatz zur vorigen Übung wird bei dieser Variante die statische Schulterstabilität stark gefordert und trainiert.

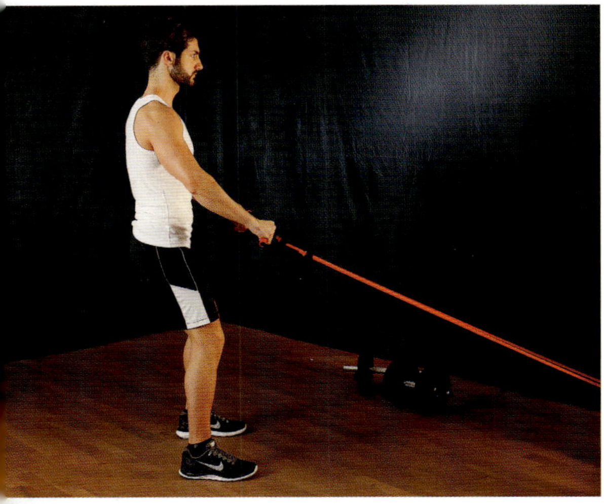

Übungsausführung

Befestigen Sie das Tube so tief wie möglich an einer geeigneten Stelle, bzw. stellen Sie einen Kabelzug entsprechend ein.

Die Startposition gleicht der vorigen Variante. Der Unterschied in der Ausführung liegt darin, dass Sie in der Hockposition die Arme v-förmig über den Kopf zur Decke strecken und aus dieser Körperhaltung heraus aufstehen.

Wenn Sie die aufrechte Standposition erreicht haben, senken Sie die Arme wieder und beginnen einen neuen Zyklus.

Profi-Tipp

Es gelten die gleichen Kriterien wie bei der vorigen Variante. Bei dieser Ausführung wird es Ihnen jedoch wahrscheinlich schwerer fallen, die Körperposition zu halten.

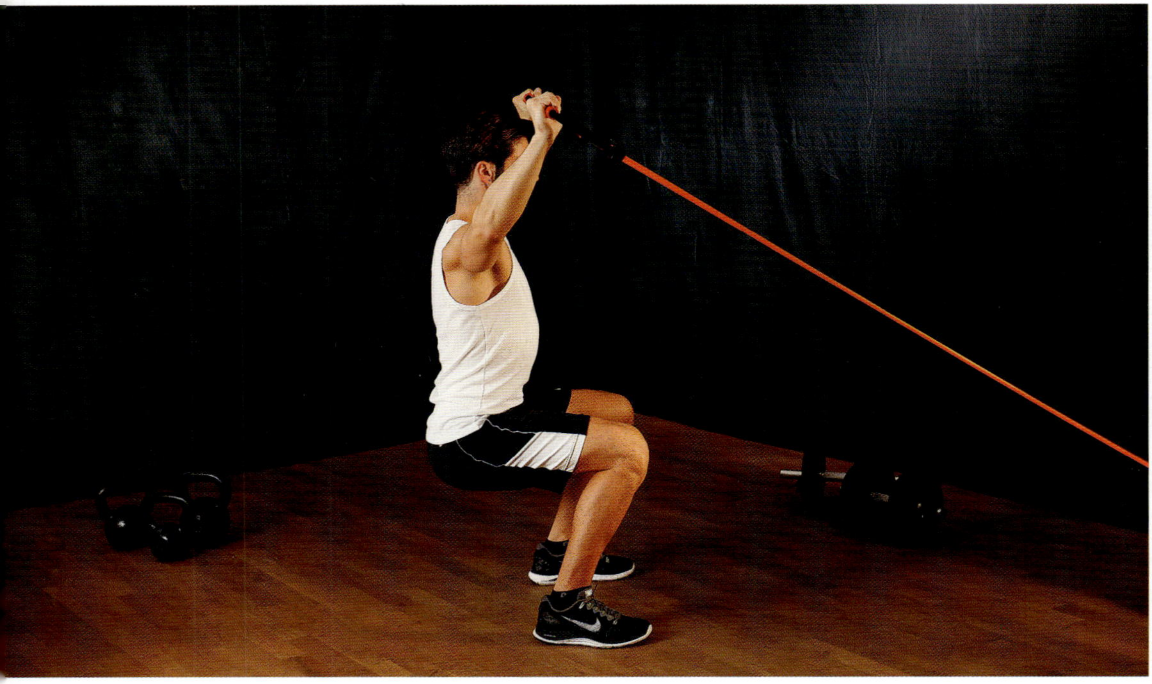

Ganzkörper-Seitbeugen

Diese Übung trainiert die gesamte seitliche Rumpfmuskulatur. Zusätzlich müssen die das Hüftgelenk umgebenden Muskeln die Bewegung absichern.

Übungsausführung

Befestigen Sie das Tube auf Brusthöhe an einer geeigneten Stelle, bzw. stellen Sie einen Kabelzug entsprechend ein. Stellen Sie sich seitlich zum Tube, sodass eine Schulter Richtung Tube und die andere vom Tube wegzeigt. Das dem Tube nahe Bein ist gestreckt, das abgewandte Bein befindet sich in halber Beugung. Greifen Sie beide Griffe mit einer Hand, und stellen Sie sich so weit weg, dass Ihr Arm gestreckt ist.

Aus dieser Position heraus beugen Sie Ihren gesamten Körper so weit wie möglich zu Ihrem gebeugten Bein hin.

Aus dieser Position kehren Sie in die Ausgangsstellung zurück.

Um die andere Seite zu trainieren, wechseln Sie die Standposition.

Profi-Tipp

Die Beine sollten sich bei dieser Übung kaum bewegen – hauptsächlich findet die Bewegung im Rumpf statt.

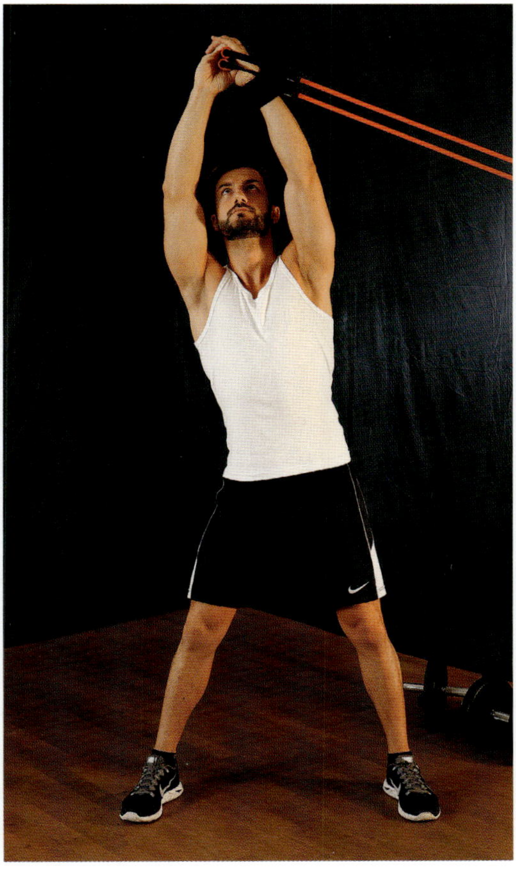

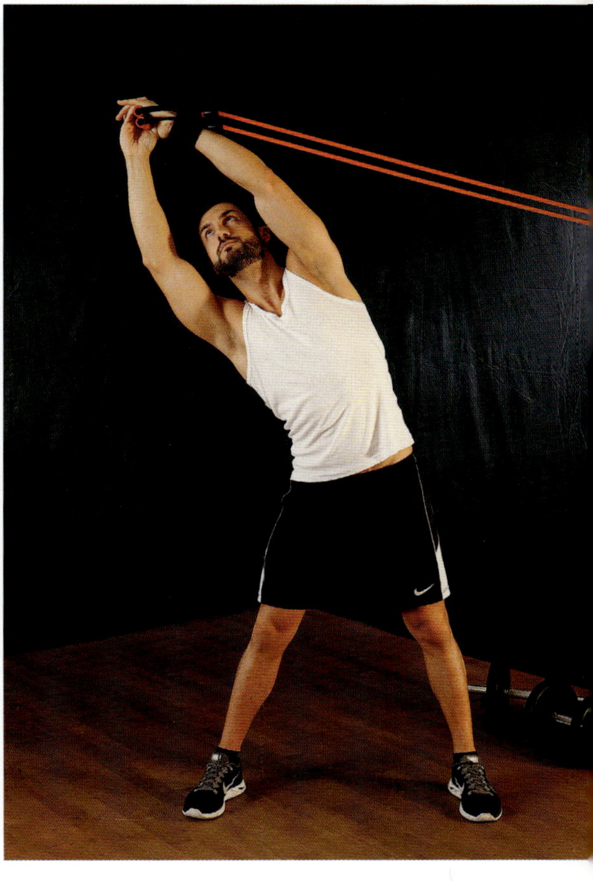

X-Läufe, vorwärts

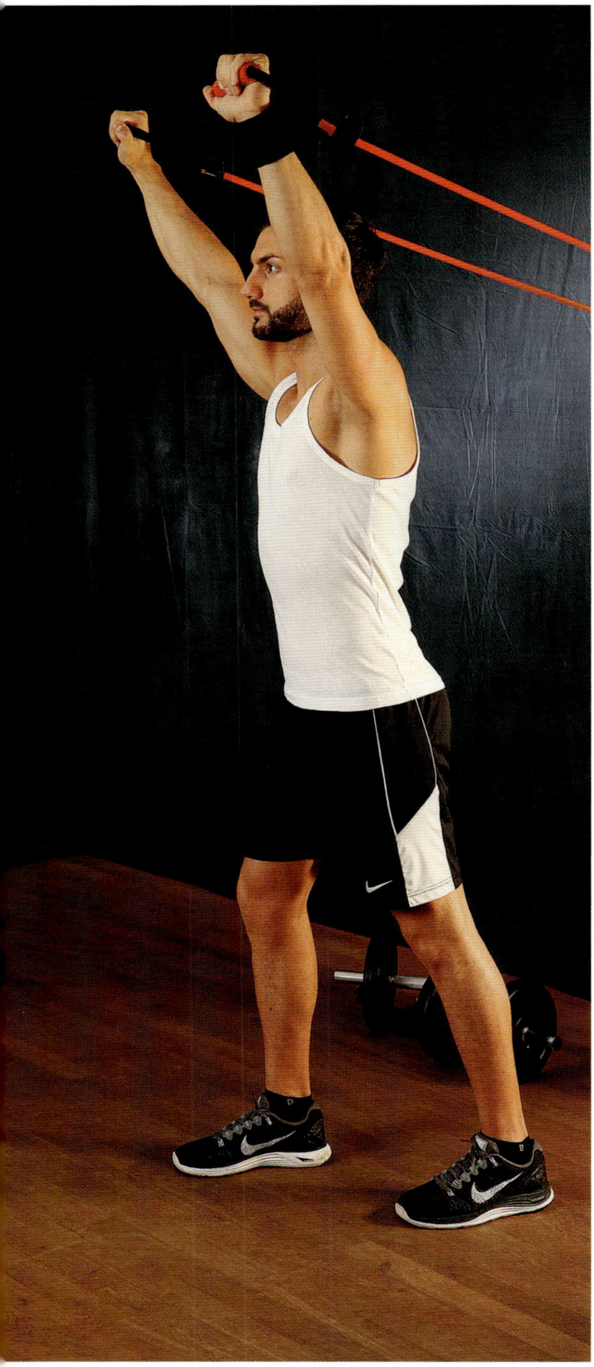

Wenn man diese Übung zu ersten Mal sieht, könnte man annehmen, sie sei ganz einfach. Von der Bewegung her stimmt das ja auch, denn geradeaus gehen mit den Armen über dem Kopf kann ja nicht so schwer sein, oder? Die meisten werden jedoch Ihre Meinung schlagartig ändern, wenn sie die Übung zum ersten Mal selbst ausführen. Der Zug des Tubes auf die Schultern wird mit jedem Schritt stärker, und zugleich muss der Rumpf immer besser stabilisiert werden. Genau hier liegen auch die Zielmuskelgruppen für diese funktionelle Übung: Schultergürtel und Bauch- bzw. Rumpfmuskulatur.

Übungsausführung

Befestigen Sie das Tube etwas über Kopfhöhe an einer geeigneten Stelle, bzw. stellen Sie einen Kabelzug entsprechend ein. Stellen Sie sich mit dem Rücken zum Tube, greifen Sie beide Handgriffe und strecken Sie Ihre Arme senkrecht zur Decke.

Aus dieser Position heraus machen Sie so viele kleine Schritte wie möglich nach vorne und halten dabei die Arme immer senkrecht zur Decke.

Wenn Sie die Körperposition nicht mehr halten können, gehen Sie in kleinen Schritten zurück und beginnen von vorne.

Profi-Tipp

Achten Sie darauf, dass Sie sich mit dem Oberkörper nicht allzu weit nach vorne lehnen. Versuchen Sie, so aufrecht wie möglich zu bleiben.

X-Läufe, rückwärts

Was bei den X-Läufen vorwärts gesagt wurde, gilt hier in der gleichen Weise: Zunächst einmal sieht die Übung ganz leicht aus. Wie in der vorigen Übung wird auch bei den X-Läufen rückwärts die Übung bei jedem Schritt schwerer, allerdings mit umgekehrten Vorzeichen. Soll heißen: Trainiert wird in diesem Falle die rückseitige Schulter- und Rumpfmuskulatur. Letzten Endes also genau die Muskelgruppen, die im Alltag oftmals zu kurz kommen. Genau dieser Aspekt macht die X-Läufe auch zu einer sehr guten Übung für alle Sitzarbeiter.

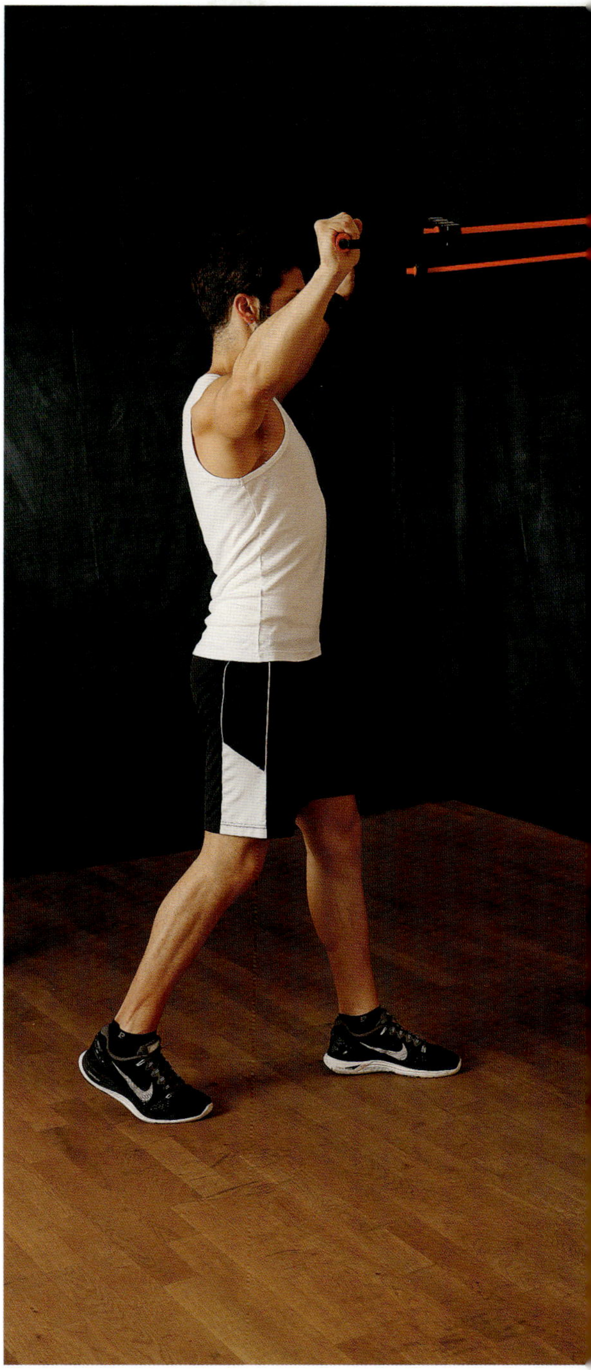

Übungsausführung

Befestigen Sie das Tube etwas über Kopfhöhe an einer geeigneten Stelle, bzw. stellen Sie einen Kabelzug entsprechend ein. Stellen Sie sich frontal zum Tube, greifen Sie beide Handgriffe und strecken Sie Ihre Arme senkrecht zur Decke.

Aus dieser Position heraus machen Sie so viele kleine Schritte wie möglich nach hinten und halten dabei die Arme immer senkrecht zur Decke.

Wenn Sie die Körperposition nicht mehr halten können, gehen Sie in kleinen Schritten vorwärts und beginnen von vorne.

Profi-Tipp

Achten Sie darauf, dass Sie sich mit dem Oberkörper nicht allzu weit nach hinten lehnen. Versuchen Sie, so aufrecht wie möglich zu bleiben.

Ausfallschritt am Tube (Lunges)

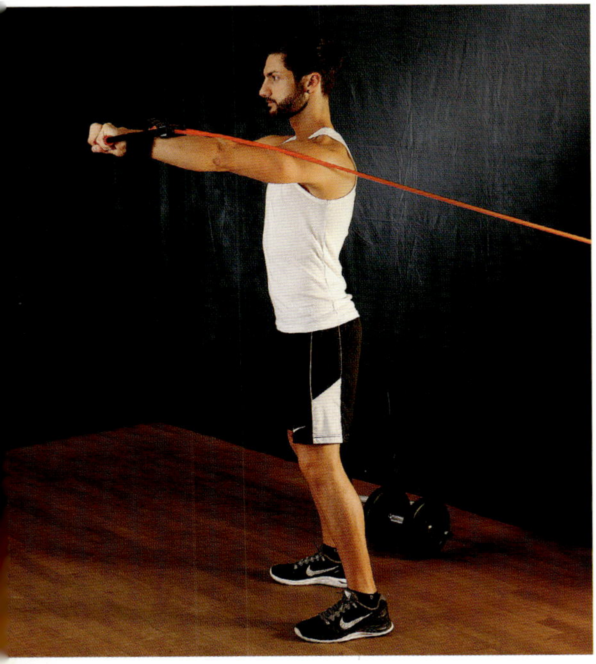

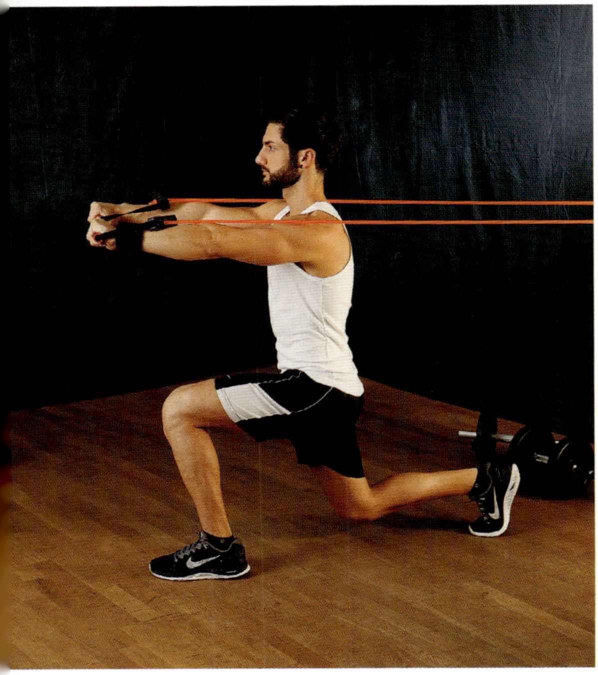

Ausfallschritte kennen Sie bereits als reine Körpergewichtsübung. Wie dort bereits beschrieben, entsteht jedesmal durch das Abbremsen eines Ausfallsschritts eine starke exzentrische Muskelbelastung. Durch Ausfallschritte am Tube wird diese Bewegung etwas abgestoppt, sodass diese Variante etwas sanfter ist.

Übungsausführung

Befestigen Sie das Tube etwa auf Brusthöhe an einer geeigneten Stelle, bzw. stellen Sie einen Kabelzug entsprechend ein. Stellen Sie sich aufrecht hin, mit dem Rücken zum Tube. Ihre Füße haben einen etwa schulterbreiten Abstand und zeigen gerade nach vorne. Die Wirbelsäule ist aufgerichtet, der Kopf befindet sich in Verlängerung der Wirbelsäule. Greifen Sie beide Handgriffe und strecken Sie Ihre Arme waagerecht vor die Brust.

Machen Sie dann mit einem Bein einen weiten Ausfallschritt nach vorne, und fangen Sie Ihren Schwung dadurch ab, dass Sie das vordere Bein beugen, dabei jedoch das Knie nicht über die Fußspitze kommen lassen. Das hintere Bein wird auch gebeugt, der Fuß des hinteren Beins steht nur auf dem Fußballen.

Drücken Sie sich nun mit dem vorderen Bein schnell und kräftig wieder nach hinten in die Ausgangsposition zurück.

Profi-Tipp

Das Tube hilft Ihnen zwar, die Vorwärtsbewegung abzustoppen, es zieht Sie dafür aber umso stärker nach hinten. Denken Sie daher daran, auch die Rückwärtsbewegung entsprechend zu kontrollieren!

Ausfallschritt nach hinten am Tube (Reverse Lunges)

Wie bei der vorigen Übung hilft das Tube auch bei dieser Variante etwas dabei, die Bewegung abzustoppen. Trainiert werden dieselben Muskeln, doch mit etwas weniger Einsatz des Beinstreckers (*Quadriceps femoris*) und mit mehr Arbeit der Gesäßmuskulatur.

Übungsausführung

Nehmen Sie die gleiche Ausgangsposition wie bei der vorigen Übung ein. Der Ausfallschritt wird diesmal jedoch nicht nach vorne, sondern nach hinten gesetzt.

Sie fangen Ihren Schwung dadurch ab, dass Sie das vordere Bein beugen, dabei jedoch das Knie nicht über die Fußspitze kommen lassen. Das hintere Bein wird ebenfalls gebeugt, der Fuß des hinteren Beins steht nur auf dem Fußballen.

Von dieser Position drücken Sie sich über die Ferse des hinteren Beins wieder zurück in die Ausgangsstellung.

Profi-Tipp

Es gilt das Gleiche wie bei der vorherigen Übung.

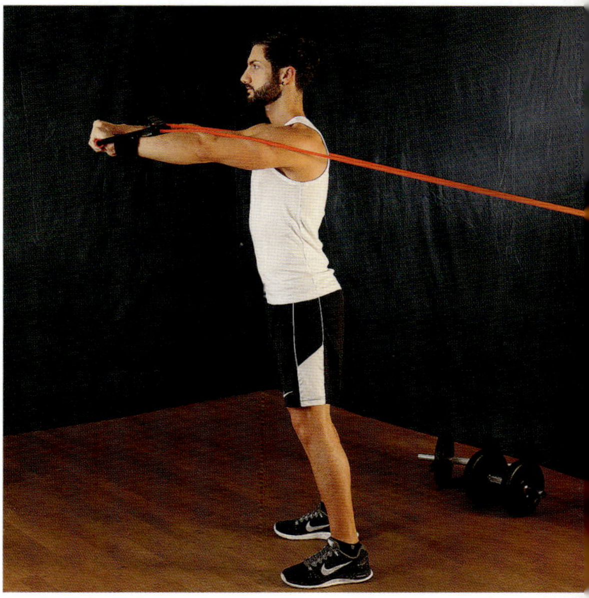

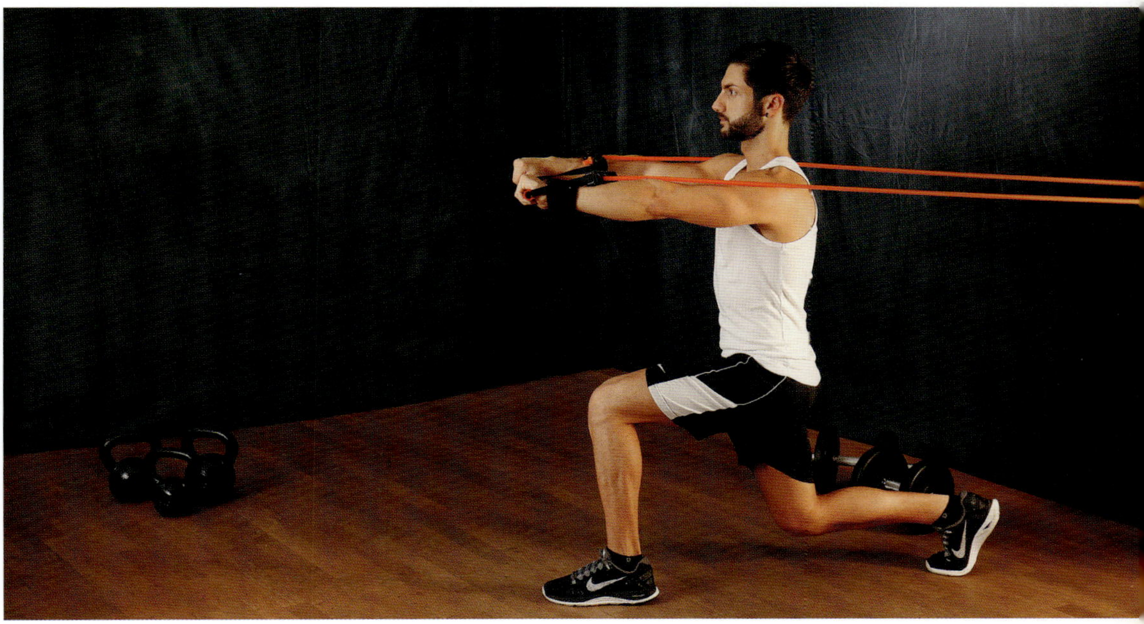

Einbeiniges Kreuzheben am Tube (diagonale Variante)

Einbeiniges Kreuzheben ist eine hervorragende Übung, um sowohl die Stabilisation des Oberkörpers als auch die dynamische Kraft der Gesäßmuskulatur zu trainieren. Ganz nebenbei wird auch das Balancegefühl stark beansprucht.

Übungsausführung

Befestigen Sie das Tube etwa auf Hüfthöhe an einer geeigneten Stelle, bzw. stellen Sie einen Kabelzug entsprechend ein. Im Folgenden wird die Variante für das linke Bein beschrieben; für das rechte Bein gelten die Beschreibungen natürlich spiegelverkehrt.

Stellen Sie sich aufrecht hin, mit dem Gesicht zum Tube. Ihre Füße haben einen etwa schulterbreiten Abstand und zeigen gerade nach vorne. Die Wirbelsäule ist aufgerichtet, der Kopf befindet sich in Verlängerung der Wirbelsäule. Greifen Sie beide Handgriffe mit der linken Hand, und gehen Sie einen Schritt zurück, sodass Sie eine mittlere Spannung auf das Tube bekommen. Beugen Sie sich aus dieser Position aus der Hüfte heraus nach vorne. Das geht am leichtesten, wenn Sie versuchen, das Gesäß so weit wie möglich nach hinten zu schieben.

Jetzt kommt der entscheidende Punkt beim einbeinigen Kreuzheben: Nur das rechte Bein bleibt auf dem Boden. Das linke Bein wird in Verlängerung des Oberkörpers nach hinten geführt. Die Bewegung ähnelt damit der Standwaage aus dem Turnunterricht. Während Sie sich nach vorne beugen, gehen Sie ein klein wenig (20–30 Grad) in die Knie und schieben dabei das Gesäß weiter nach hinten. Lassen Sie den Rücken so gerade wie möglich, und halten Sie auch den Kopf weiterhin in Verlängerung der Wirbelsäule. Sobald Sie nicht mehr mit geradem Rücken weiter nach unten gehen können, haben Sie den Endpunkt der Bewegung erreicht.

Richten Sie sich mit geradem Rücken wieder auf und führen Sie gleichzeitig das rechte Bein wieder unter den Körper.

Profi-Tipp

Gehen Sie nur so weit nach unten, wie Sie Ihre Rückenposition kontrollieren können.

Falls Sie Balanceprobleme bekommen, können Sie nach jeder Wiederholung das freie Bein aufsetzen,

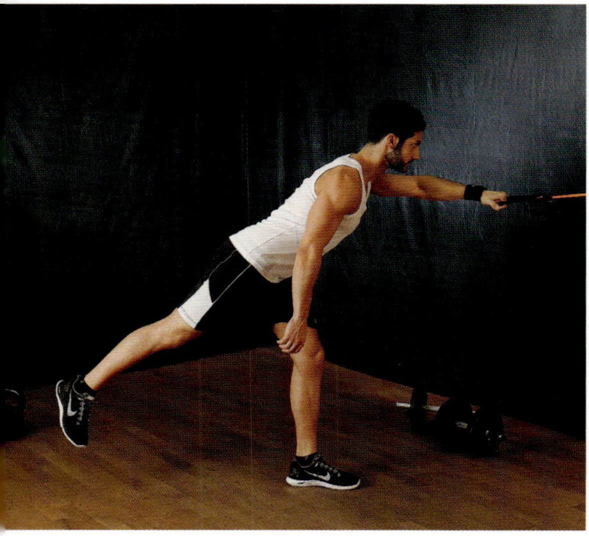

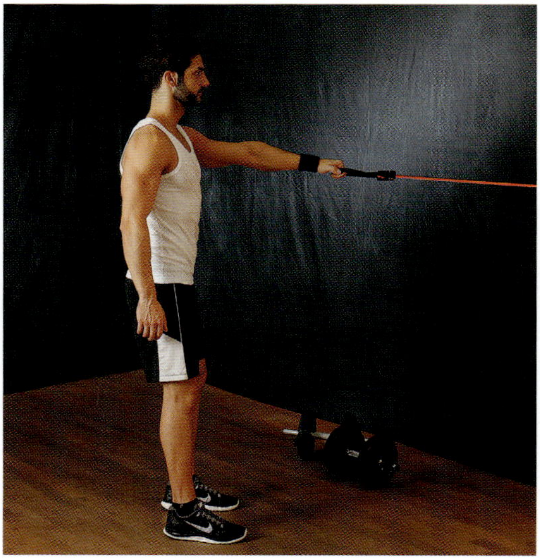

Einbeiniges Kreuzheben am Tube (gleichseitig)

Diese Variante des einbeinigen Kreuzhebens beansprucht noch stärker die Standstabilisation bzw. die Balancefähigkeit.

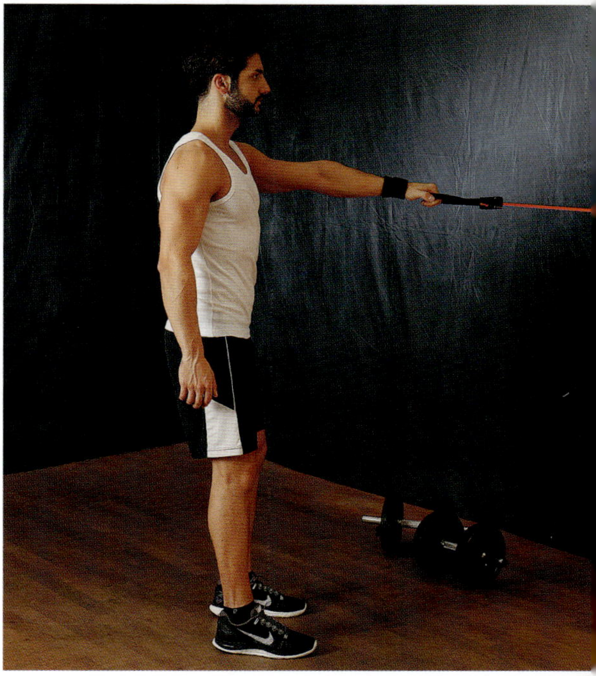

Übungsausführung

Befestigen Sie das Tube etwa auf Hüfthöhe an einer geeigneten Stelle, bzw. stellen Sie einen Kabelzug entsprechend ein. Die Ausführung gleicht fast der vorigen Variante. Der einzige Unterschied besteht darin, dass Sie jetzt den Griff des Tubes auf der Standbeinseite halten. Die restliche Ausführung ist identisch.

Profi-Tipp

Bei dieser Variante neigt man sehr stark dazu, mit dem Becken zur Seite abzukippen. Versuchen Sie, dies so gut es geht zu vermeiden.

Falls Sie Balanceprobleme haben, können Sie nach jeder Wiederholung das freie Bein aufsetzen, um sich wieder neu auszurichten.

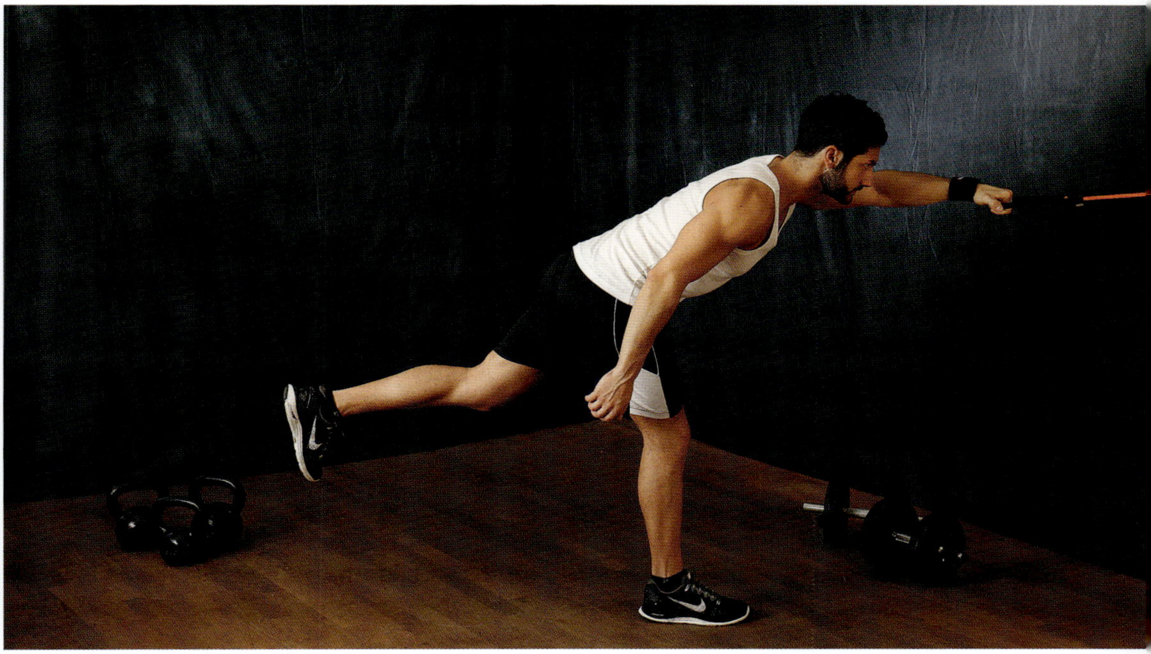

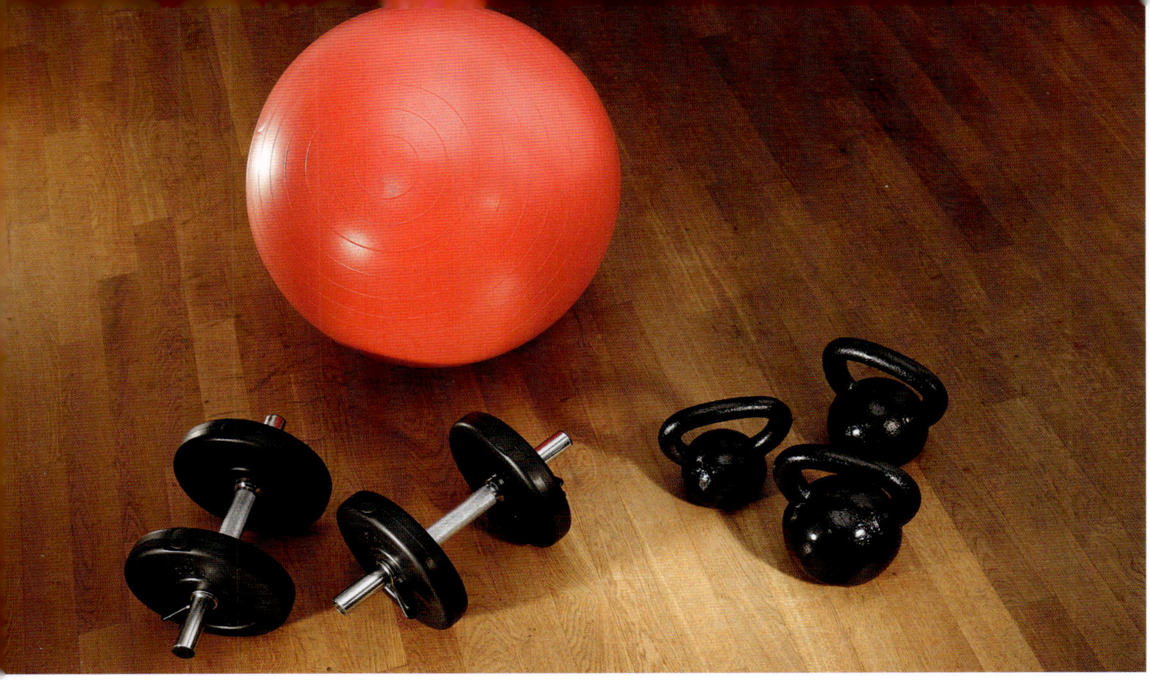

Übungen mit Pezzi- bzw. Stability Ball

Die großen Stability- bzw. Pezzi-Bälle finden sich schon seit Jahren in verschiedensten Gymnastikkursen und in Rehabilitationseinrichtungen. Sie gehören sicher zu den beliebtesten Trainingsgeräten im gymnastischen Bereich.

Falls Sie sich einen Stability Ball für Ihr eigenes Training zulegen wollen, sollten Sie darauf achten, dass es sich dabei um einen Ball handelt, der Sicherheit bietet und der nicht platzen kann. Die Größe des Balls sollte von der Körpergröße abhängig gemacht werden: Bis 170 Zentimeter Körpergröße sind 65 Zentimeter Balldurchmesser ausreichend. Größere Sportler sollten besser einen 75-Zentimeter-Ball verwenden. Empfohlene Werte sind in der Regel auch auf der Verpackung vermerkt.

Gerade dadurch, dass man Stability Balls oft im Gymnastikbereich vorfindet, wird ihr Nutzen für das Training von vielen Sportlern unterschätzt. Das ist sehr schade, denn für einige Übungen sind Stability Balls geradezu wie geschaffen: Zum einen geben Sie durch ihre Form eine natürliche Bewegungsbahn für einige Übungen im Bereich der Bauch- und Rückenmuskeln vor, und zum anderen erhöhen sie bei anderen Übungen die Anforderungen sowohl an die Rumpf- als auch an die Schultermuskulatur, was die Haltearbeit dabei betrifft.

Leider wird der Einsatz von Stability Balls gern übertrieben. Beispielsweise würde sich auch eine Übung wie zum Beispiel Kurzhantel-Bankdrücken auf einem Gymnastikball durchführen lassen – eine stärkere Aktivierung der Brustmuskulatur findet dabei aber nicht statt.

Auch was die Aktivierung der Rumpfmuskulatur angeht, bieten viele gängige und zu Unrecht beliebte Übungen mit dem Stability Ball keinen wirklichen Nutzen – Übungen wie Kniebeugen auf einem Stability Ball grenzen eher an Zirkusleistungen und haben daher vor allem mit Artistik und nicht mit Athletik zu tun.

Aus diesem Grund werden Sie im Folgenden auch nur Übungen vorfinden, bei denen Stability Balls ihre oben angesprochenen Vorteile auch tatsächlich ausspielen können.

Liegestütz (Push-up) mit den Händen auf dem Ball

Liegestütze mit den Händen auf dem Stability Ball trainieren vor allem Brust-, Trizeps- und Bauchmuskulatur (letztere Muskelgruppe nur statisch). Bei Liegestützen auf dem Stability Ball kommt jedoch noch eine weitere Komponente hinzu: Dadurch, dass die Arme ständig stabilisiert werden müssen, verrichtet die oberarmstabilisierende Muskulatur Höchstleistungen. Das Gleiche gilt für die Muskeln, die das Schulterblatt stabilisieren, denn ohne diese Stabilitätsarbeit wäre kein einziger Liegestütz auf dem Stability Ball möglich.

Auf diese Weise sorgen Liegestütze auf dem Stability Ball dafür, dass Sie durch das Mehr an Stabilität auch bei anderen Brustübungen wie beispielsweise der Übung »Bankdrücken« langfristig stärker werden.

Übungsausführung

Stützen Sie sich aus einem etwa schulterbreiten Stand heraus mit den Händen auf dem Stability Ball ab, und bringen Sie sich in eine Liegestützposition. Das bedeutet: Der gesamte Körper ist angespannt und gerade, das Körpergewicht ruht hauptsächlich auf den nach vorne gestreckten Armen. Die Arme befinden sich dabei etwas über Schulterhöhe und minimal nach außen abgespreizt. Je enger Sie die Hände aufsetzen, desto schwieriger wird die Übung und desto mehr verlagert sich die Belastung auf die Armstreckmuskulatur. Wenn Sie die Beine näher zueinander positionieren, wird die Übung noch schwieriger. Aus dieser Ausgangsstellung heraus senken Sie ihren Körper zwischen die Arme ab, bis Ihr Körper den Ball berührt. Aus dieser Position heraus drücken Sie sich wieder nach oben in die Ausgangsstellung.

Profi-Tipp

Achten Sie darauf, dass Sie Ihren Körper während der gesamten Übung angespannt halten, d.h., der Rücken bleibt gerade und der Kopf in Verlängerung der Wirbelsäule. Auch das Gesäß wird statisch angespannt. Falls Sie die Übung im Rücken spüren, bedeutet das, dass Sie noch nicht die Haltekraft in der Bauchmuskulatur besitzen, um die Wirbelsäule sicher zu verspannen. Falls Sie anfangs starke Gleichgewichtsprobleme haben, nehmen Sie eine breitere Grundstellung ein.

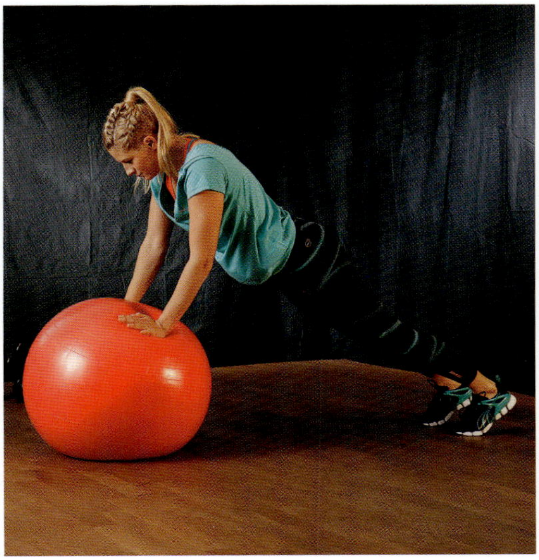

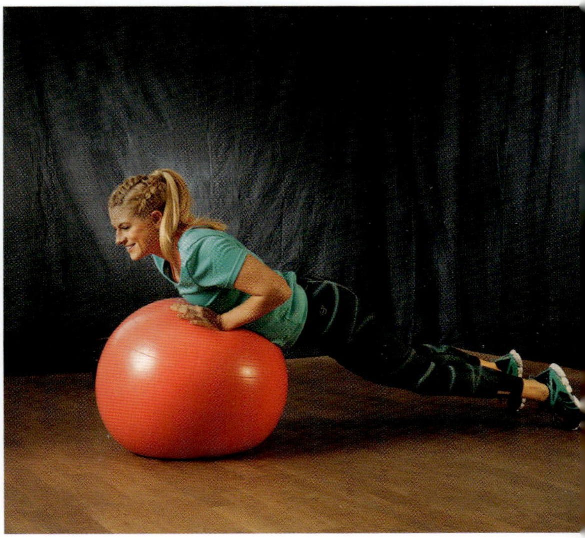

Liegestütz (Push-up) mit den Beinen auf dem Ball

Liegestütze mit den Beinen auf dem Stability Ball sind eine Variante der oben besprochenen Übung. Der Hauptunterschied liegt darin, dass es bei dieser Variante noch schwieriger ist, den Rumpf zu stabilisieren, der Stabilisationseffekt auf den Schultergürtel hingegen etwas geringer ist.

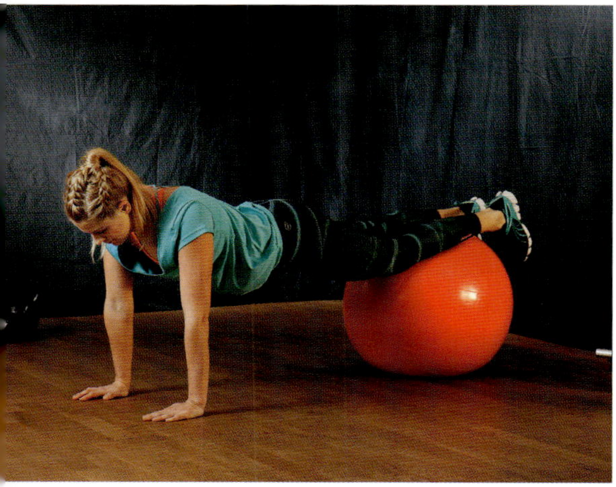

Übungsausführung

Nachdem Sie Ihre Füße mit den Schienbeinen auf dem Stability Ball abgelegt haben, nehmen Sie eine Liegestützposition mit den Händen auf dem Boden ein, wie sie weiter vorne beschrieben ist. Die Arme befinden sich auf Schulterhöhe minimal nach außen abgespreizt.

Schwieriger wird die Übung, wenn Sie Ihre Hände enger zusammenstellen. Dadurch müssen Sie mehr aus der Armstreckmuskulatur heraus arbeiten.

Aus dieser Ausgangsstellung heraus senken Sie Ihren Körper zwischen die Arme ab, bis Ihre Hände sich seitlich neben Ihrem Körper befinden.

Aus dieser Position heraus drücken Sie sich wieder nach oben in die Ausgangsstellung.

Profi-Tipp

Die Kriterien für die richtige Ausführung sind die gleichen wie bei der vorher beschriebenen Variante.

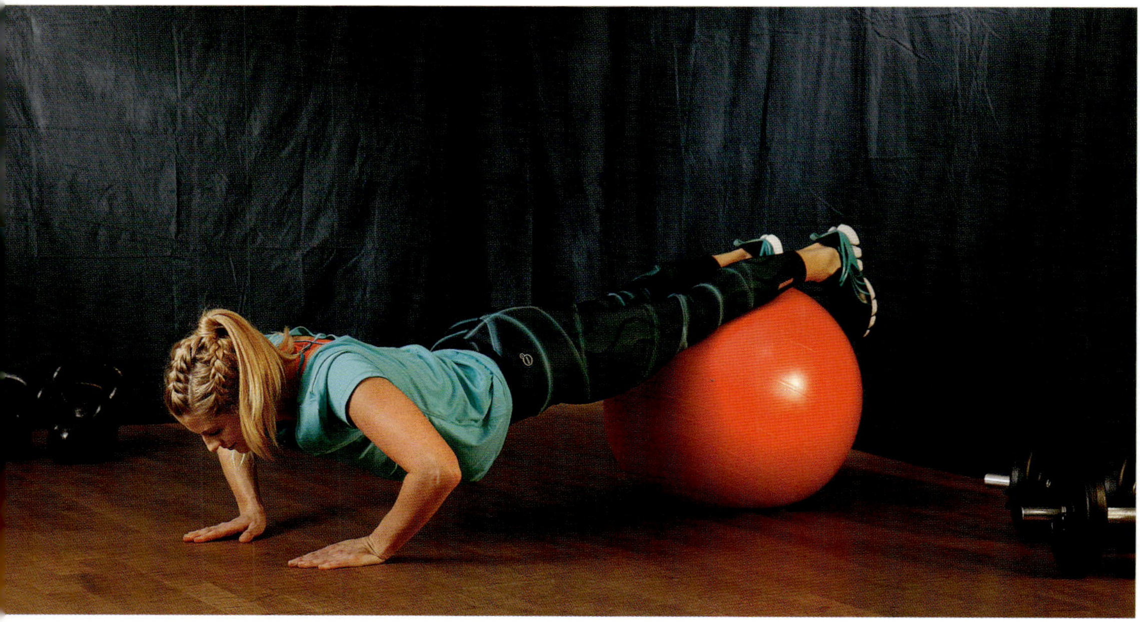

Beckenlift mit den Beinen auf dem Ball

Beim Beckenlift mit den Beinen auf dem Stability Ball wird vor allem die Gesäßmuskulatur dynamisch trainiert. Zusätzlich muss der Oberkörper statisch stabilisiert werden. Die dynamische Arbeit im Bereich der unteren Extremitäten bei gleichzeitiger statischer Stabilisierung des Rumpfs ist in verschiedenen Sportarten wichtig, um Kraft effektiv vom Unter- auf den Oberkörper zu übertragen.

Übungsausführung

Legen Sie sich in Rückenlage vor den Stability Ball, und legen Sie Ihre Fersen auf dem Ball ab. Ihre Beine sind gestreckt, die Arme liegen ausgestreckt etwa auf Schulterhöhe neben dem Körper. Schwieriger wird die Übung, wenn Sie die Arme vor dem Körper halten. Bringen Sie sich in eine ganz gestreckte Körperposition, indem Sie das Gesäß anspannen und anheben. Ihr Körper sollte dann eine gerade Linie bilden. Nur das obere Drittel des Oberkörpers hat Bodenkontakt. Aus dieser Position heraus senken Sie Ihren Körper wieder in die Ausgangsposition ab.

Profi-Tipp

Vermeiden Sie ein starkes Hohlkreuz – der Rücken sollte immer in seiner natürlichen Form gehalten werden. Falls Sie merken, dass Sie ins Hohlkreuz fallen, spannen Sie Ihre Bauchmuskulatur stärker an, und verringern Sie den Bewegungsradius.

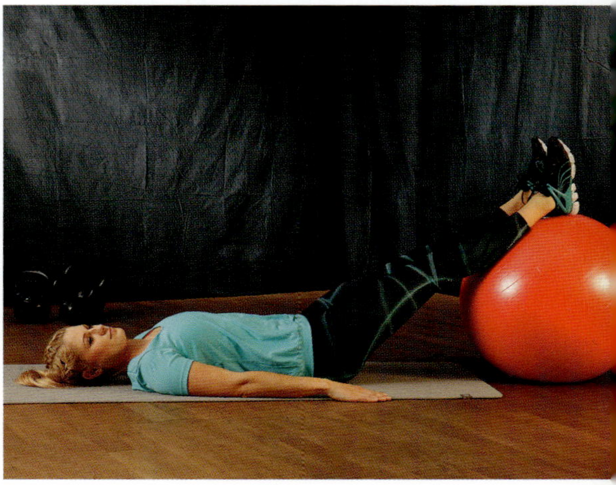

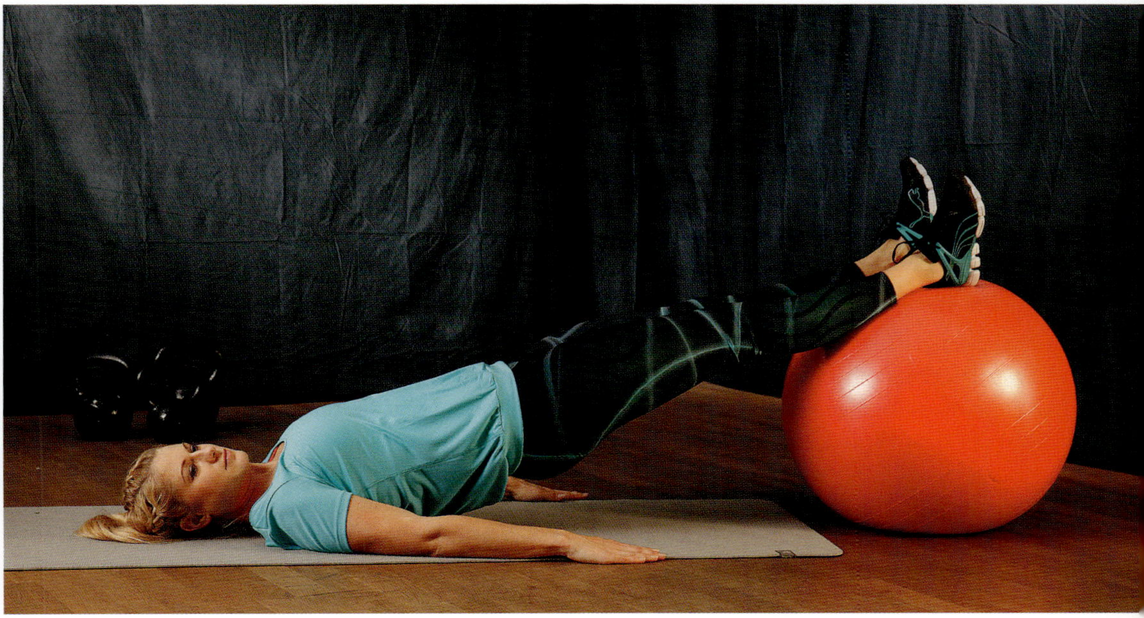

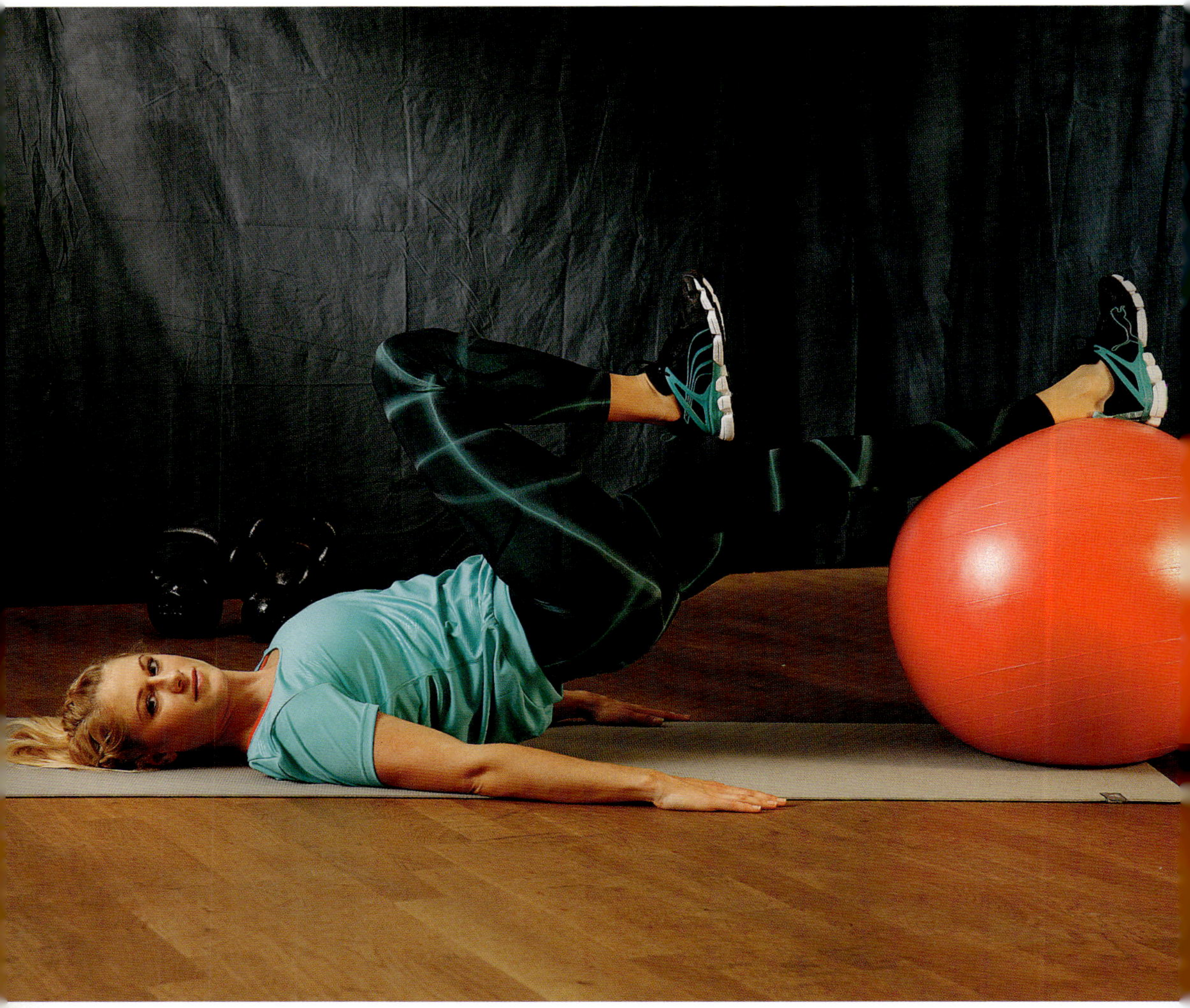

Beckenlift, einbeinig auf dem Ball

Beim einbeinigen Beckenlift mit dem Stability Ball wird die Gesäßmuskulatur noch intensiver trainiert. Und durch die einbeinige Ausführung müssen Sie zusätzliche Rotationskräfte ausgleichen.

Übungsausführung

Die Ausgangsposition ist die Gleiche wie bei der vorigen Übung. Der Unterschied besteht – wie es schon der Übungsname sagt – in der einbeinigen Ausführung. Konkret bedeutet das: Sie legen nur ein Bein auf dem Ball ab. Das andere winkeln Sie im Hüft- und Kniegelenk jeweils um 90 Grad an.

Profi-Tipp

Hier gilt das Gleiche wie bei der vorigen Ausführungsvariante.

Beinbeugen (Beincurls), beidbeinig auf dem Ball

Ein Training der Beinbeugemuskulatur lässt sich natürlich auch auf einem klassischen Gerät wie dem Beinbeuger liegend durchführen, allerdings bietet das Training mit dem Stability Ball den Vorteil einer stärkeren statischen Aktivierung der Rückenstreckmuskulatur. Denn da der Ball stetig droht, zur Seite wegzurollen, muss auch fortlaufend Ausgleichsarbeit im Bereich der Hüftmuskulatur geleistet werden. Auf diese Weise trainiert diese Übung ganz nebenbei auf großartige Art und Weise die Gesamtkörperstabilität. Dabei sollten Sie zuerst den Beckenlift auf dem Stability Ball beherrschen, bevor Sie mit den Beincurls beginnen.

Übungsausführung

Bringen Sie sich in die Endposition eines Beckenlifts, d.h., Ihre Beine liegen auf dem Ball, der Körper ist gestreckt, und nur das obere Drittel des Oberkörpers berührt den Boden.

Aus dieser liegenden Position heraus beugen Sie nun die Beine so weit wie möglich. Dabei bewegt sich der Ball in Ihre Richtung. Am Ende der Bewegung haben nur noch Ihre Schultern Bodenkontakt.

Aus dieser Position heraus strecken Sie die Beine wieder nach vorne, halten dabei jedoch immer die Grundspannung in Gesäß und Rückenstreckmuskulatur.

Profi-Tipp

Achten Sie darauf, dass Sie Ihre Wirbelsäule nicht ins Hohlkreuz bringen, sondern mit möglichst fixiertem Rücken arbeiten.

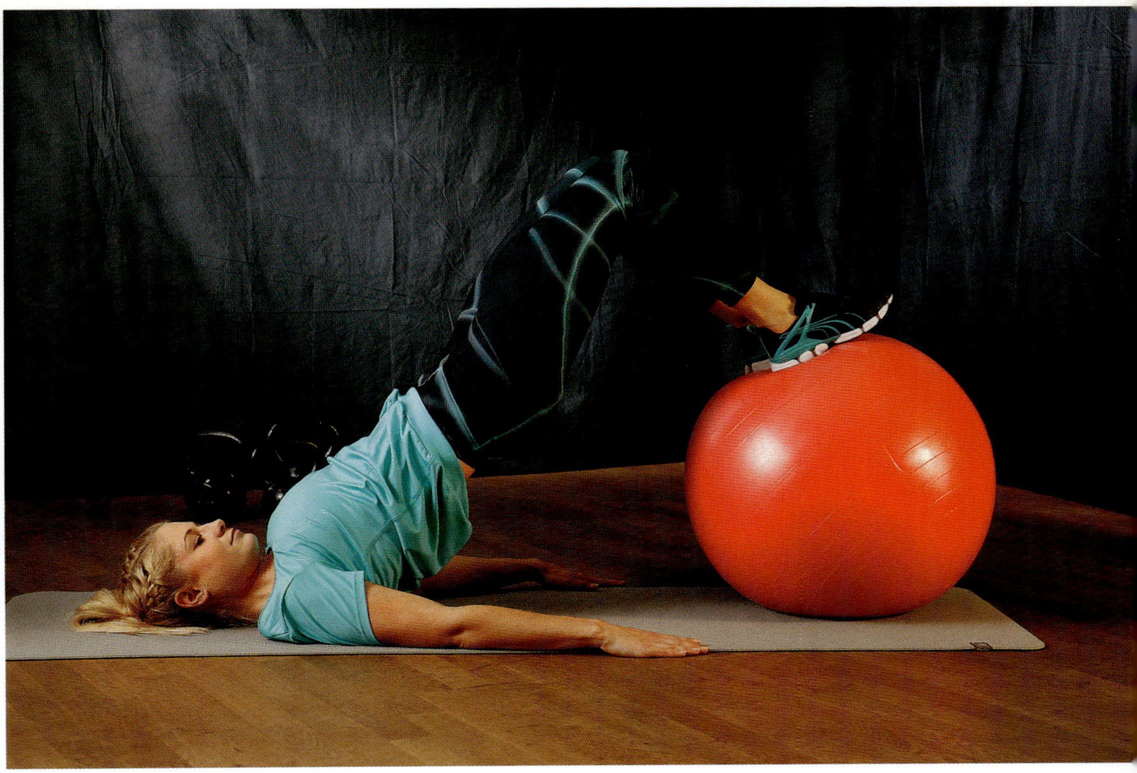

Beinbeugen (Beincurls), einbeinig auf dem Ball

Die Übung mit einbeinigem Beinbeugen ist eine Variante der vorher beschriebenen Übung, allerdings eine bei Weitem schwierigere. Das liegt nicht nur daran, dass man mit weniger Muskulatur dynamisch arbeitet – auch die Stabilisationsarbeit, die erbracht werden muss, fällt um einiges höher aus.

Übungsausführung

Bringen Sie sich in die gleiche Ausgangsposition wie beim beidbeinigen Beincurl. Der Unterschied besteht darin, dass nur ein Bein auf dem Ball liegt, das andere Bein beugen Sie im Knie- und Hüftgelenk um etwa 90 Grad, als ob Sie über ein hohes Hindernis steigen wollten.

Aus dieser Ausgangsstellung heraus beugen Sie das aufliegende Bein so weit wie möglich.

Profi-Tipp

Es gilt das Gleiche wie bei der vorherigen Übung.

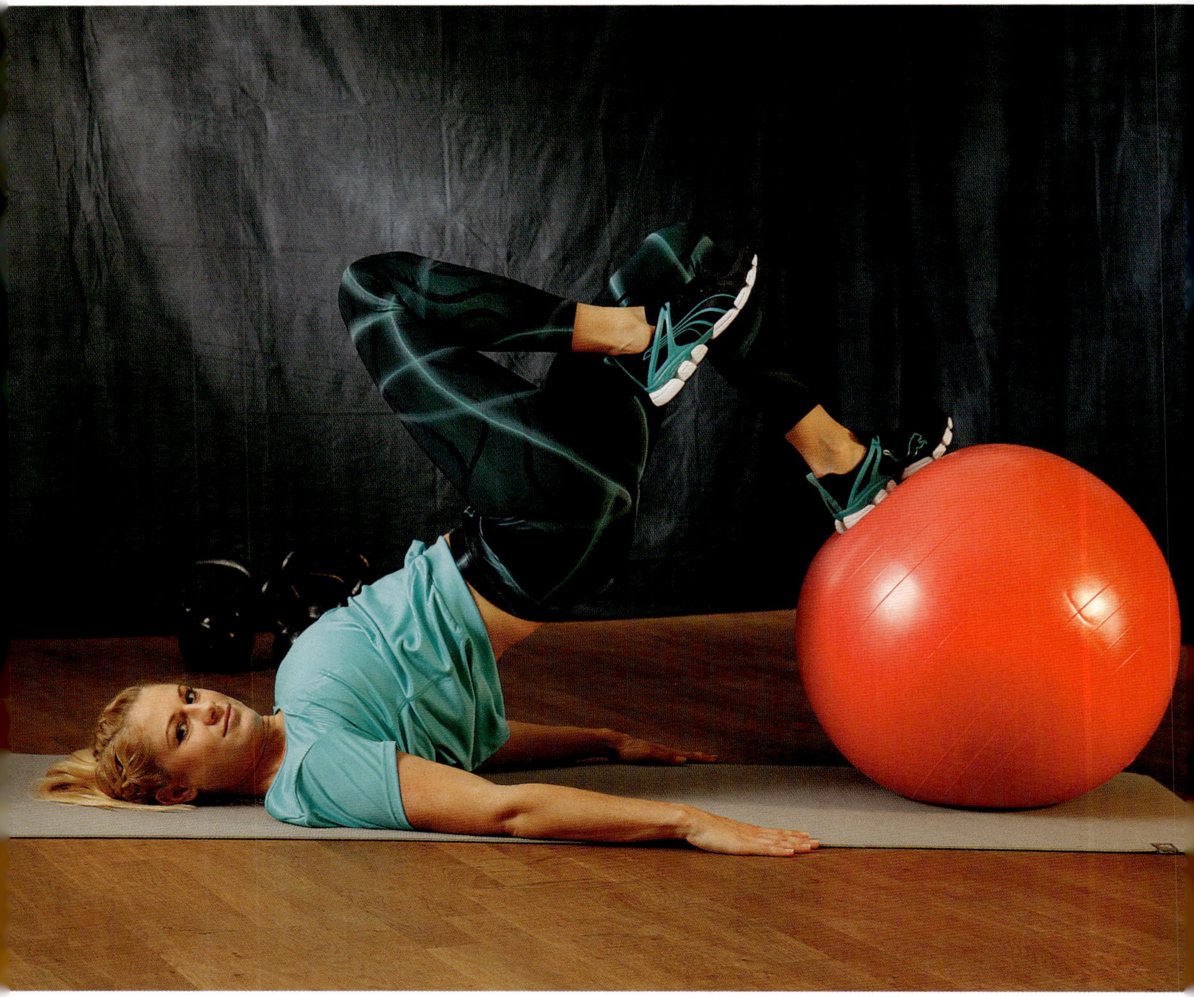

Crunches auf dem Ball

Crunches auf dem Ball sind eine der wenigen dynamischen Bauchmuskelübungen in diesem Buch – sie trainieren die gesamte Bauchmuskulatur dynamisch. Durch den Stability Ball wird dabei der Bewegungsradius gegenüber einer Ausführung auf dem Boden vergrößert.

Durch den großen Bewegungsradius und vor allem durch die Dehnposition zu Beginn wird die Bauchmuskulatur hervorragend dynamisch beansprucht – und ganz nebenbei wird auch die Wirbelsäule mobilisiert.

Übungsausführung

Legen Sie sich in Rückenlage auf den Ball. Achten Sie darauf, dass der Ball nicht allzu leicht wegrutschen kann. Der Auflagepunkt sollte so gewählt werden, dass Sie mit Ihrer Lendenwirbelsäule auf der oberen Hälfte des Balls aufliegen und der Rest des Rückens leicht überstreckt auf dem Ball aufliegt. Ihre Arme befinden sich neben dem Körper.

Schwieriger wird die Übung, wenn Sie die Arme gestreckt in Verlängerung Ihres Körpers halten.

Aus dieser Ausgangsstellung heraus rollen Sie sich Wirbel für Wirbel so weit wie möglich vom Ball hoch, sodass am Ende der Bewegung nur noch ein Teil der unteren Wirbelsäule Kontakt zum Ball hat.

Anschließend kehren Sie langsam in die Ausgangsstellung zurück.

Profi-Tipp

Sie können den Bewegungsradius vergrößern oder verringern, indem Sie Ihre Ausgangsposition auf dem Ball verändern. Dies können Sie auch während eines Satzes machen, um die Übung anfangs schwieriger und gegen Satzende leichter (oder umgekehrt) zu gestalten.

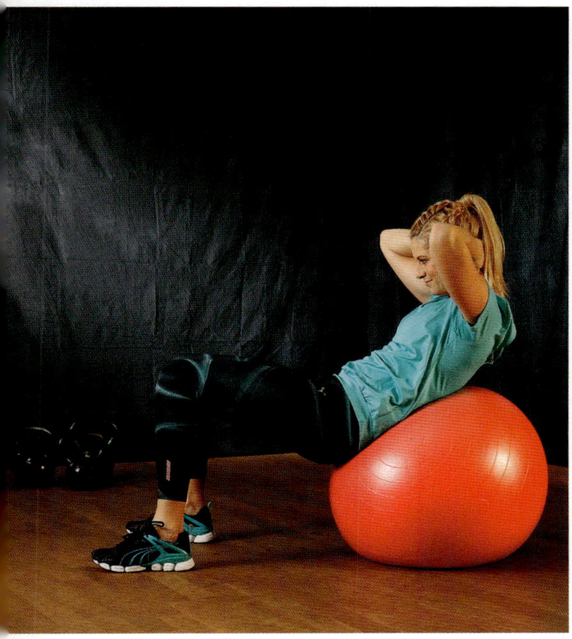

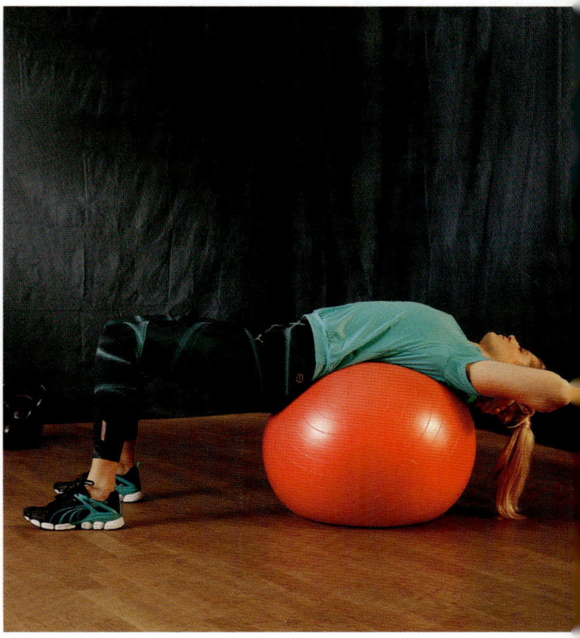

Rückenstrecken auf dem Ball

Rückenstrecken auf dem Ball ist ebenfalls eine der wenigen dynamischen Übungen in diesem Buch. Dabei wird die gesamte Rückenstreckmuskulatur trainiert. Durch den vorgegebenen Bewegungsradius werden vor allem die Brustwirbelsäulenabschnitte des Rückenstreckers dynamisch gekräftigt und mobilisiert – ein Bereich, der bei anderen Übungen oftmals zu kurz kommt.

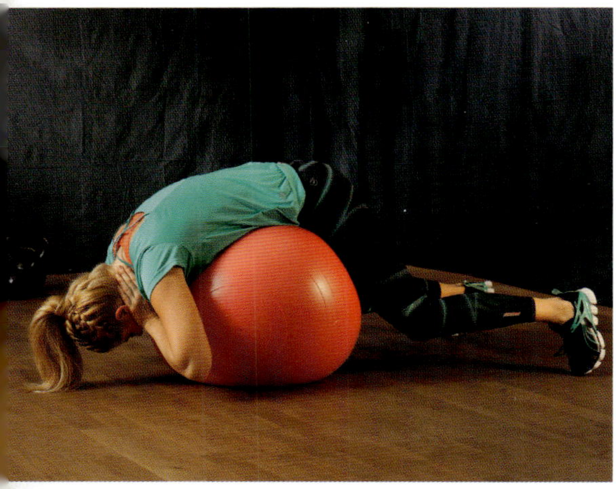

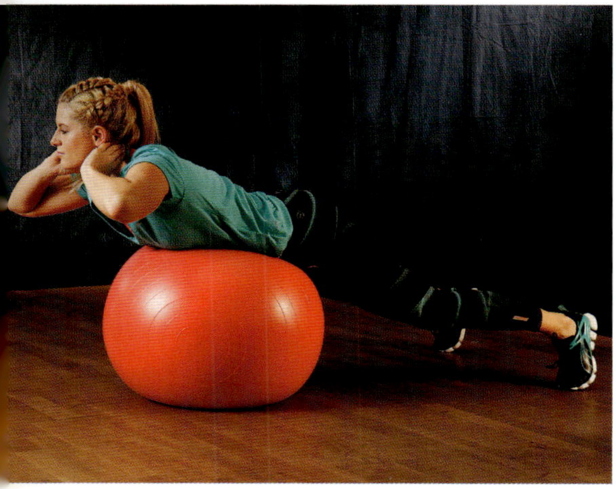

Übungsausführung

Legen Sie sich in Bauchlage auf den Ball. Achten Sie darauf, dass der Ball nicht allzu leicht wegrutschen kann. Der Auflagepunkt sollte so gewählt sein, dass Sie mit Ihrem gesamten Oberkörper auf dem Ball aufliegen, wobei Ihr Körper sich an die Form des Balls anpasst. Konkret heißt dass: Sie sind vor allem im Bereich der Brustwirbelsäule gerundet. Ihre Arme befinden sich neben dem Körper.

Schwieriger wird die Übung, wenn Sie die Arme gestreckt in Verlängerung Ihres Körpers halten.

Aus der Ausgangsstellung heraus rollen Sie sich Wirbel für Wirbel so weit wie möglich vom Ball hoch, sodass am Ende der Bewegung nur noch der untere Teil Ihres Oberkörpers Kontakt zum Ball hat.

Anschließend kehren Sie langsam in die Ausgangsstellung zurück.

Profi-Tipp

Vermeiden Sie eine extreme Überstreckung des Rückens.

Sie können den Bewegungsradius vergrößern oder verringern, indem Sie Ihre Ausgangsposition auf dem Ball verändern. Dies können Sie auch während eines Satzes machen, um die Übung anfangs schwieriger und gegen Satzende leichter (oder umgekehrt) zu gestalten.

Beinheben in Bauchlage auf dem Ball

Beinheben in Bauchlage auf dem Ball trainiert in erster Linie dynamisch die Gesäßmuskulatur und die Oberschenkelrückseite, der Rückstrecker übernimmt dabei eine stabilisierende statische Funktion. Zusätzlich müssen Arme und Schultern für eine statische Stabilität sorgen. Von daher handelt es sich hierbei um eine unscheinbare Übung mit viel aktivierter Muskulatur. Beinheben in Bauchlage (bzw. Reverse Hypers) ist eigentlich eine Erfindung des Powerliftingtrainers Louis Simmons, der speziell für diese Übung eine Maschine geschaffen hat. Leider findet sich dieses Gerät in kaum einem Studio, sodass man sich schon etwas einfallen lassen muss, um eine ähnliche Übung mit den Geräten auszuführen, die man in den meisten Studios zur Verfügung hat.

Übungsausführung

Legen Sie sich in Bauchlage so weit über den Ball, dass sich Ihr Kopf auf der anderen Seite des Balls fast auf dem Boden befindet. Stützen Sie sich mit den Händen neben dem Kopf ab, um die Körperposition zu sichern. Der Oberkörper und die Oberschenkel liegen auf dem Ball auf. Aus dieser Ausgangsstellung bringen Sie Ihre Beine auf eine Linie mit Ihrem Oberkörper. Anschließend kehren Sie langsam in die Ausgangsstellung zurück.

Profi-Tipp

Achten Sie darauf, dass Sie Ihren Rücken in der Endposition nicht überstrecken.

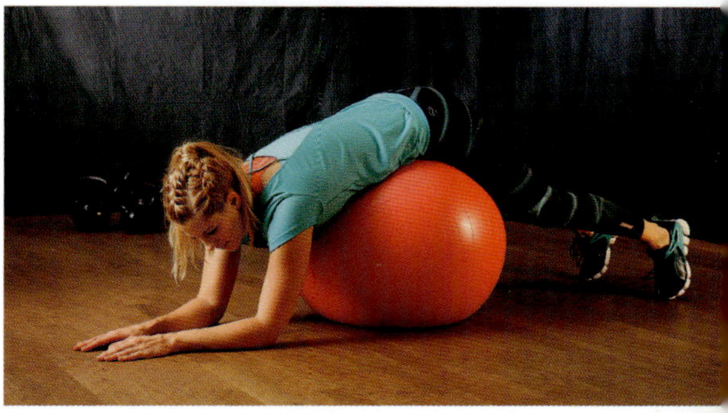

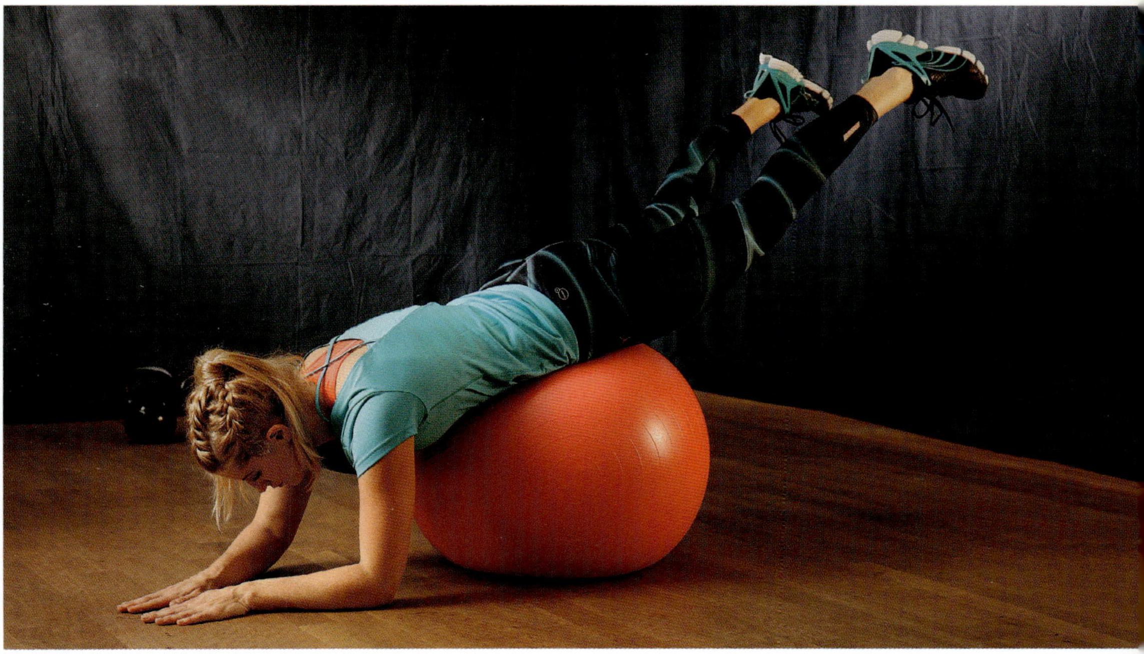

Schräge Bauchmuskeln und Beine auf dem Ball

Die Beinbewegung bei dieser Übung erinnert Sie wahrscheinlich an das Skifahren auf einer Buckelpiste. Dabei stellt die Übung hohe Ansprüche sowohl an die Muskulatur als auch an Koordination und Stabilität.

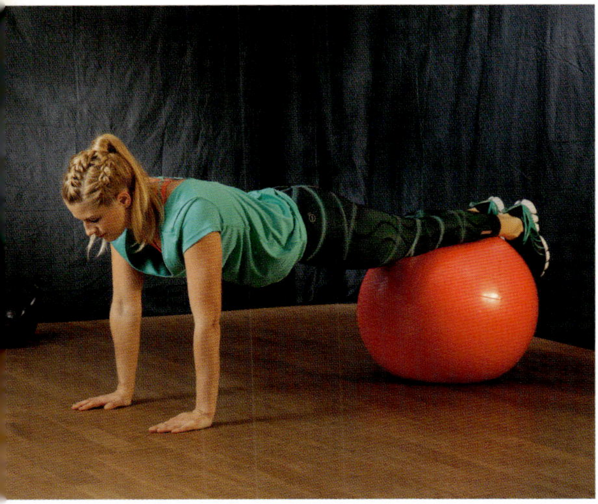

Übungsausführung

Nachdem Sie Ihre Füße mit den Schienbeinen auf dem Stability Ball abgelegt haben, nehmen Sie eine Liegestützposition ein, wie sie weiter vorne schon beschrieben wurde.

Aus der Ausgangsstellung heraus ziehen Sie den Ball mit Ihren Beinen Richtung Körper und drehen gleichzeitig die Beine nach links. Die Hauptbewegung kommt dabei aus der Beugung des Hüftgelenks, die Wirbelsäule wird annähernd gerade gehalten. Die Endposition ist erreicht, wenn Sie die Beine nicht mehr weiter beugen können.

Anschließend kehren Sie in die Ausgangsposition zurück und wiederholen den Zyklus, wobei diesmal die Beine nach rechts gedreht werden.

Profi-Tipp

Versuchen Sie, Ihre Wirbelsäule möglichst wenig zu bewegen – die Hauptaktion findet im Hüftgelenk statt, der Rumpf bleibt annähernd starr.

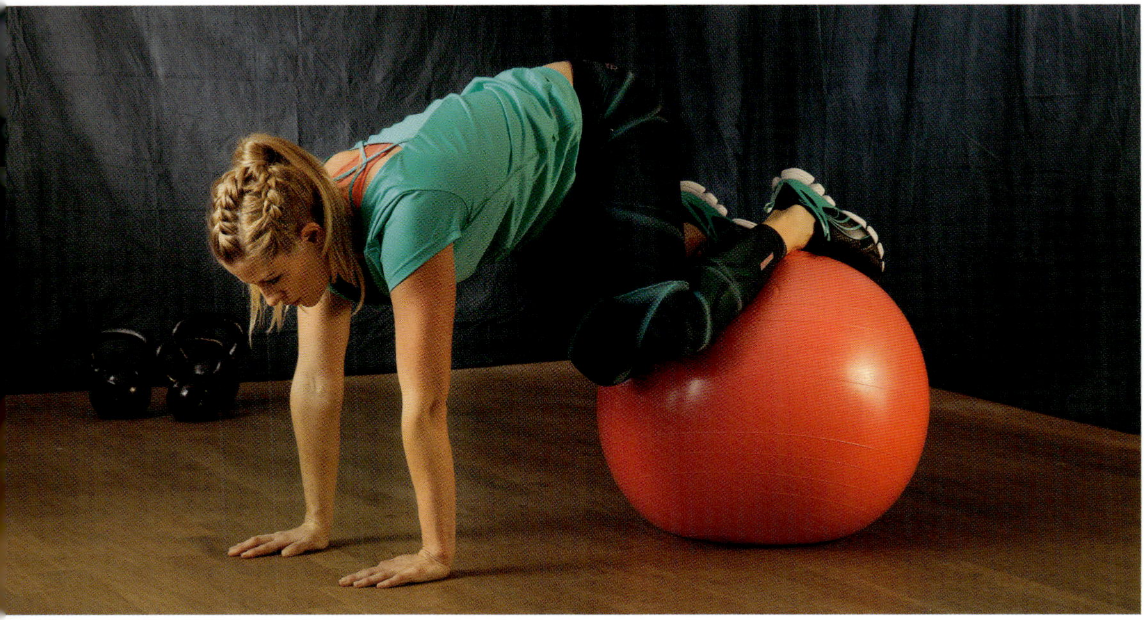

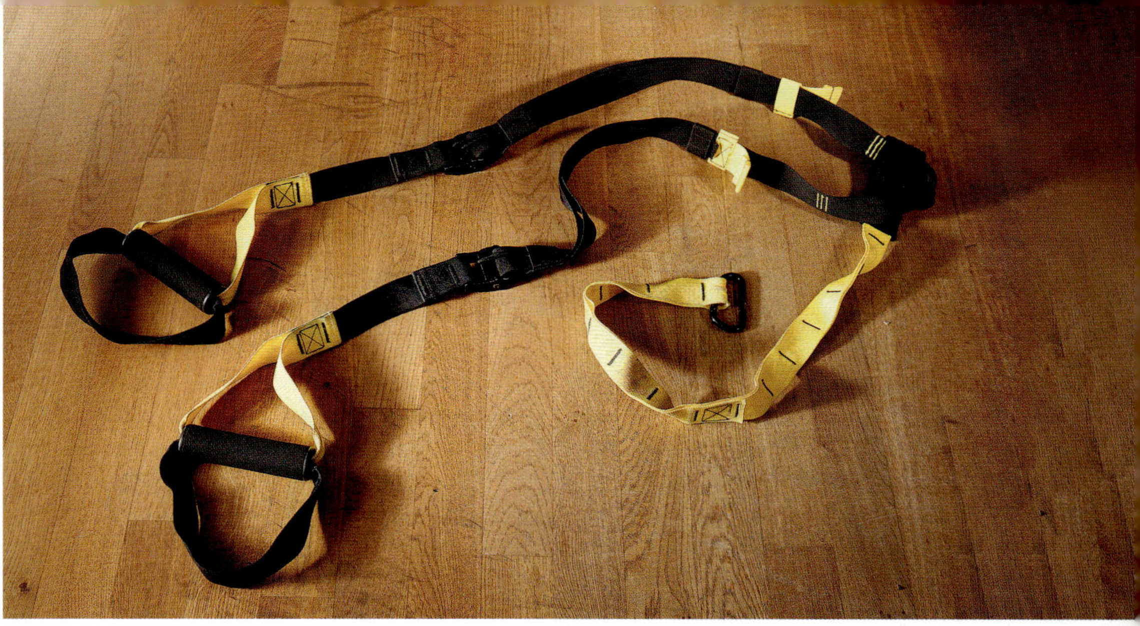

Übungen mit dem Slingtrainer

Slingtrainer oder auf Deutsch »Schlingentrainer« werden inzwischen von vielen verschiedenen Herstellern angeboten. Marktführer dabei ist sicher TRX™; grundsätzlich sind die hier besprochenen Übungen aber an jedem Schlingentrainer möglich. In erster Linie unterscheiden sich die Modelle der verschiedenen Hersteller vor allem in der Art, wie sie befestigt und verstellt werden; der erzielte Trainingseffekt ist bei allen gleich.

Die Idee hinter einem Slingtrainer ist so einfach, dass man sich fragt, warum man nicht selbst darauf gekommen ist, solch ein vielseitig einsetzbares Trainingsgerät zu entwickeln. Der Hauptnutzen des Trainings mit einem Slingtrainer lässt sich mit zwei Schlagworten beschreiben: Stabilität und Balance. Dabei bezieht sich der Ausdruck Stabilität nicht auf ein bestimmtes Gelenk, vielmehr muss der gesamte Körper extrem stabilisiert werden. Dadurch wird beispielsweise bei der Übung »Liegestütz im Slingtrainer« nicht nur die Stabilität und die Balance in den Schultergelenken trainiert, sondern der gesamte Rumpfbereich muss sehr gut unter Spannung gehalten werden, um die Übung sauber auszuführen. Ein isoliertes Bauchtraining ist dann kaum noch notwendig.

Ein weiterer Nutzen beim Training mit dem Slingtrainer ist, dass es kaum Zeit benötigt, von einer Übung zur nächsten zu wechseln; zudem kann der Widerstand sehr schnell durch die unterschiedlichen Körperpositionen verändert werden. So wird es beispielsweise möglich, mit schwererem Widerstand zu beginnen und während der Übung den Widerstand etwas geringer zu machen, um dadurch mehr Wiederholungen zu schaffen und die Muskulatur stärker zu belasten.

Durch diese Eigenschaften eignet sich das Training mit dem Slingtrainer bestens für Supersätze sowie für ein gleichzeitiges Training von Kraft und Ausdauer. Da Sie beim Schlingentrainer immer mit Ihrem eigenen Körpergewicht trainieren, ergibt sich der Widerstand allein dadurch, in welcher Lage sich Ihr Körper im Verhältnis zum Boden befindet. Grundsätzlich ist es so, dass je stärker Sie sich der Horizontalen annähern, es desto schwerer wird, die Übung auszuführen. So sind beispielsweise Liegestütze noch recht einfach, solange sich Ihr Körper etwa im 45-Grad-Winkel zum Boden befindet. Je mehr Sie Ihren Körper aber parallel zum Boden bringen, desto mehr muskuläre und koordinative Arbeit müssen Sie leisten.

Liegestütz (Push-up) – Arme im Slingtrainer

Der Liegestütz ist sicher eine der bekanntesten Übungen überhaupt. Vielleicht wird sie auch genau deswegen oftmals in ihrer Wirksamkeit unterschätzt. Liegestütze trainieren nämlich nicht nur – wie häufig angenommen – Brust- und Trizepsmuskulatur, sondern auch die gesamte Bauchmuskulatur. Das gilt natürlich auch für Liegestütze mit den Händen im Slingtrainer. Bei dieser Variante kommt jedoch noch eine weitere Komponente hinzu: Dadurch, dass im Slingtrainer Ihre Arme ständig stabilisiert werden müssen, muss Ihre oberarmstabilisierende Muskulatur Höchstleistung erbringen. Das Gleiche gilt auch für die Muskeln, die das Schulterblatt stabilisieren, denn ohne diese Stabilitätsarbeit wäre kein einziger Liegestütz möglich.

Übungsausführung

Aus einem etwa schulterbreiten Stand heraus nehmen Sie die Griffe des Slingtrainers und bringen sich so in eine Liegestützposition. Das bedeutet: Der gesamte Körper ist angespannt und gerade, das Körpergewicht ruht hauptsächlich auf den nach vorne gestreckten Armen. Die Arme befinden sich dabei etwas über Schulterhöhe und sind minimal nach außen abgespreizt. Die Gurte des Slingtrainers laufen dabei über Ihre Oberarme.

Wenn Sie die Beine näher zueinander positionieren, wird die Übung noch schwieriger.

Aus der Ausgangsstellung heraus senken Sie ihren Körper zwischen die Arme ab, bis Ihre Hände sich seitlich neben Ihrem Körper befinden. Aus dieser Position drücken Sie sich wieder nach oben in die Ausgangsstellung.

Falls die Gurte an Ihren Oberarmen reiben, bringen Sie Ihre Arme etwas weiter nach oben.

Profi-Tipp

Achten Sie darauf, dass Sie Ihren Körper während der gesamten Übung angespannt halten, d.h., der Rücken bleibt gerade und der Kopf in Verlängerung der Wirbelsäule. Auch das Gesäß wird statisch angespannt.

Falls Sie die Übung im Rücken spüren, bedeutet dies, dass Sie noch nicht die Haltekraft in der Bauchmuskulatur besitzen, um die Wirbelsäule sicher zu verspannen. Verringern Sie dann Ihren Übungswinkel, um die Übung zu vereinfachen. Falls Sie anfangs starke Gleichgewichtsprobleme haben, nehmen Sie eine breitere Grundstellung ein.

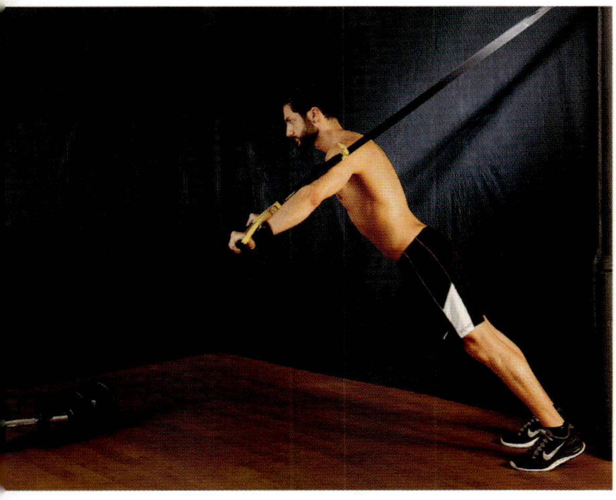

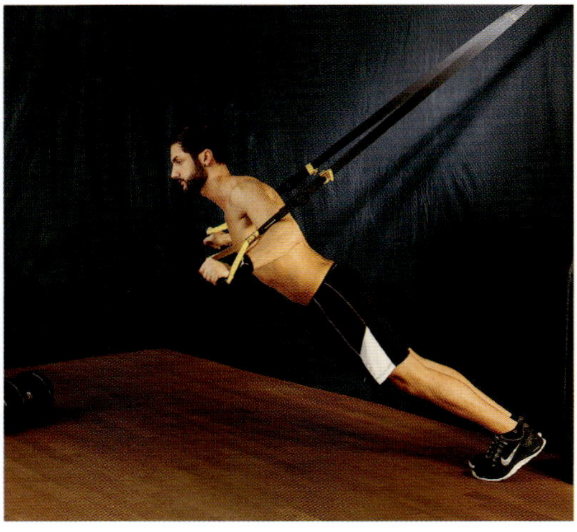

Liegestütz – Füße im Slingtrainer

Der Liegestütz mit den Beinen im Slingtrainer ist eine Variante der oben beschriebenen Übung. Der Hauptunterschied besteht darin, dass es bei dieser Variante noch schwieriger ist, den Rumpf zu stabilisieren; der Stabilisationseffekt auf den Schultergürtel ist dafür etwas geringer.

Übungsausführung

Nachdem Sie Ihre Füße in den dafür vorgesehenen Halterungen Ihres Slingtrainers platziert haben, nehmen Sie eine Liegestützposition ein, wie sie oben beschrieben ist. Die Gurte des Slingtrainers hängen in dieser Ausgangsposition senkrecht nach unten und sollten etwa so tief eingestellt werden, dass sich Ihr Körper parallel zum Boden befindet.

Schwieriger wird diese Übung, wenn die Gurte nicht senkrecht nach unten verlaufen, sondern etwas schräg nach vorne, wie ein Pendel, dass etwas in Richtung Ihres Körpers ausschlägt.

Aus der Ausgangsstellung heraus senken Sie Ihren Körper zwischen die Arme ab, bis Ihre Hände sich seitlich neben Ihrem Körper befinden.

Aus dieser Position heraus drücken Sie sich wieder nach oben in die Ausgangsstellung.

Profi-Tipp

Achten Sie darauf, dass Sie Ihren Körper während der gesamten Übung angespannt halten, d.h., der Rücken bleibt gerade und der Kopf in Verlängerung der Wirbelsäule.

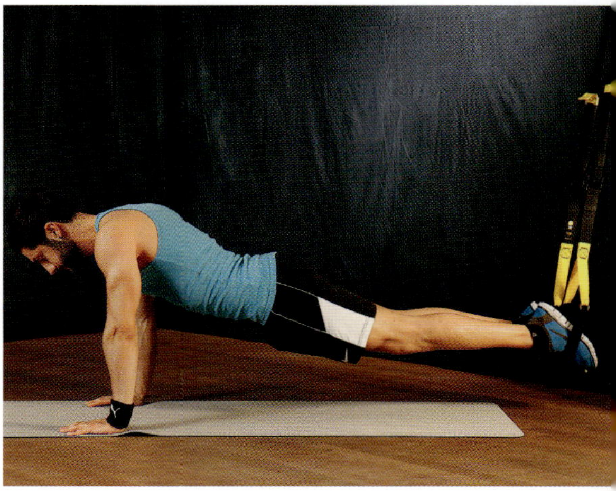

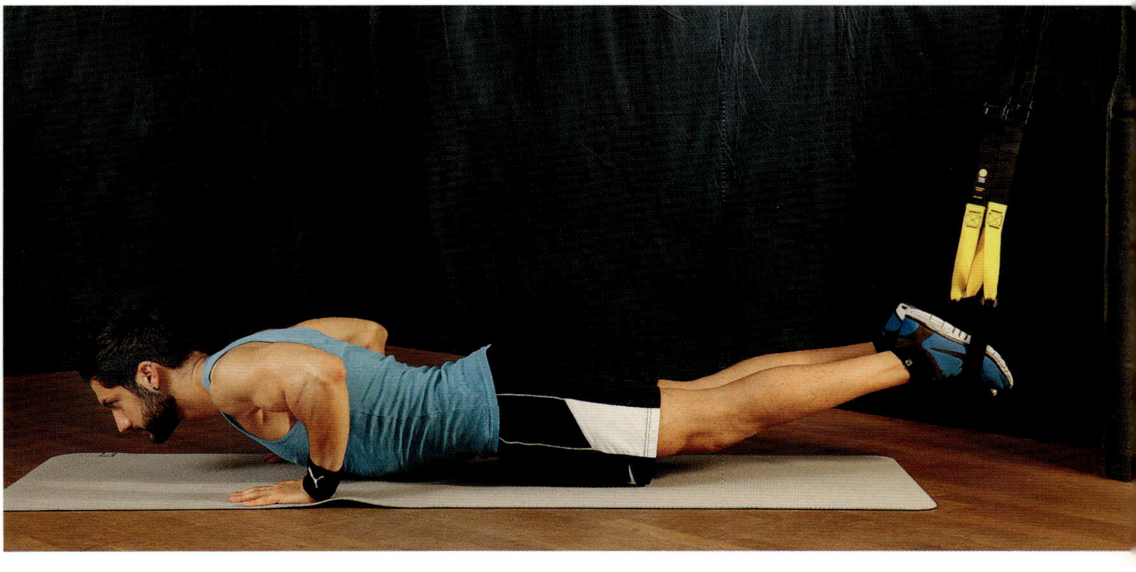

Rudern, beidarmig

Rudern am Slingtrainer ist aufgrund der sehr geringen Belastung der Wirbelsäule meist auch für Personen möglich, die bei Standard-Ruderübungen wie Langhantel-Rudern vorgebeugt Probleme bekommen. Beim Rudern am Slingtrainer arbeiten hauptsächlich der *Latissimus*, der mittlere Anteil des *Trapezius* und die gesamte Armbeugemuskulatur. Zusätzlich profitieren Sie von einer statischen Beanspruchung der gesamten Rückenstreckmuskulatur, da diese gebraucht wird, um Ihren Körper gerade zu halten.

Übungsausführung

Stellen Sie den Slingtrainer so ein, dass sich die Gurtenden etwa einen Meter über dem Boden befinden. Halten Sie sich jeweils an einem Griff fest, gehen Sie ein bis zwei Schritte zurück, und bringen Sie Ihren gesamten Körper nach hinten in eine schräge Ausgangsposition. In dieser Position haben nur noch Ihre Fersen Kontakt zum Boden, der Vorfuß wird mit angehoben. Falls Sie dabei ins Rutschen geraten, stellen Sie einen Fuß leicht schräg nach innen und halten mit der gesamten Fußsohle Bodenkontakt. Die Arme sind gestreckt etwa auf Brusthöhe vor dem Körper, die Handflächen zeigen nach unten.

Je mehr Sie sich in eine Schräglage bringen, desto schwieriger wird die Übung. Allerdings fällt es dann auch zunehmend schwerer, mit den Füßen nicht nach vorne wegzurutschen. Beginnen Sie daher aus einer leicht schrägen Lage, um die Übung zu erlernen. Aus dieser Ausgangsstellung heraus ziehen Sie die Arme neben den Körper etwa auf Bauchnabelhöhe. Ihr Körper bewegt sich dabei als Ganzes auf die Griffe zu. Während der Zugbewegung dreht sich Ihr Unterarm fast automatisch nach innen, sodass am Ende der Bewegung die Handinnenflächen fast Richtung Decke zeigen. Aus dieser Position heraus kehren Sie zurück in die Ausgangsstellung.

Profi-Tipp

Achten Sie darauf, dass Sie während der Übung Ihre gesamte Körperrückseite angespannt halten, d.h., der Rücken bleibt gerade und der Kopf in Verlängerung der Wirbelsäule. Um das Optimum aus der Übung herauszuholen, konzentrieren Sie sich darauf, nicht nur die Arme nach hinten zu ziehen, sondern bringen Sie gleichzeitig auch Ihre Schulterblätter so weit wie möglich in Richtung Wirbelsäule nach innen. Auf diese Weise bekommt auch Ihr mittlerer Trapezabschnitt einen guten Trainingsreiz.

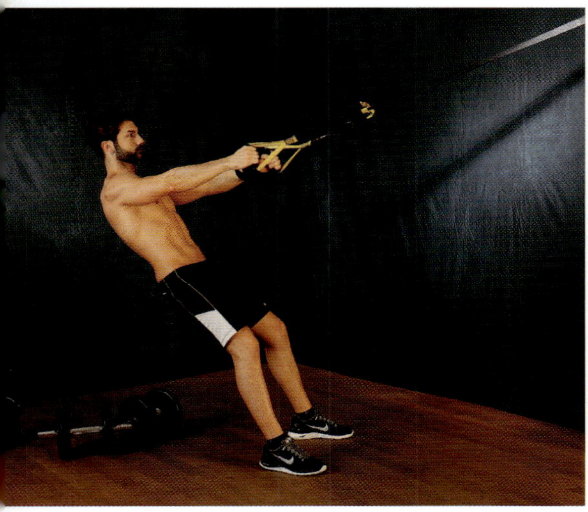

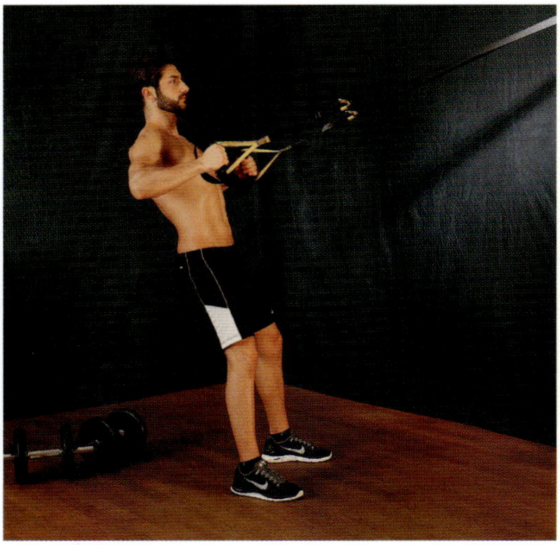

Rudern, einarmig

Wie beidarmiges Rudern ist auch einarmiges Rudern wenig belastend für die Wirbelsäule, es erfordert jedoch einen größeren Krafteinsatz durch die einarmige Ausführung und den größeren Bewegungsradius. Die Übung wird hier für den linken Arm beschrieben. Für die rechte Seite gelten die Anweisungen natürlich spiegelverkehrt.

Übungsausführung

Stellen Sie den Slingtrainer so ein, dass Sie mit Ihrer linken Hand einen stabilen Griff haben und sich das Gurtende etwa einen Meter über dem Boden befindet. Halten Sie sich mit der linken Hand am Griff fest, gehen Sie einen bis zwei Schritte zurück, und bringen Sie Ihren gesamten Körper nach hinten in eine schräge Ausgangsposition. Bei dieser Variante stellen Sie einen Fuß leicht schräg nach innen und halten mit der gesamten Fußsohle Bodenkontakt.

Aus dieser Position heraus drehen Sie Ihren gesamten Oberkörper nach rechts, sodass sich Ihr gestreckter Arm seitlich abgespreizt neben dem Körper befindet.

Je mehr Sie sich in eine Schräglage bringen, desto schwieriger wird die Übung.

Aus der Ausgangsstellung heraus ziehen Sie den Arm neben den Körper etwa auf Bauchnabelhöhe und rotieren gleichzeitig den gesamten Oberkörper nach links. Ihr Körper bewegt sich dabei als Ganzes auf die Griffe zu. Während der Zugbewegung dreht sich Ihr Unterarm fast automatisch nach innen, sodass am Ende der Bewegung die Handinnenflächen fast Richtung Decke zeigen. Aus dieser Position heraus kehren Sie zurück in die Ausgangsstellung.

Profi-Tipp

Achten Sie darauf, dass sich Rumpf und Arm als eine Einheit bewegen. Beide Bewegungen beginnen und enden zur selben Zeit.

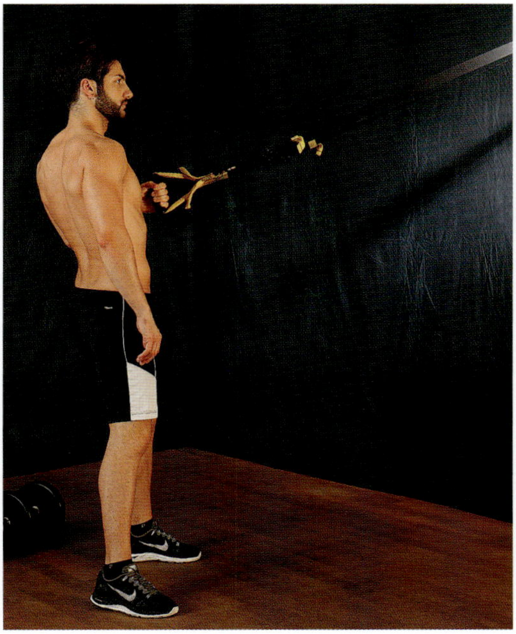

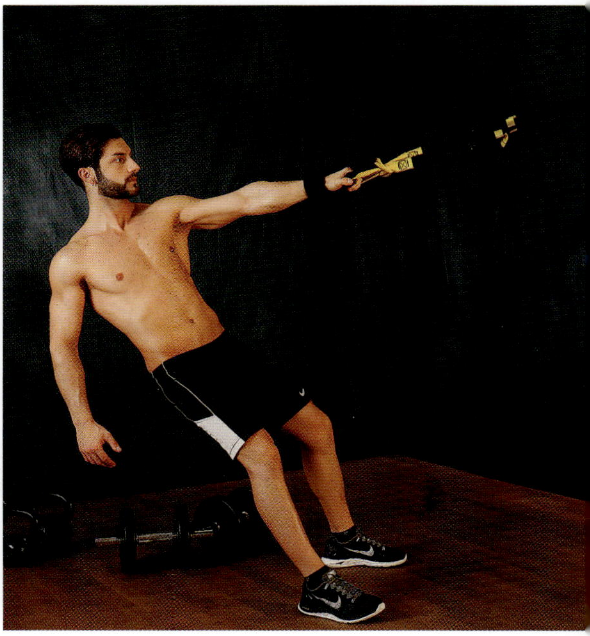

Crunches – Füße im Slingtrainer

Crunches sind sehr anspruchsvoll, da die Bauchmuskulatur während der gesamten Zeit sowohl statisch als auch dynamisch arbeitet. Zudem muss auch der Schultergürtel starke Haltearbeit leisten.

Übungsausführung

Nachdem Sie Ihre Füße in den Halterungen Ihres Slingtrainers platziert haben, nehmen Sie eine Liegestütz-Position ein. Aus der Ausgangsstellung heraus ziehen Sie die Beine langsam in Richtung Ihres Oberkörpers, bis Sie Ihren Rücken leicht einrunden. Aus dieser Position heraus kehren Sie kontrolliert in die Ausgangsposition zurück. Schwieriger wird die Übung, wenn die Gurte nicht senkrecht nach unten verlaufen, sondern etwas schräg nach hinten. Etwas leichter wird sie, wenn Sie sich nicht auf den Händen, sondern den Unterarmen abstützen.

Profi-Tipp

Halten Sie Ihren Oberkörper bis auf die Endphase der Bewegung gerade und den Kopf in Verlängerung der Wirbelsäule.

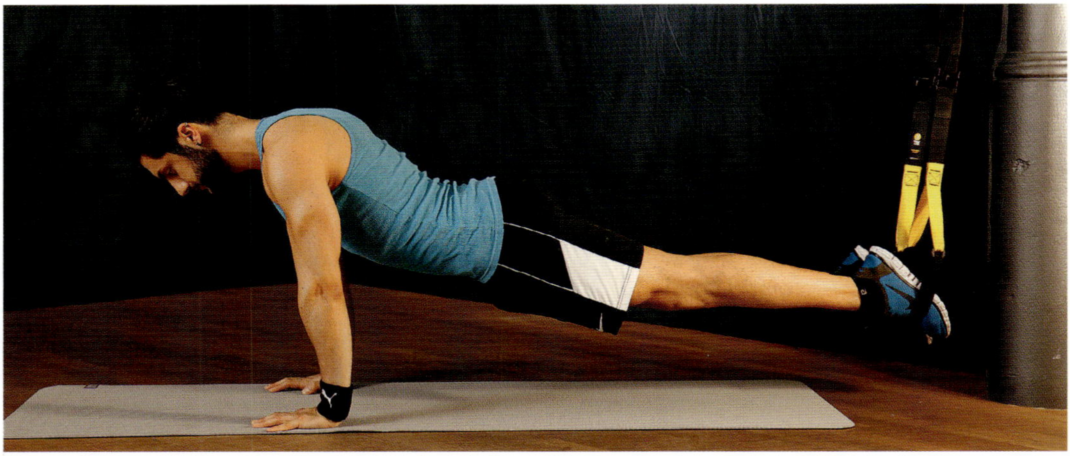

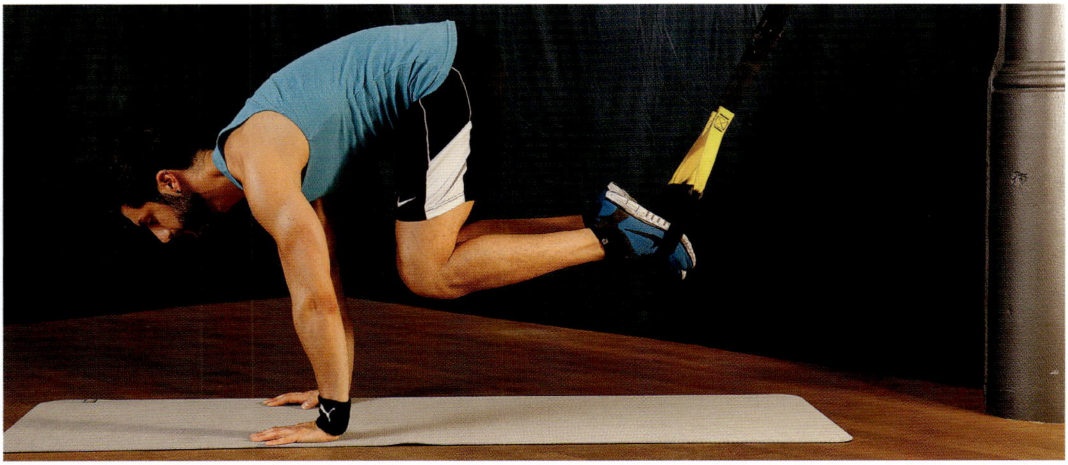

Crunches und Liegestütz mit Füßen im Slingtrainer

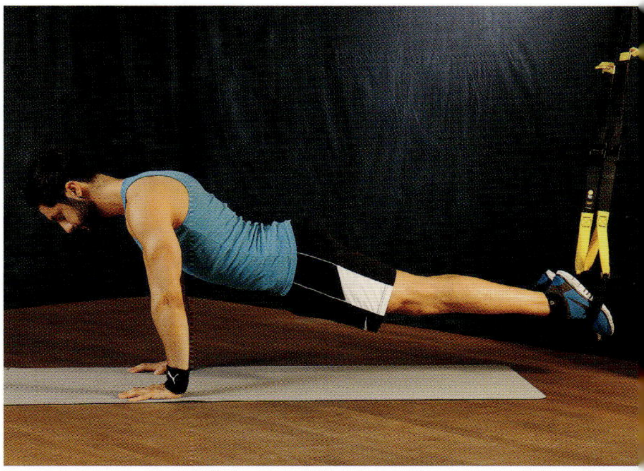

Bei dieser Variante handelt es sich um eine Kombination von zwei schon besprochenen Übungen. Doch Vorsicht, diese Übung sieht nicht nur sehr anstrengend aus, sie ist es auch! Der besondere Nutzen dieser Kombination ist die erhöhte Koordination Ihrer Muskeln bei dieser Übungskombination.

Übungsausführung

Nachdem Sie Ihre Füße in den dafür vorgesehenen Halterungen Ihres Slingtrainers platziert haben, nehmen Sie eine Liegestütz-Position ein, wie sie bei den Liegestütz-Übungen beschrieben wurde. Die Gurte des Slingtrainers hängen in dieser Ausgangsposition senkrecht nach unten und sollten etwa so tief eingestellt werden, dass sich Ihr Körper parallel zum Boden befindet.

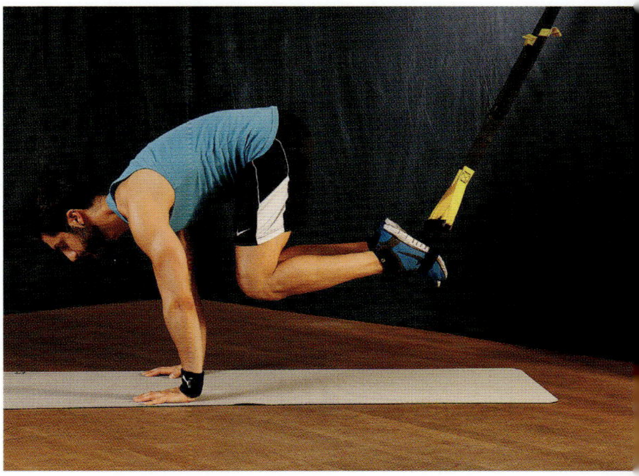

Schwieriger wird es, wenn die Gurte nicht senkrecht nach unten verlaufen, sondern etwas schräg nach vorne, wie ein Pendel, dass etwas in Richtung Ihres Körpers ausschlägt.

Aus dieser Ausgangsstellung heraus senken Sie Ihren Körper zwischen die Arme ab, bis Ihre Hände sich seitlich neben dem Körper befinden. Aus dieser Position heraus drücken Sie sich wieder nach oben in die Ausgangsstellung.

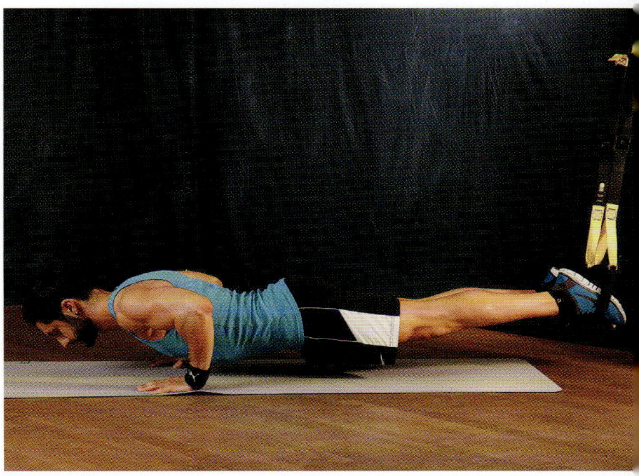

Haben Sie diese erreicht, führen Sie einen Crunch wie oben beschrieben aus.

Anschließend erfolgt wiederum ein Liegestütz usw.

Profi-Tipp

Da sich die Übung aus den zwei schon beschriebenen Übungen »Crunches« und »Liegestütz« zusammensetzt, gelten die dort genannten Punkte.

Kniebeuge am Slingtrainer

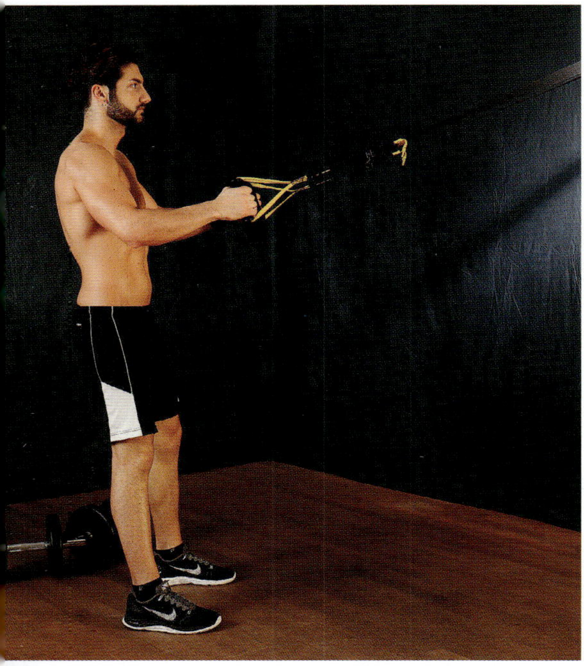

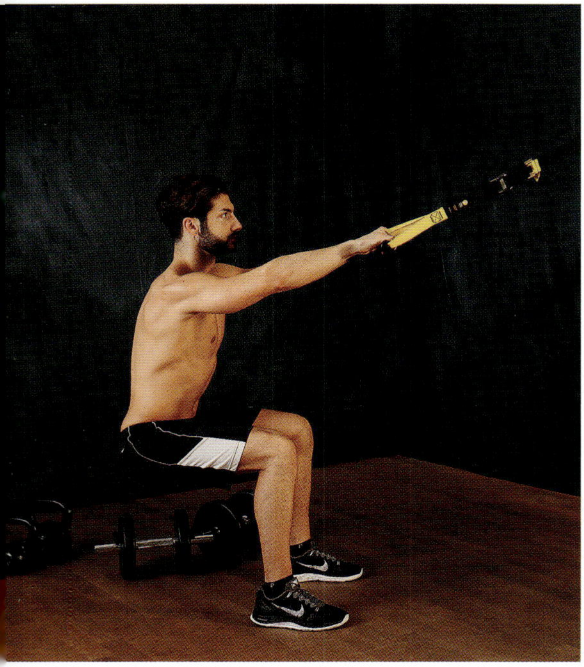

Im Gegensatz zu einer reinen Kniebeuge mit Körpergewicht ist die Kniebeuge am Slingtrainer sogar ein wenig einfacher, weil man bei dieser Übung mit den Armen etwas nachhelfen kann.

Übungsausführung

Stellen Sie den Slingtrainer so ein, dass sich die Gurtenden etwa einen Meter über dem Boden befinden. Halten Sie beide Griffe mit Ihren Händen fest, und gehen Sie einen bis zwei Schritte zurück, sodass Sie gerade stehen und Ihre Arme gestreckt vor dem Körper sind. Stellen Sie sich aufrecht hin. Ihre Füße haben einen etwa schulterbreiten Abstand und zeigen leicht nach außen. Die Wirbelsäule ist aufgerichtet, der Kopf befindet sich in Verlängerung der Wirbelsäule.

Gehen Sie in eine tiefe Hockposition, indem Sie die Hüft- und die Kniegelenke beugen. Im Gegensatz zur freien Kniebeuge können bei dieser Variante das Gesäß noch weiter nach hinten und der Oberkörper noch gerader gehalten werden, denn der Slingtrainer hilft Ihnen bei der Stabilisierung.

Aus der tiefsten Position heraus drücken Sie sich mit den Muskeln Ihres Unterkörpers wieder nach oben. Der Druck sollte dabei über die gesamte Fußfläche in den Boden abgegeben werden. Versuchen Sie sich mit den Händen nur so weit zu helfen, wie es nötig ist.

Profi-Tipp

Achten Sie darauf, dass Sie Ihren Körper während der gesamten Übung angespannt halten; der Rücken bleibt gerade. Die Knie zeigen immer in Richtung der Fußspitzen und weichen nicht in eine X- oder O-Beinstellung aus. Die kompletten Fersen haben auch am tiefsten Punkt der Bewegung Bodenkontakt.

Ausfallschritt-Kniebeuge am Slingtrainer

Ausfallschritt-Kniebeugen trainieren wie die Übung »Kniebeuge« den Unterkörper, erfordern jedoch etwas mehr Koordination, was sie zu einer wertvollen, funktionellen Ergänzung macht.

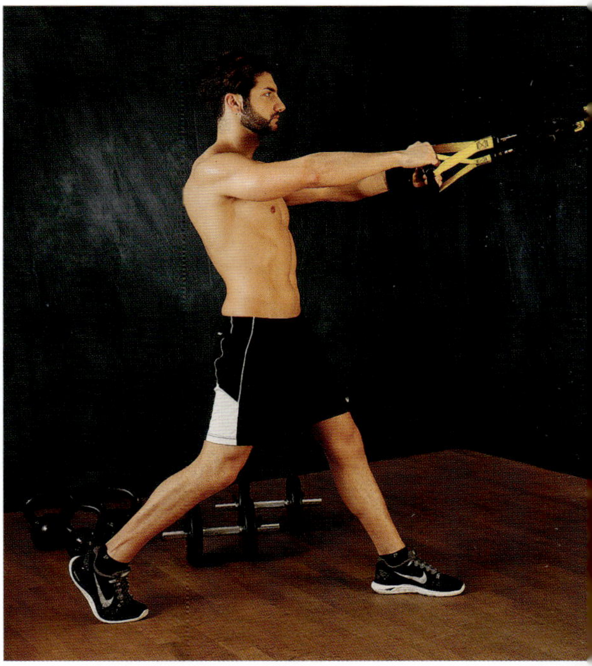

Übungsausführung

Stellen Sie den Slingtrainer so ein, dass sich die Gurtenden etwa einen Meter über dem Boden befinden. Halten Sie beide Griffe mit Ihren Händen fest, gehen Sie einen bis zwei Schritte zurück, sodass Sie gerade stehen und Ihre Arme gestreckt vor dem Körper sind. Stellen Sie sich aufrecht hin. Ihre Füße haben einen etwa schulterbreiten Abstand, ein Bein ist einen weiten Schritt nach hinten versetzt, und der Fuß steht auf dem Ballen. Die Füße zeigen nach vorne, die Knie sind auf einer Linie mit den Fußspitzen, der Oberkörper wird aufrecht gehalten.

Beugen Sie nun beide Beine in Richtung Boden, und konzentrieren Sie sich dabei darauf, das hintere Bein mehr zu beugen. Das vordere Bein bewegt sich während der Bewegung nur minimal nach vorne.

Kurz bevor das hintere Bein den Boden berührt, kehren Sie die Bewegung um und kommen in die aufrechte Ausgangsposition zurück. Die Enden des Slingtrainers nutzen Sie dabei zur besseren Stabilisation.

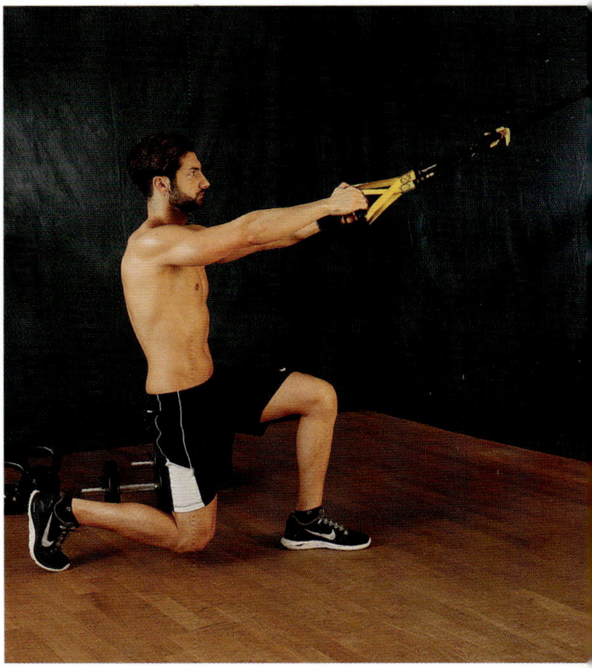

Profi-Tipp

Helfen Sie sich mit den Handgriffen nur so viel, wie es unbedingt notwendig ist.

Einbeinige Kniebeuge am Slingtrainer

Die einbeinige Kniebeuge erfordert ein viel höheres Maß an Kraft und Stabilität als die beidbeinige Variante und schafft dadurch einen höheren Trainingseffekt für Fortgeschrittene.

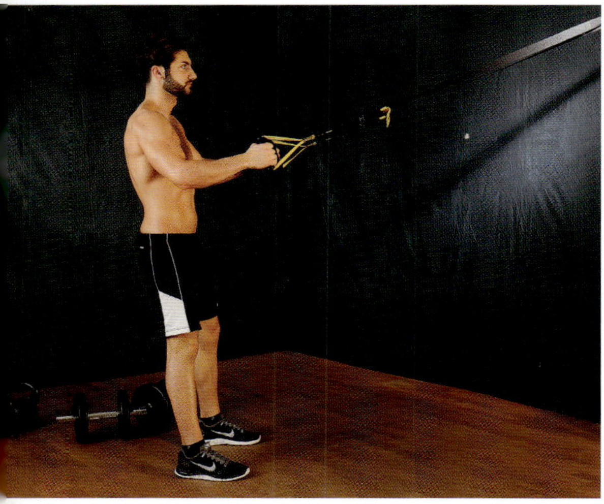

Übungsausführung

Stellen Sie den Slingtrainer so wie bei der beidbeinigen Kniebeugen-Übung ein, und begeben Sie sich in die gleiche Ausgangsposition.

Um die Kniebeuge einbeinig auszuführen, heben Sie in der Startposition ein Bein gestreckt – etwa im 45-Grad-Winkel – nach vorne an. Aus dieser Position gehen Sie wie bei der vorigen Variante in eine tiefe Hockposition, wobei Sie wahrscheinlich während des Tiefergehens Ihr freies Bein etwas mehr anheben müssen, damit es nicht den Boden berührt.

Aus der tiefsten Position heraus drücken Sie sich wieder nach oben.

Profi-Tipp

Während der einbeinigen Kniebeuge kommt man mit den Beinen leicht in eine X-Position. Versuchen Sie darum, Ihre Knie nicht nach innen wandern zu lassen.

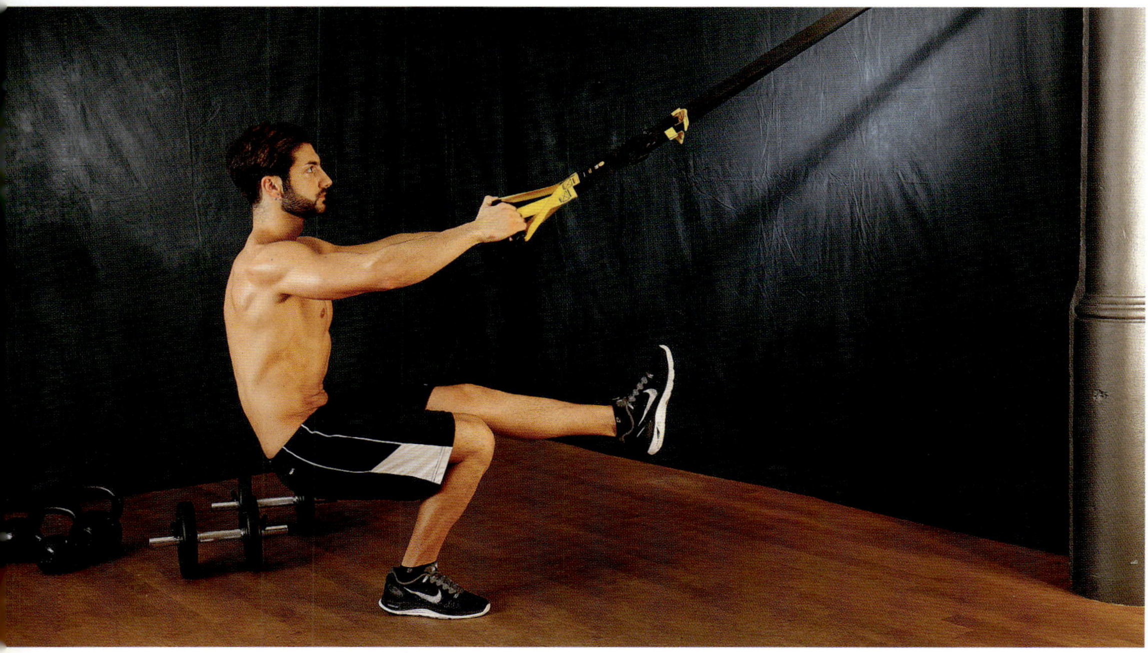

Ausfallschritte am Slingtrainer

Ausfallschritte stellen eine Übung für fortgeschrittene Sportler dar. Da die gesamte Beinmuskulatur sowohl dynamisch als auch statisch trainiert wird, ist es kaum möglich, eine hauptsächlich arbeitende Muskulatur zu benennen. Gleichzeitig stellt die Übung hohe Anforderungen an Koordination und Rumpfstabilität.

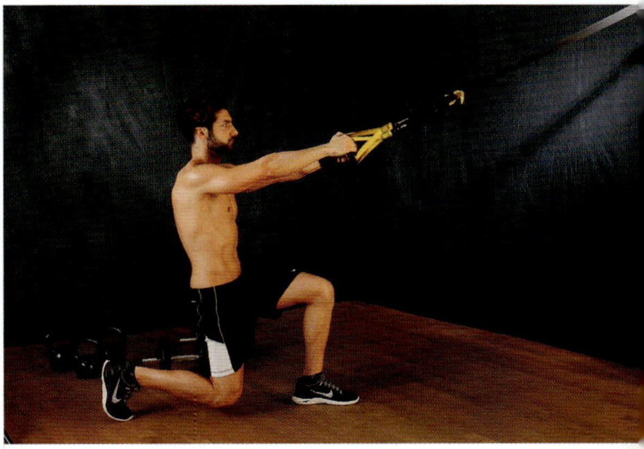

Übungsausführung

Die Gurtenden sollten sich etwa einen Meter über dem Boden befinden. Greifen Sie mit jeder Hand einen Griff des Slingtrainers und gehen Sie einen bis zwei Schritte zurück, sodass Sie gerade stehen und Ihre Arme gestreckt vor dem Körper sind.

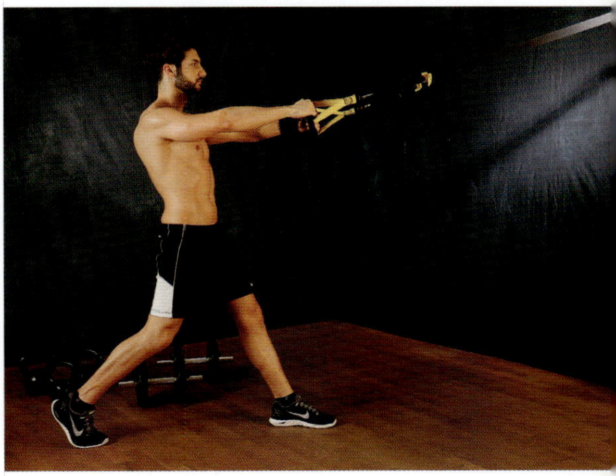

Machen Sie einen weiten Ausfallschritt mit dem rechten Bein nach hinten und beugen gleichzeitig das linke Bein. Das linke Knie sollte dabei nicht über die Fußspitze hinausgeschoben werden. Die Füße und die Knie zeigen nach vorne. Der rechte Fuß wird beim Ausfallschritt nach hinten knapp über dem Boden gestoppt, was nur dadurch möglich ist, dass Sie die Rückwärtsbewegung durch Ihre Arme und das Standbein kurz vor dem Bodenkontakt abbremsen. Haben Sie diese Position erreicht, schwingen Sie Ihr rechtes Bein nicht nur bis zur Startposition zurück, sondern noch weiter nach vorne, vor den Körper zu einem vorderen Ausfallschritt. Achten Sie auch hier darauf, dass Sie Ihr rechtes Knie nicht über die Fußspitze hinausschieben. Während der Vorwärtsbewegung des rechten Beins beugt sich Ihr linkes Bein Richtung Boden, und die Ferse wird angehoben.

Dann stoßen Sie sich mit dem rechten Bein vom Boden ab und bringen es wieder in die hintere Ausfallschritt-Position usw.

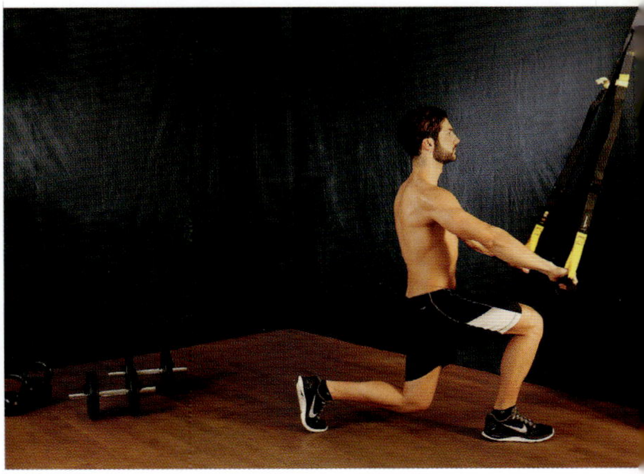

Profi-Tipp

Konzentrieren Sie sich darauf, Ihre Arme beim Positionswechsel nicht zu sehr einzusetzen. Achten Sie darauf, dass Sie in der Mitte der Bewegung Ihr Bein stets wieder strecken und sich komplett aufrichten.

Beckenheben am Slingtrainer

Bei dieser Übung wird die Gesäß- und die hintere Oberschenkelmuskulatur trainiert. Durch die Verwendung des Slingtrainers müssen die Wirbelsäule und auch das Hüftgelenk stark stabilisiert werden.

Übungsausführung

Stellen Sie den Slingtrainer so ein, dass sich die Fußschlaufen etwa einen halben Meter über dem Boden befinden. Legen Sie sich auf den Rücken, und legen Sie Ihre Fersen in die Fußschlaufen. Die Bänder des Slingtrainers sollten in der Ausgangsposition senkrecht zum Boden verlaufen. Aus dieser Position heraus strecken Sie die Hüfte, d.h., Sie heben das gesamte Becken und den unteren Teil Ihres Rückens vom Boden ab, sodass Ihr gesamter Körper in der Endposition eine Linie bildet. Dann lassen Sie sich wieder ab und wiederholen die Übung.

Profi-Tipp

Versuchen Sie, die gesamte Bewegung durch Streckung der Beine und nicht durch eine Überstreckung der Wirbelsäule zu bewirken.

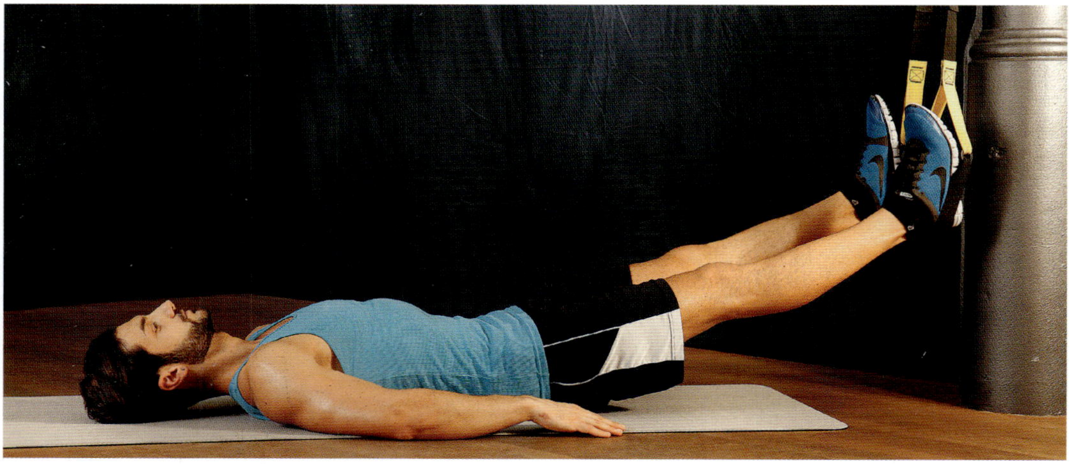

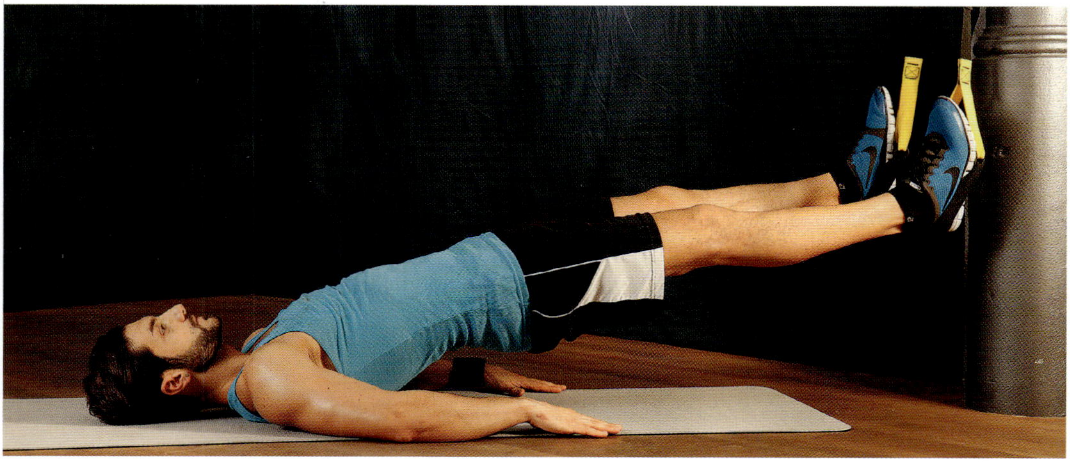

Abduktorentraining am Slingtrainer

Wie es der Name der Übung bereits verrät, werden hier genau die Muskeln trainiert, die für die Abduktion, sprich: für die Abspreizung des Oberschenkels verantwortlich sind. Zudem müssen die Rückenstreck- und die Gesäßmuskulatur statische Arbeit leisten.

Übungsausführung

Was die Einstellung und die Startposition angeht, so ist diese identisch mit der Endposition der vorigen Übung. Konkret: Sie befinden sich in Rückenlage auf dem Boden, und die Fersen liegen in den Fußschlaufen des Slingtrainers. Ihre Beine sind gestreckt, sodass Ihr Körper eine gerade Linie bildet.

Aus dieser Position heraus spreizen Sie die Beine so weit wie möglich zur Seite ab und bringen sie dann wieder in die Startposition zurück.

Profi-Tipp

Achten Sie darauf, dass Sie im Hüftgelenk komplett gestreckt bleiben, während Sie Ihre Beine abspreizen.

Auch hier können Sie sich die Übung schwieriger machen, wenn die Gurte nicht senkrecht nach unten verlaufen, sondern etwas schräg nach vorne.

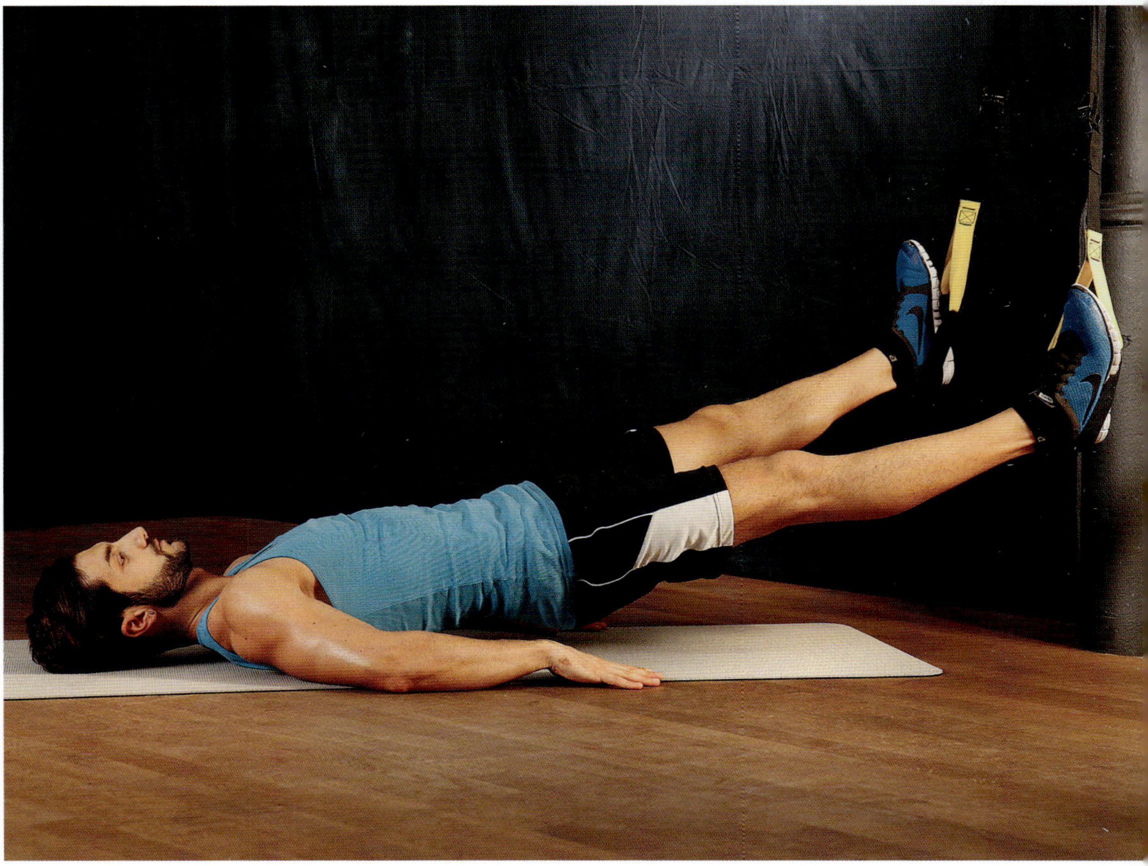

Frontstütz mit Beinbeugung am Slingtrainer

Dies ist eine Übung, bei der die Gesamtkörperstabilität vorzüglich trainiert wird.

Übungsausführung

Nachdem Sie Ihre Füße in den dafür vorgesehenen Halterungen Ihres Slingtrainers platziert haben, nehmen Sie eine Frontstütz-Position ein. Konkret heißt das: Ihre Unterarme liegen auf dem Boden auf, der Ellenbogen befindet sich direkt unter der Schulter. Die Wirbelsäule ist gerade, und das Gesäß und die Bauchmuskulatur sind angespannt. Die Gurte des Slingtrainers hängen in dieser Ausgangsposition senkrecht nach unten und sollten etwa so tief eingestellt werden, dass sich Ihr Körper parallel zum Boden befindet.

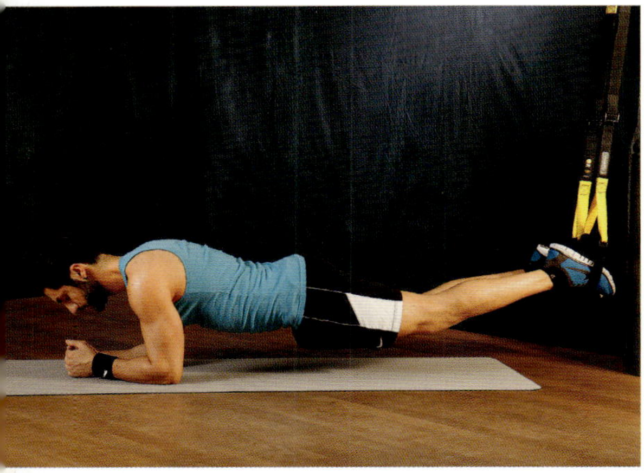

Aus der Ausgangsstellung heraus ziehen Sie beide Beine gleichzeitig so weit wie möglich in Richtung Ihrer Brust zu sich heran.

Aus dieser Position heraus kehren Sie wieder in die Ausgangsposition zurück.

Profi-Tipp

Achten Sie bei dieser Übung unbedingt darauf, dass Sie immer genügend Spannung in der Bauchmuskulatur beibehalten. Sollten Sie die Übung im Rücken spüren, ist dies ein Zeichen dafür, dass Ihre Spannung nicht ausreichend war.

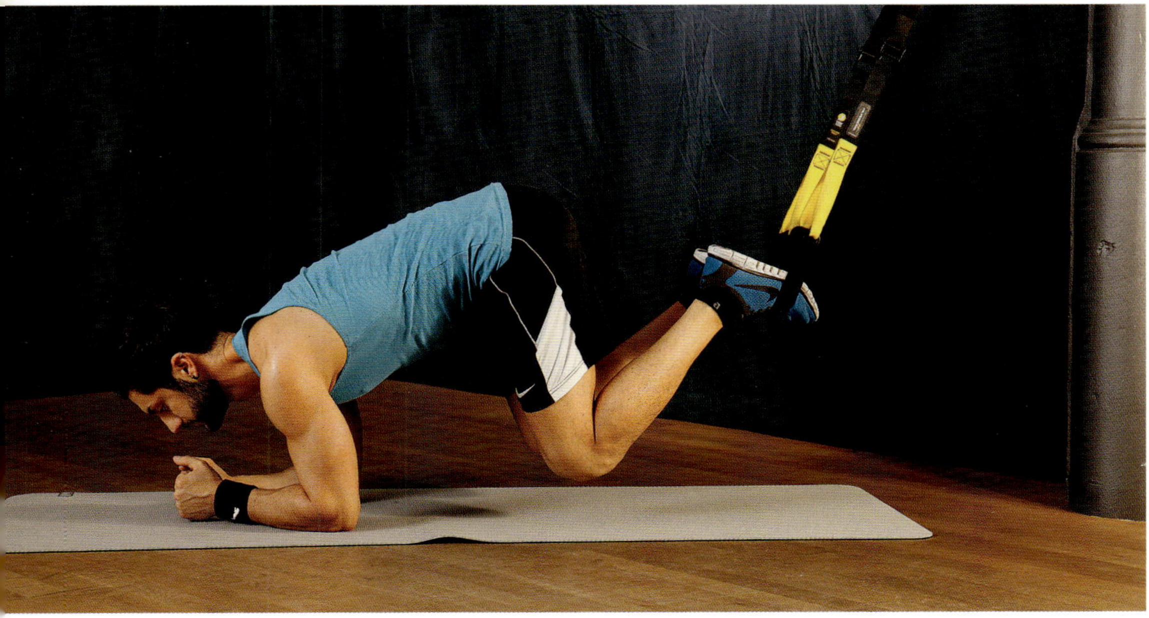

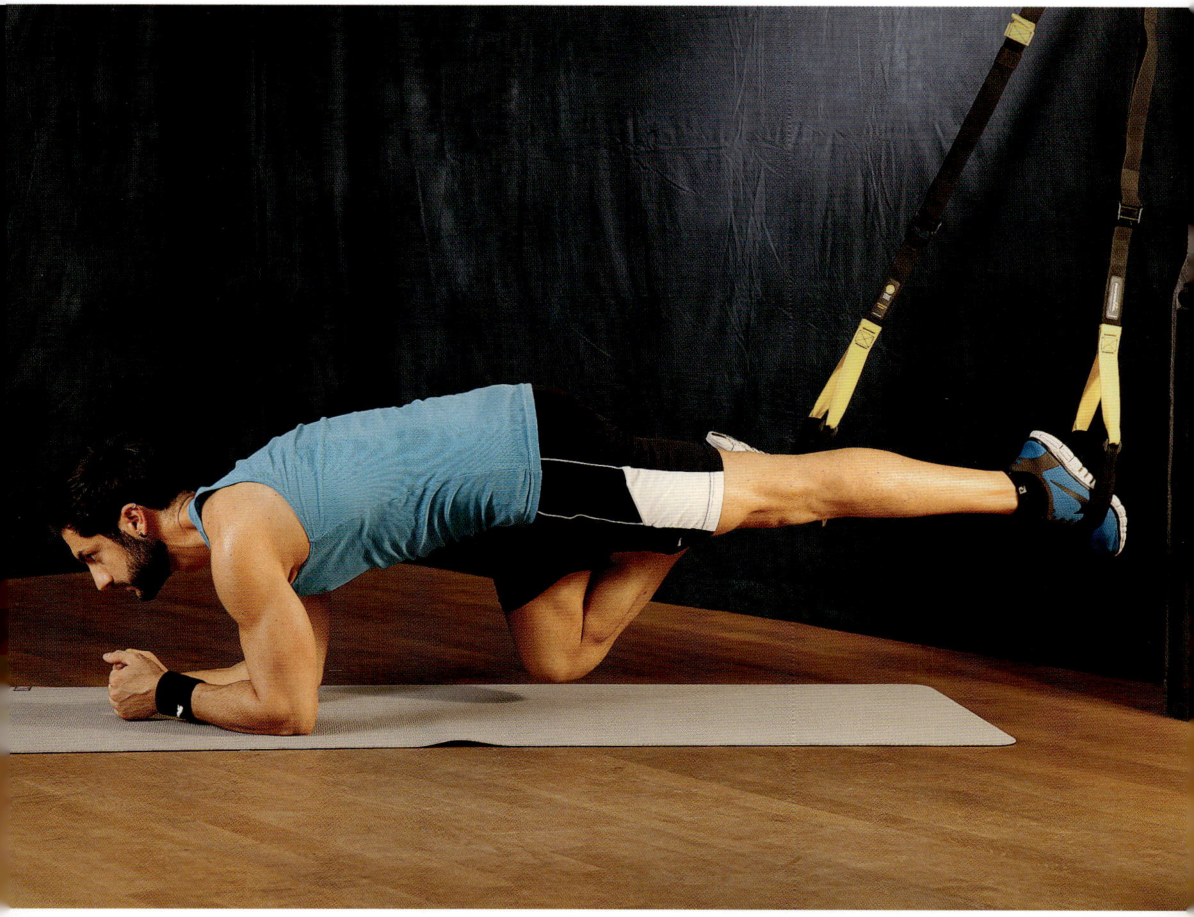

Frontstütz mit Beinbeugung am Slingtrainer

Dies ist eine Variante der eben beschriebenen Übung. Durch den abwechselnden Beineinsatz gewinnt die Übung an Dynamik und gleicht einem Beinhebelauf.

Übungsausführung

Die Ausgangsposition ist die Gleiche wie beim Frontstütz mit Beinbeugung. Der Unterschied zur vorangegangenen Übung besteht nun darin, dass Sie diesmal die Beine abwechselnd zu sich heranziehen – bei dieser Übung jedoch nur so weit, wie Sie Ihre Wirbelsäule gerade halten können.

Profi-Tipp

Auch hier gilt: Halten Sie immer eine ausreichende Spannung in Ihrer Bauchmuskulatur aufrecht.

Bizepscurls am Slingtrainer

Bizepscurls am Slingtrainer sind eine optimale Übung, um gleichzeitig Oberarme und Rückenstabilität zu trainieren. Hauptsächlich arbeiten dabei – wie es schon der Name sagt – der Bizeps und die gesamte Oberarmbeugemuskulatur. Zusätzlich profitieren Sie von einer statischen Beanspruchung der gesamten Rückenstreckmuskulatur, da diese gebraucht wird, um den Körper bei dieser Übung gerade zu halten.

Übungsausführung

Bringen Sie sich in die gleiche Ausgangsposition wie beim beidarmigen Rudern.

Aus der Ausgangsstellung heraus beugen Sie die Arme nur im Ellenbogengelenk so weit wie möglich an – die Oberarme bleiben von ihrer Position her nahezu unverändert. Dennoch bewegt sich Ihr Körper dabei als Ganzes auf die Griffe zu.

Aus der Endposition heraus kehren Sie zurück in die Ausgangsstellung.

Profi-Tipp

Um das Optimum aus der Übung herauszuholen, konzentrieren Sie sich darauf, Ihre Arme nur im Ellenbogengelenk so weit wie möglich zu beugen.

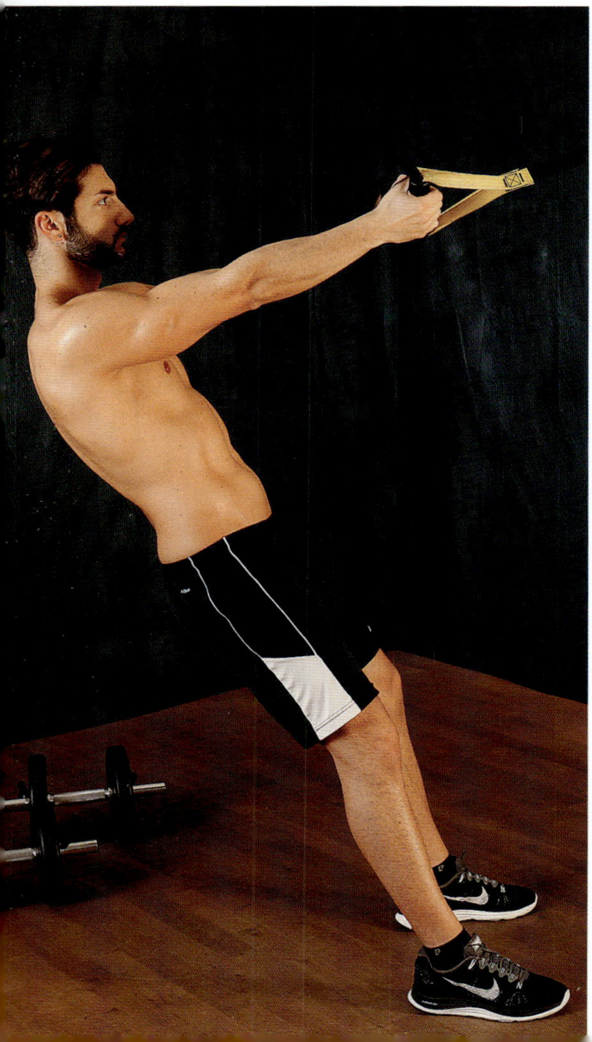

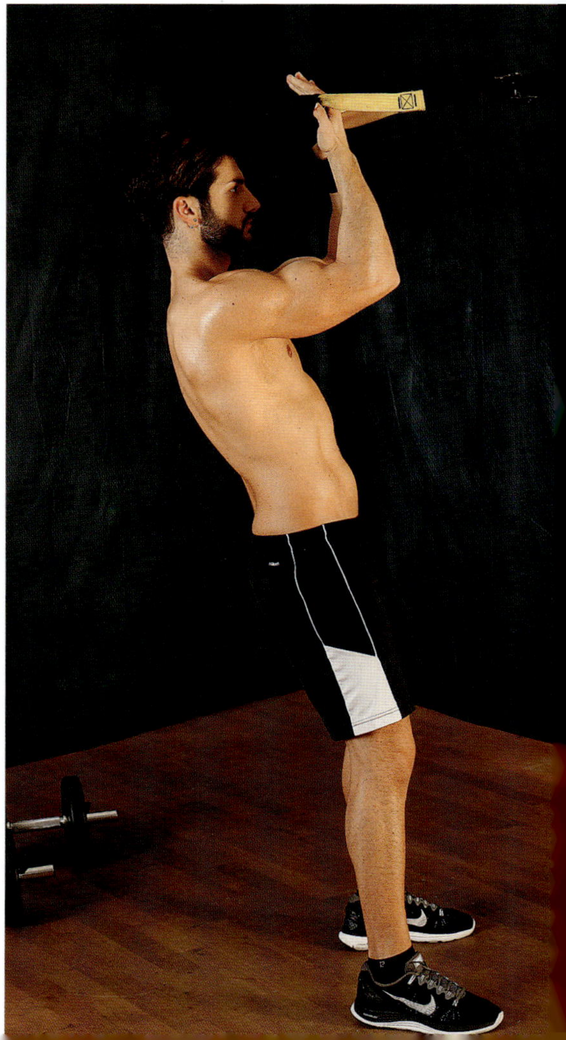

Trizepsstrecken am Slingtrainer

Trizepsstrecken am Slingtrainer ist eine optimale Übung, um gleichzeitig Oberarme und Bauchmuskulatur zu trainieren.

Hauptsächlich arbeitender Muskel ist hierbei – wie es der Name schon sagt – der Trizeps. Zusätzlich profitiert durch die statische Beanspruchung die gesamte Bauchmuskulatur, da sie gebraucht wird, um bei dieser Übung den Körper gerade zu halten.

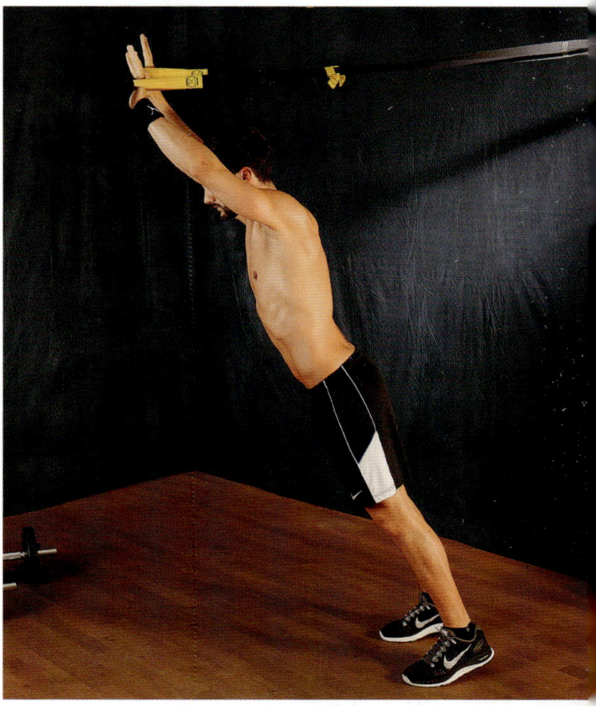

Übungsausführung

Stellen Sie den Slingtrainer so ein, dass sich die Gurtenden etwa einen Meter über dem Boden befinden. Halten Sie sich jeweils an einem Griff fest, gehen Sie einen bis zwei Schritte zurück und drehen sich um, sodass Sie mit dem Rücken zum Verankerungspunkt des Slingtrainers stehen. Die Arme halten Sie gestreckt über den Schultern, die Handflächen zeigen nach vorne. Achten Sie darauf, dass die Gurte des Slingtrainers in dieser Position nicht überkreuzt sind. Aus dieser Position heraus bringen Sie Ihren gesamten Körper nach vorne in eine Schräglage. Bei starker Schräglage haben nur noch die Ballen Bodenkontakt.

Aus der Ausgangsstellung heraus beugen Sie nur im Ellenbogengelenk so weit wie möglich an. Die Oberarme bleiben von ihrer Position her nahezu unverändert. Dennoch bewegt sich Ihr Körper dabei als Ganzes von den Griffen weg, und die Schräglage wird vergrößert.

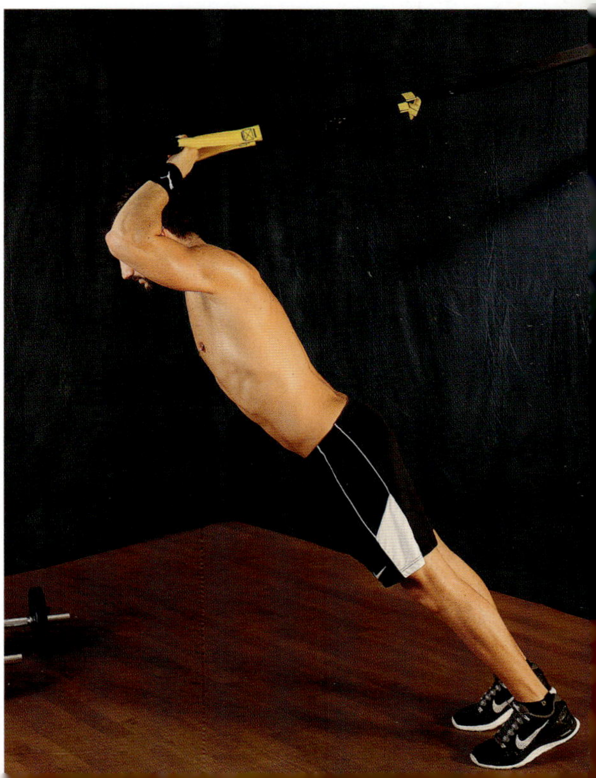

Aus dieser Endposition heraus strecken Sie die Arme, wiederum nur im Ellenbogengelenk, und kehren in die Ausgangsstellung zurück.

Profi-Tipp

Um das Optimum aus der Übung herauszuholen, konzentrieren Sie sich darauf, Ihre Arme nur im Ellenbogengelenk so weit wie möglich zu beugen.

Übungen mit Kettlebells

Vom Aussehen her wirkt eine Kettlebell – auch Kugelhantel genannt – recht altertümlich, gleicht sie doch einer Kanonenkugel mit einem dicken Griff. Dieser erste Eindruck täuscht nicht, denn tatsächlich ist die Kettlebell eines der ältesten Trainingsgeräte im Kraftsport überhaupt. Mitte des letzten Jahrhunderts gerieten Kettlebells, zumindest im Westen, in Vergessenheit und tauchten erst zu Beginn dieses Jahrhunderts wieder auf. Anfangs wurden sie in den USA von Pavel Tsatsouline wieder bekannt gemacht.

Heute trainieren viele Kampfsportler und Athleten aus anderen Sportarten mit Kettlebells und wissen deren Vorzüge zu schätzen. Von vielen Kraftsportlern dagegen werden Kettlebells leider noch oft links liegen gelassen. Wahrscheinlich auch, weil viele heute nicht mehr wissen, was man damit trainingstechnisch so alles anfangen und vor allem erreichen kann.

Der Nutzen von Kettlebells

Zunächst einmal könnte man ja auf die Idee kommen, mit einer Kettlebell genau die gleichen Übungen auszuführen wie mit einer Kurzhantel (KH). Damit wäre diesem Trainingsgerät jedoch Unrecht getan, denn die eigentliche Stärke einer Kettlebell zeigt sich erst, wenn es um das Training von Explosivität, Kraftausdauer und Koordination geht. Das sind alles Fähigkeiten, die Sie unbedingt trainieren sollten, wenn Sie nicht nur gut aussehen, sondern sich auch gut bewegen können wollen, also funktionell fit sein wollen.

Obwohl sich extrem viele Übungen mit Kettlebells trainieren lassen, wurden für dieses Buch nur diejenigen herausgegriffen, die am besten in ein Training zu integrieren sind und bei denen Kettlebells ihre spezifischen Vorteile gegenüber anderen Trainingsgeräten zeigen können.

Bei vielen Kettlebell-Übungen entwickelt man, bedingt durch den dicken Griff, eine enorme Handkraft. Zusätzlich sollte bei den später vorgestellten Übungen der Rücken stets stabilisiert werden, da man so sehr gut an der eigenen Körperstabilität arbeiten kann.

Den größten Nutzen bringen Kettlebells, wenn man damit explosive Übungen wie Swings, Umsetzen (Cleans) oder Reißen (Snatches) ausführt. Hierbei findet in den Knie- und Hüftgelenken jeweils eine schnellkräftige Streckung statt, und der Oberkörper muss stabilisiert werden. Ähnliche Bewegungsmuster finden sich auch vielfach in anderen Sportarten wieder, beispielsweise, wenn man beim Beachvol-

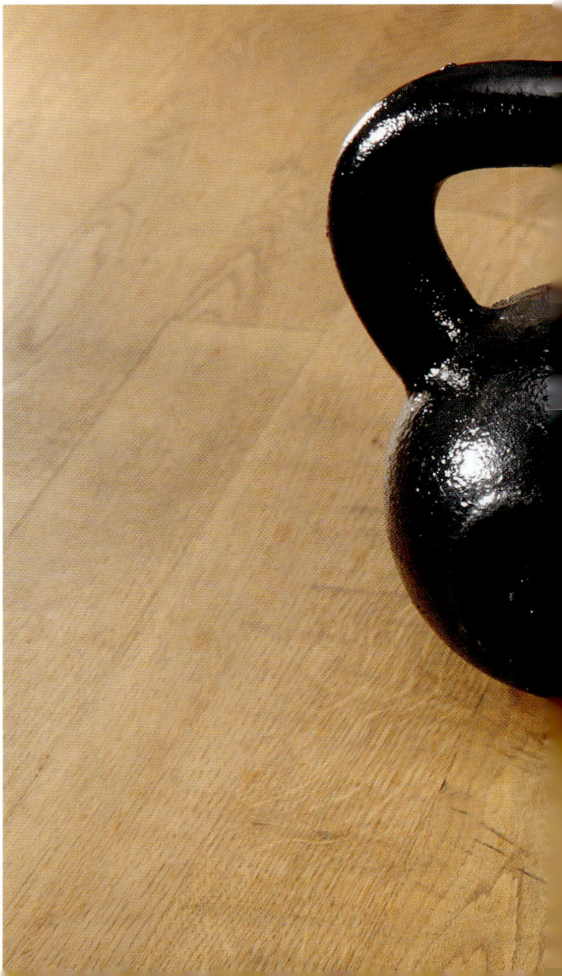

leyball am Netz hochspringt, um einen Schmetterball abzuwehren, oder beim Federball versucht, einen hohen Ball noch zu erreichen. Auch in Alltagssituationen, beispielsweise wenn man ein paar Treppenstufen auf einmal nimmt, kommt dieses Bewegungsmuster vor.

Durch die hohen Fliehkräfte, die durch die besondere Form der Kettlebell entstehen, muss eine viel stärkere Stabilisation erfolgen, als wenn man die Übung mit einer Kurzhantel ausführen würde. Zusätzlich bringt die Form der Kettlebell auch bei einigen Übungen eine fließendere Bewegung mit sich. Außerdem wird durch die Form der Kettlebell oftmals eine günstigere Gelenkendstellung erreicht, was wiederum Überlastungen und Verletzungsrisiken minimiert.

Das richtige Startgewicht

Inzwischen gibt es Kettlebells mit fast jeder beliebigen Gewichtsabstufung zu erwerben. Ich empfehle Männern als Startgewicht Kettlebells mit einem Gewicht zwischen 12 und 16 Kilogramm; Frauen sollten Kettlebells zwischen 8 und 12 Kilogramm bevorzugen. Falls es bei Ihnen im Studio keine Kettlebells gibt, sollten Sie sich ernsthaft überlegen, eine eigene Kettlebell zu kaufen, zumal Kettlebells recht erschwinglich sind und nahezu ewig halten.

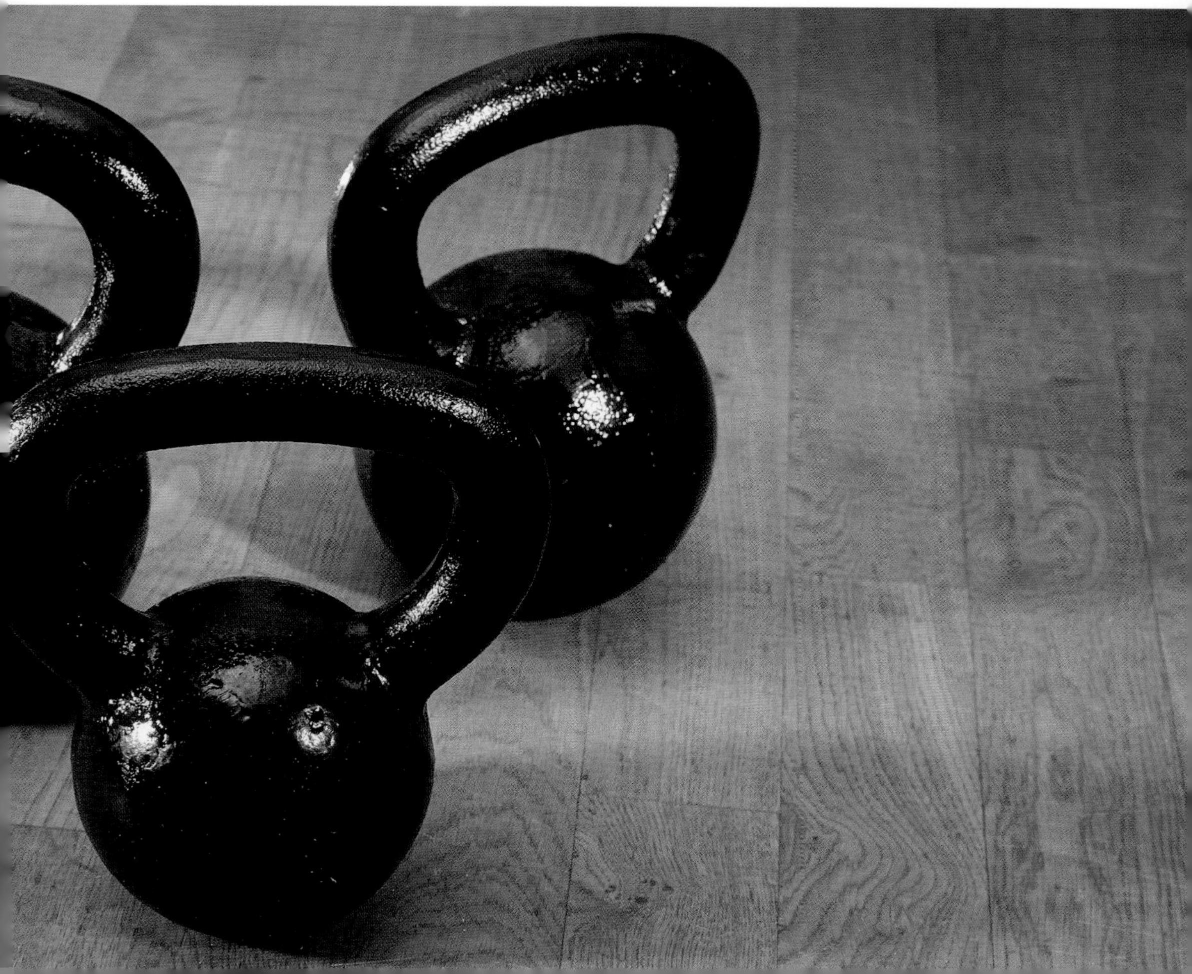

Kettlebell-Swing, beidarmig

Der englische Ausdruck »Swing« lässt sich am besten mit Schwingen übersetzen. In der Tat wird beim Swing die Kettlebell vor- und zurückgeschwungen. Das Besondere dabei ist, dass der Schwung ausschließlich mit dem Unterkörper erzeugt wird und die Arme sozusagen nur als Halterung dienen.

Ein sauberer Swing ist die Grundvoraussetzung, um alle anderen Kettlebell-Übungen wie Umsetzen (Cleans), Reißen (Snatches) usw. korrekt ausführen zu können. Aus diesem Grund sollten Sie von Anfang an viel Wert darauf legen, die hier beschriebene Technik sauber zu erlernen und im Training stets auch korrekt beizubehalten.

Swings werden meist mit hohen Wiederholungszahlen trainiert. Dabei gibt es kaum eine andere Übung, die das Herz-Kreislauf-System so beansprucht wie Swings und gleichzeitig Explosivität und Stabilität trainiert. Denn Swings fordern den dynamischen Einsatz von Gesäß- und Beinmuskulatur; die gesamte Muskulatur des Rückens muss dabei eine statische Haltearbeit leisten.

Übungsausführung

Nehmen Sie eine Standposition ein, die etwa eineinhalbmal so breit ist wie Ihre Schulterbreite. Stellen Sie die Kettlebell zwischen Ihre Füße und gehen Sie mit geradem Rücken in die Knie, um die Kettlebell mit beiden Händen zu greifen und in Position zu bringen.

Wenn Sie die Kettlebell gegriffen haben, richten Sie sich mit geradem Rücken auf. Lassen Sie die Kettlebell mit locker hängenden Armen zwischen Ihren Beinen vor- und zurückpendeln. Die Handflächen zeigen dabei Richtung Körper. Die Schulterblätter sind angespannt, der Rücken befindet sich in seiner natürlichen, aufrechten Position.

Beschleunigen Sie die Rückpendelbewegung der Kettlebell, und ziehen Sie diese mit gestreckten Armen Richtung Körper, sodass die Unterarme den Körper nahe den Leisten berühren. Gleichzeitig werden die Knie leicht gebeugt, und das Gesäß wird kraftvoll nach hinten geschoben. Achten Sie dabei darauf, dass der Rücken gerade bleibt und Sie Ihr Körpergewicht auf dem gesamten Fuß verteilen.

Das automatische Vorpendeln der Kettlebell unterstützen Sie durch eine explosive Streckung in Ihrem Hüftgelenk. Bei der ersten Wiederholung wird die Kettlebell bis etwa auf Bauchhöhe hochschwingen.

Lassen Sie dann die Kettlebell mit gestreckten Armen zurückschwingen, und schieben Sie gleichzeitig Ihr Gesäß wieder nach hinten.

Auch wenn sich die Arme beim Swing nach oben bewegen, sollte der Schwung nur aus der kraftvollen Hüftstreckung erzielt werden. Die Arme selbst sind – bis auf die Hände – so entspannt wie möglich.

Bei den folgenden Wiederholungen wird die Kettlebell durch die kraftvolle Hüftstreckung weiter nach oben beschleunigt, sodass sie Brust-/Schulterhöhe erreicht. Am obersten Punkte der Bewegung ist der Körper aufgerichtet und das Gewicht gleichmäßig auf den Füßen verteilt.

Profi-Tipp

Achten Sie darauf, dass die Arme nicht durch die Kettlebell nach vorne gezogen werden, sondern ziehen Sie die Schulterblätter die gesamte Zeit über zusammen. Der Rücken bleibt während der gesamten Bewegung gerade und der Kopf in Verlängerung der Wirbelsäule.

Falls Sie den Swing in den Schultern spüren, setzen Sie diese zu stark ein. Versuchen Sie, mehr Schwung aus der Hüftstreckung zu erzielen.

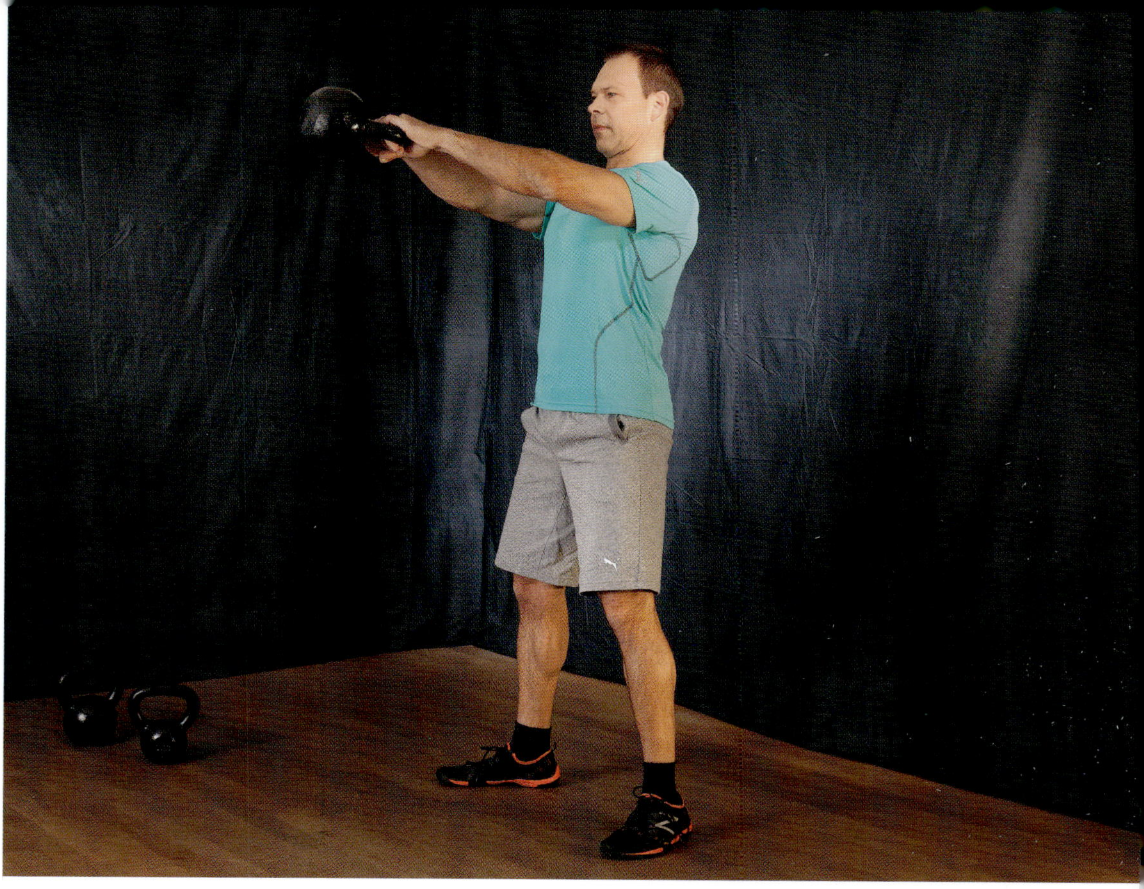

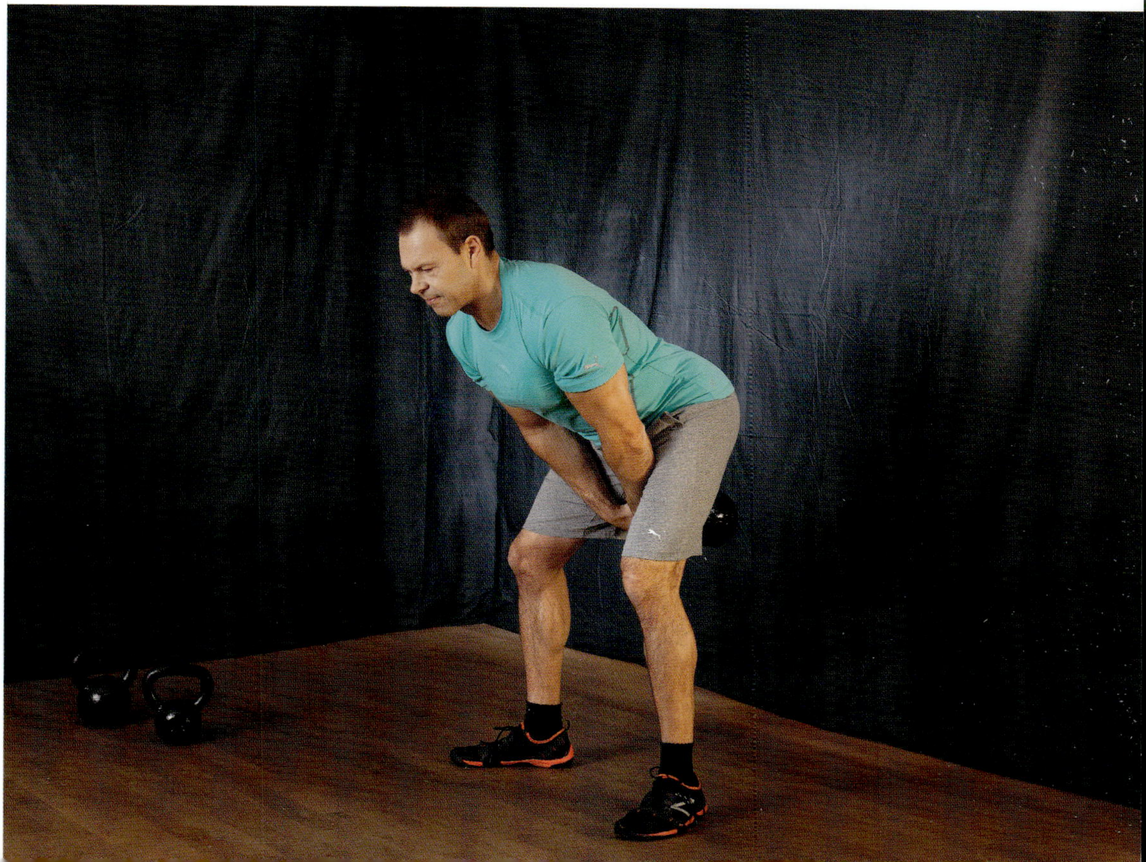

Kettlebell-Swing, einarmig

Der einarmige Swing unterscheidet sich kaum von der beidarmigen Variante, außer dass er ein kleines Rotationsmoment in sich birgt, dem man muskulär widerstehen muss. Auch ist die Handhaltung der Kettlebell etwas anders. Ansonsten gelten die gleichen Punkte, die beim beidarmigen Swing beschrieben wurden.

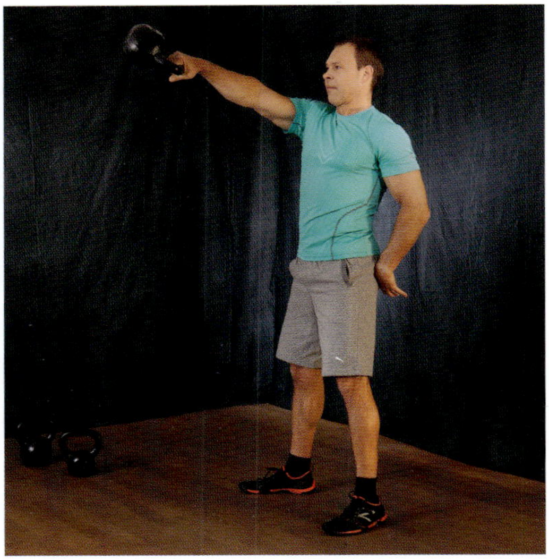

Übungsausführung

Nehmen Sie die gleiche Standposition wie beim beidarmigen Swing ein. Der einzige Unterschied besteht darin, dass Sie die Kettlebell nur in einer Hand halten.

Die Schwungbewegung ist die Gleiche wie beim beidarmigen Swing. Achten Sie darauf, dass der Daumen Ihrer Greifhand beim Zurückschwingen nach hinten zeigt.

Auch das Schwingen nach vorne ist gleich wie bei der beidarmigen Variante.

Profi-Tipp

Teilweise entsteht durch das einarmige Schwingen eine Tendenz, den Oberkörper etwas zu rotieren, was Sie aber vermeiden sollten.

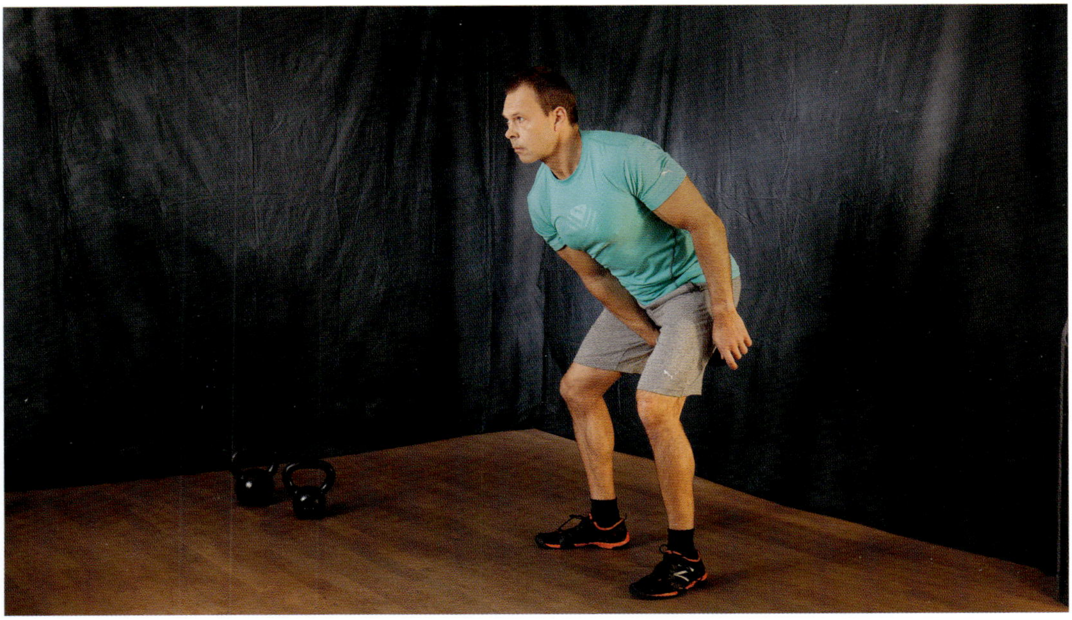

Kettlebell-Umsetzen (Clean)

Clean bedeutet übersetzt »sauber«, und in der Tat geht es beim Clean darum, die Kettlebell in einer sauberen Bewegung von der Start- in die Endposition zu bringen. Wie beim Swing kommt die Bewegung auch beim Umsetzen aus dem Unterkörper.

Cleans erfordern – ähnlich wie Swings – Explosivität und den dynamischen Einsatz von Gesäß- und Beinmuskulatur. Die gesamte Muskulatur des Rückens leistet statische Haltearbeit. Der Unterschied zu Swings liegt darin, dass die Koordination stärker gefordert wird und dass man aus der Endposition heraus weitere Übungen, wie beispielsweise Kettlebell-Drücken, absolvieren kann. In der Kettlebell-Sprache wird die Endposition übrigens auch als »Rackposition« bezeichnet.

Übungsausführung

Am besten lernt man das Umsetzen der Kettlebell von hinten nach vorne – man startet also in der Endposition und kehrt dann von dort aus in die Startposition zurück. Konkret bedeutet das Folgendes: In der eigentlichen Endposition (Rackposition) befindet sich der Ellenbogen eng am Körper, der Arm ist gebeugt, und die Kettlebell ruht in der Hand und berührt den Handrücken/Unterarm. Bringen Sie die Kettlebell mit einem beidarmigen Bizeps-Curl in diese Position. Achten Sie dabei darauf, dass das Handgelenk gerade bleibt und der Daumen Richtung Körper gerichtet ist. Aus dieser Position heraus schwingen Sie die Kettlebell auf kürzestem Wege nach unten hinten zwischen die Beine – der Daumen zeigt in dieser Position nach hinten. Gleichzeitig bringen Sie das Gesäß nach hinten unten und beugen die Beine etwas. Der Rücken bleibt die ganze Zeit über gerade. Sobald die Hantel wieder nach vorne schwingt, verstärken Sie diese Bewegung wie beim Swing durch eine kraftvolle Streckung im Hüftgelenk. Anders jedoch als beim Swing bleibt beim Umsetzen der Ellenbogen enger am Körper, wodurch sich die Kettlebell nahezu senkrecht nach oben Richtung Endposition bewegt. Sobald die Kettlebell etwa Bauchhöhe erreicht hat, findet eine Handdrehung statt, sodass Sie Ihren Ellenbogen nun unter die Kettelbell bringen. Dadurch rollt die Kettlebell um die Hand herum und landet auf dem Unterarm. Beim Umsetzen brauchen Sie wahrscheinlich einiges Training, um den Punkt zu finden, an dem die Kettlebell möglichst sanft umschwingt und nur mit minimalem Aufschlag Ihren Unterarm trifft. Sobald Sie diese Technik beherrschen, können Sie das Umsetzen aus der gleichen Position heraus starten wie die Swings.

Profi-Tipp

Arbeiten Sie mit möglichst geringem Armeinsatz. Der Schwung entsteht durch die kraftvolle Streckung im Hüftgelenk. Stellen Sie sich vor, das Umsetzen vor einer Wand zu machen. Dadurch fällt es den meisten Trainierenden leichter, den kürzesten Weg von der Start- in die Endposition zu finden. Der Rücken bleibt immer gerade. Im Moment des »Aufpralls« der Kettlebell am Unterarm sollten Sie eine hohe Körperspannung haben. Halten Sie die Handgelenke immer so gerade wie möglich.

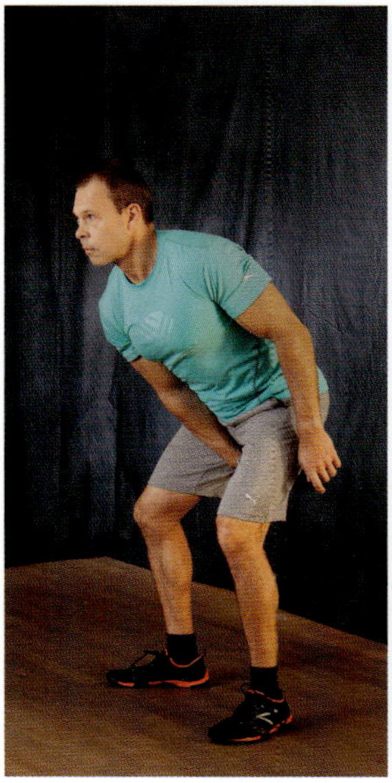

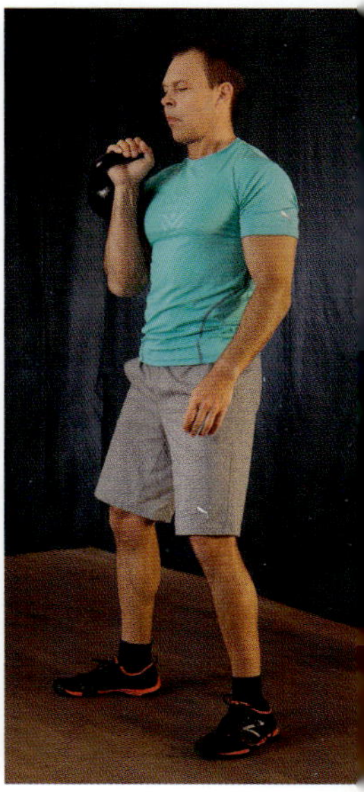

Kettlebell-Drücken (Kettlebell Press)

Ein gut ausgeführtes Kettlebell-Drücken startet immer aus der Endposition (Rackposition) des Umsetzens. Technisch gesehen ähnelt die Übung etwas dem aus dem Bodybuilding bekannten Arnolds-Drücken; sie bietet den Vorteil, dass durch die Position der Kettlebell das Schultergelenk schon fast automatisch am obersten Punkt in die optimale Endposition gezogen wird. Zusätzlich startet ein Drücken genau dort, wo ein Umsetzen endet. Es eignet sich also optimal, um zwei Übungen ohne Pause miteinander zu kombinieren und dadurch einen gezielten Kraftausdauerreiz zu setzen.

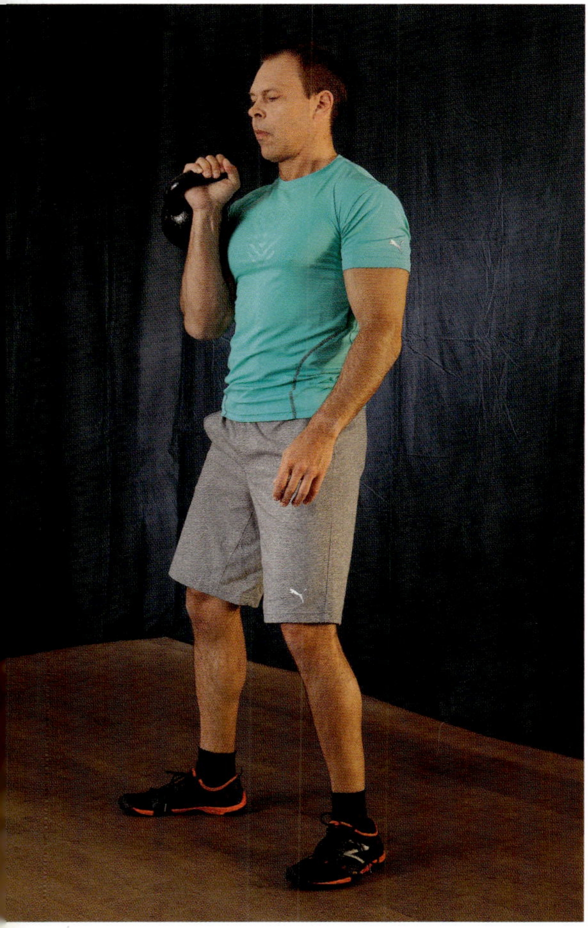

Da Sie wahrscheinlich nicht beliebig viele unterschiedlich schwere Kettlebells zur Verfügung haben, wird die Übung eher zum Training der Kraftausdauer eingesetzt. Dennoch ist es wichtig, die Technik optimal zu beherrschen.

Übungsausführung

Die Startposition für diese Übung ist die Rackposition, die Sie als Endposition der vorigen Übung kennen. Der Ellenbogen ist eng am Körper, der Arm ist gebeugt, die Kettlebell ruht in der Hand und berührt den Handrücken/Unterarm. Die Beine sind gestreckt, der Bauch und das Gesäß fest angespannt. Achten Sie darauf, dass das Handgelenk gerade bleibt und der Daumen Richtung Körper gerichtet ist.

Aus dieser Position heraus bringen Sie den Ellenbogen etwas seitlich neben den Körper. Das Gewicht bleibt immer genau senkrecht über dem Ellenbogen. Die Schulter wird aktiv nach unten gezogen und das Gewicht senkrecht nach oben gedrückt, bis der Ellenbogen gestreckt ist. Der Oberarm befindet sich am Ende der Bewegung neben dem Kopf, etwa auf Ohrhöhe.

Bei der Abwärtsbewegung dreht sich die Bewegung um, und der Arm kommt wieder in der Rackposition zur Ruhe.

Profi-Tipp

Das Drücken sollte dabei eher einem Bogen als einer senkrechten Linie gleichen.

Achten Sie darauf, dass Sie immer ausreichend Körperspannung halten, und drücken Sie den Griff der Kettlebell fest zusammen.

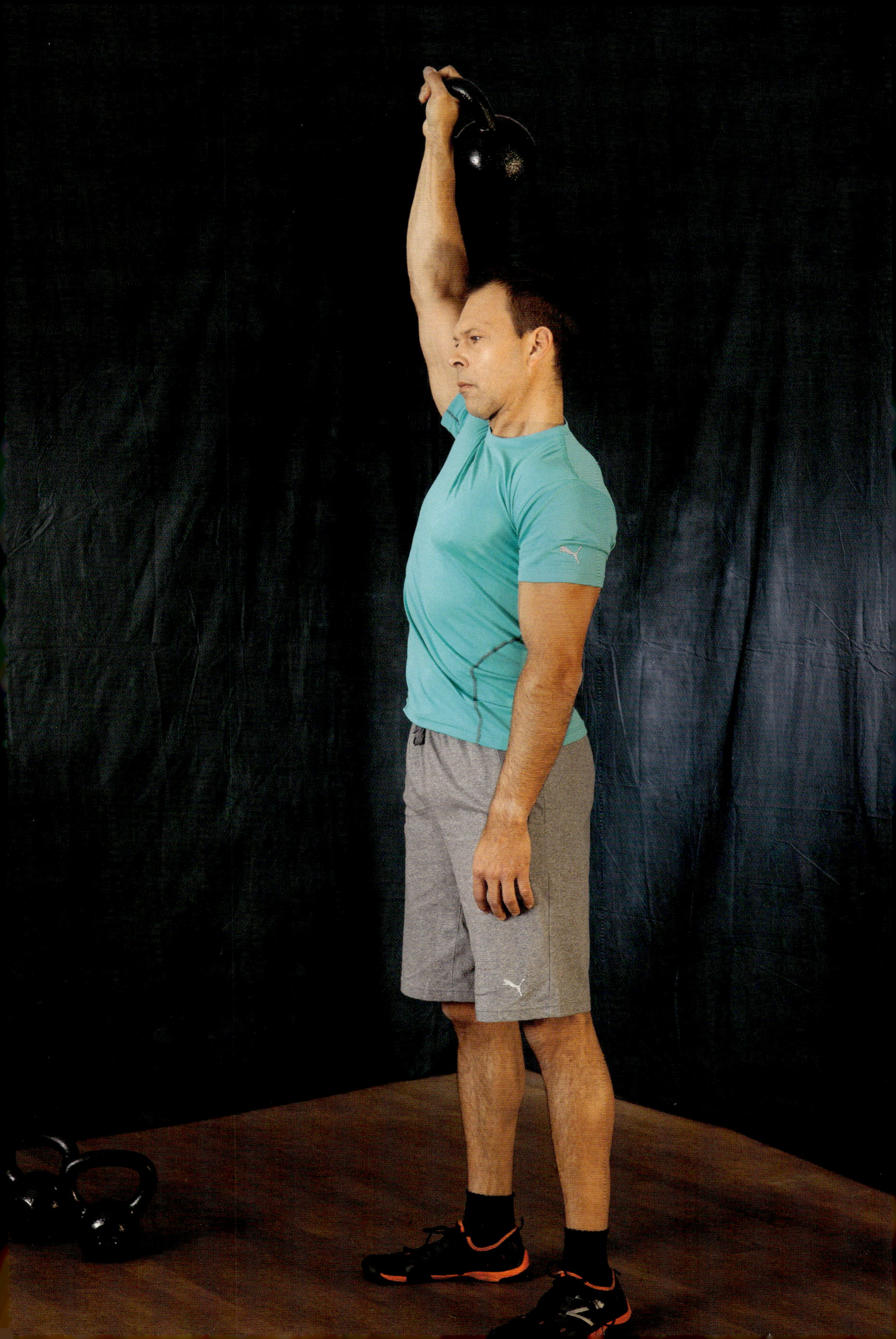

Kettlebell-Reißen (Kettlebell Snatch)

Das Reißen ist mit Sicherheit eine der schwierigsten Kettlebell-Bewegungen und sollte zuerst auch mit einer etwas leichteren Kettlebell geübt werden. Wie bei den bisherigen Übungen entsteht der Hauptimpuls der Bewegung durch eine explosive Hüftstreckung. Dadurch wird sowohl die Rücken- als auch die Bein- und die Unterarmmuskulatur beansprucht. Hinzu kommt beim Kettlebell-Reißen noch die Schultermuskulatur, welche die Kettlebell in der Endposition stabilisieren muss.

Gegenüber dem Umsetzen steigen hier die koordinativen Anforderungen nochmals an, und auch die Explosivität muss noch gesteigert werden, da die Kettlebell weiter nach oben beschleunigt werden soll.

Übungsausführung

Das Reißen beginnt gleich einem Swing mit dem Vorpendeln des Armes und der gleichzeitigen kraftvollen Hüftstreckung. Wie beim Umsetzen bleibt der Arm auch hier näher am Körper als beim Swing. An-

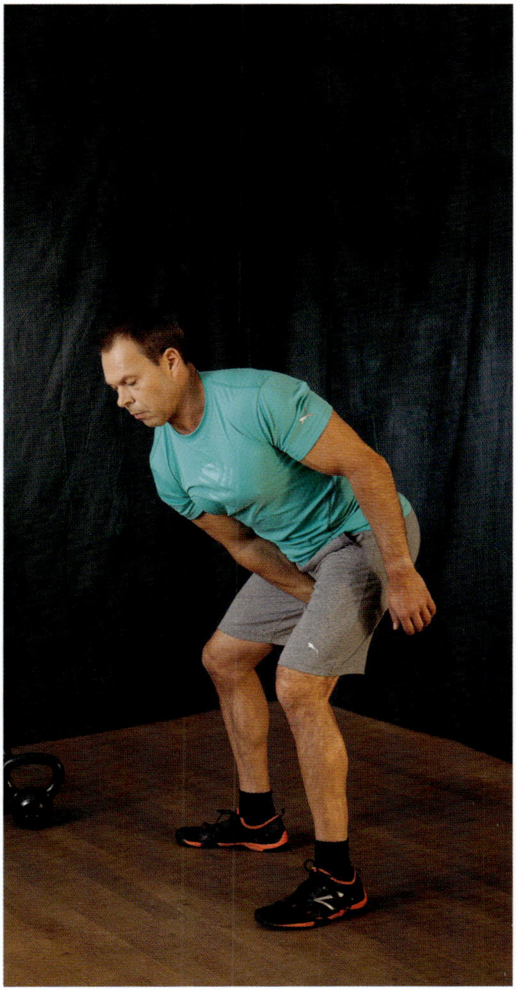

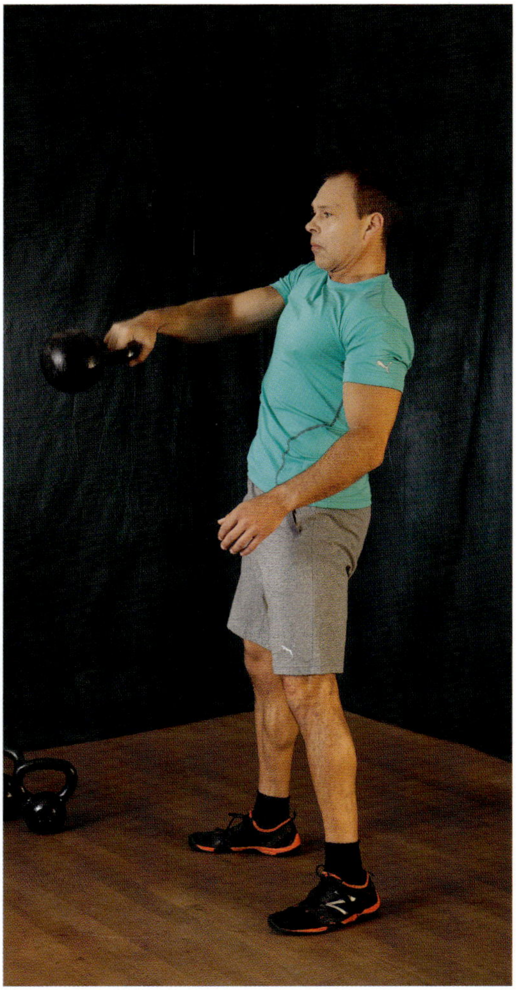

ders jedoch als beim Swing bleibt der Arm am Umkehrpunkt der Bewegung nicht gerade, sondern die Kettlebell wird durch eine kleine schnellkräftige Beugung im Ellenbogengelenk nach hinten oben und seitlich neben den Kopf gezogen. Diese Bewegung wird durch eine Armstreckung, ähnlich einem Faustschlag, nach oben begleitet. Dadurch schiebt sich die Hand unter der Kugel durch, und die Kettlebell landet sanft auf dem jetzt nach oben durchgestreckten Unterarm. Aus dieser Position heraus wird die Kettlebell wieder auf kurzem Weg in die Startposition zurückgeschwungen.

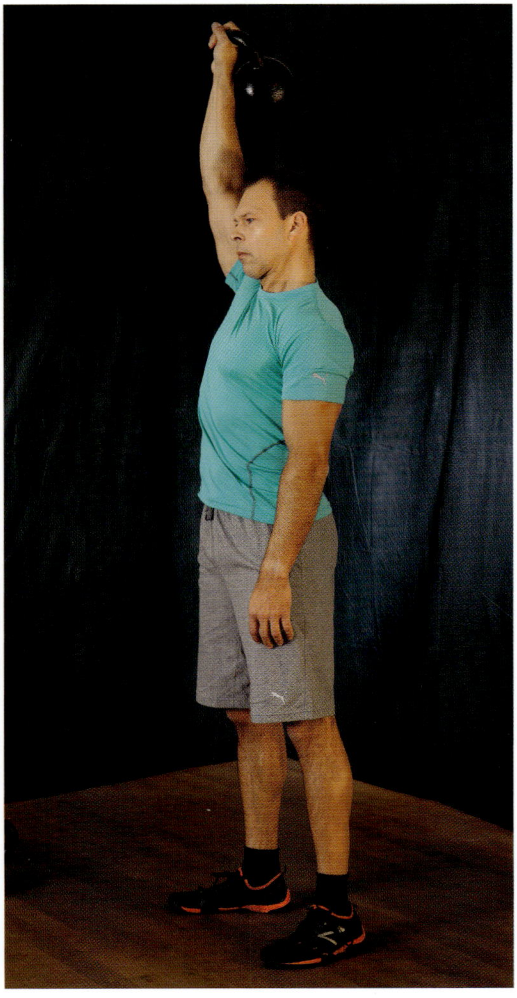

Profi-Tipp

Arbeiten Sie mit möglichst geringem Armeinsatz. Der Schwung entsteht durch die kraftvolle Streckung im Hüftgelenk.

Der Rücken bleibt immer gerade. Im Moment des »Aufpralls« der Kettlebell am Unterarm sollten Sie eine hohe Körperspannung haben.

Halten Sie die Handgelenke immer so gerade wie möglich.

Die »sanfte Landung« ist zunächst einmal eher Theorie, denn in der Praxis werden Sie dafür etliche Wiederholungen benötigen. Anfangs schlägt die Kettlebell häufig zu hart auf und hinterlässt im ungünstigsten Fall sogar blaue Flecken. Aus diesem Grund sollten Sie sich zuerst auch darauf konzentrieren, eine möglichst gute Form zu entwickeln, und erst später auf Ihr eigentliches Trainingsgewicht umsteigen.

Kettlebell-Kniebeuge

Eine Kniebeuge mit einer Kettlebell trainiert nicht nur die Beine, sondern auch die gesamte Rumpfmuskulatur, die bei dieser Übung stabilisierende Arbeit leisten muss.

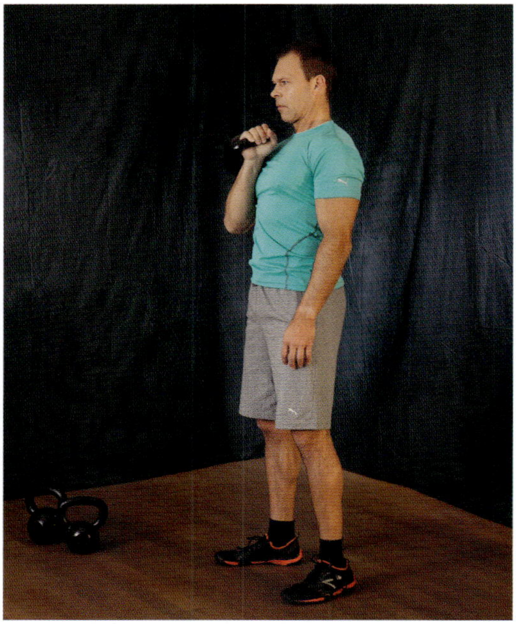

Übungsausführung

Führen Sie die Übung »Clean« wie oben beschrieben aus. Die Endposition der Übung »Clean« ist bei dieser Übung die Startposition.

Aus dieser Position heraus gehen Sie in eine Kniebeuge. Dabei sollten Sie darauf achten, die Bewegung aus den Hüftgelenken heraus zu starten und das Gesäß nach hinten zu schieben, als wollten Sie sich auf einen Stuhl setzen. Gehen Sie dabei so weit hinunter, wie Sie es gerade noch schaffen, Ihre Wirbelsäule gerade zu halten.

Richten Sie sich dann wieder bis zur Startposition auf.

Profi-Tipp

Um die Rumpfmuskulatur nicht zu einseitig zu trainieren, sollten Sie nach ein paar Kniebeugen einen Handwechsel vornehmen.

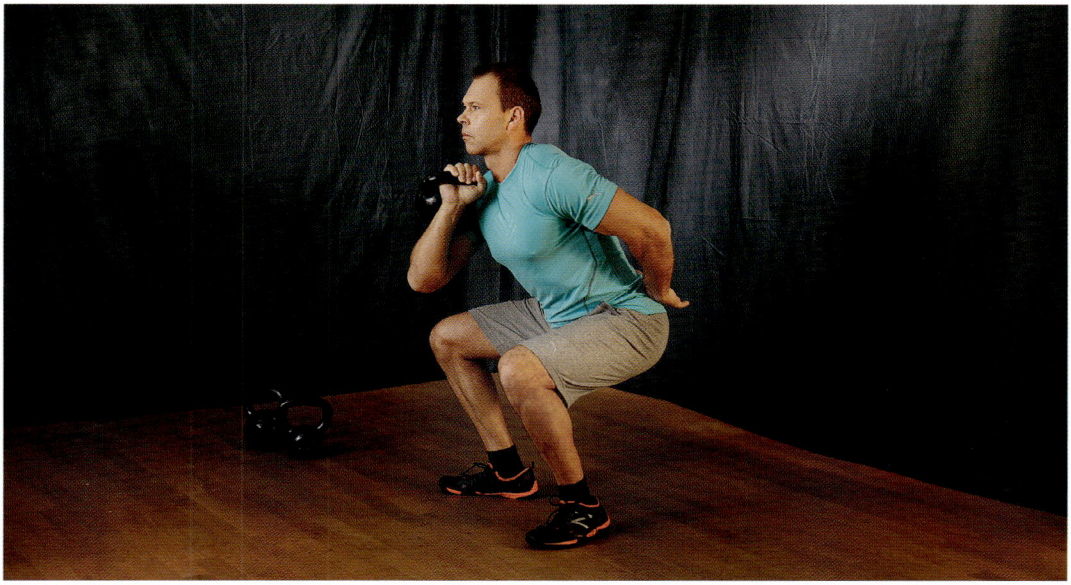

Umsetzen und Drücken (Clean & Press) mit Kettlebell

Wie es der Name schon vermuten lässt, handelt es sich bei der Übung »Umsetzen und Drücken« um eine Kombination der beiden bereits beschriebenen Übungen. Durch diese Kombination wird allerdings eine weitaus größere Muskelmasse beansprucht, als wenn nur eine Übung alleine oder beide in Reihe durchgeführt würden. Durch diese Verbindung wird die Koordination extrem geschult, und der Körper muss als eine Einheit arbeiten. Zusätzlich ergibt sich durch die Kombination ein hoher Trainingseffekt für die Kraftausdauer.

Übungsausführung

Führen Sie, wie oben beschrieben, die Übung »Umsetzen« aus. Aus der Endposition des Umsetzens pressen Sie die Kugel, wie beim Kettlebell-Drücken erläutert, nach oben. Kommen Sie dann in die Startposition zurück. Aus dieser Position heraus schwingen Sie die Kettlebell auf kürzestem Wege wieder nach unten hinten zwischen die Beine, der Daumen zeigt in dieser Position nach hinten. Gleichzeitig bringen Sie das Gesäß nach hinten unten und beugen etwas die Beine. Der Rücken bleibt die ganze Zeit über gerade. Dann beginnt der Zyklus wieder von vorne.

Profi-Tipp

Achten Sie darauf, dass Sie jedes Drücken erst dann beginnen, wenn Sie eine saubere Startposition dafür haben. Der Rücken bleibt die ganze Zeit über gerade.

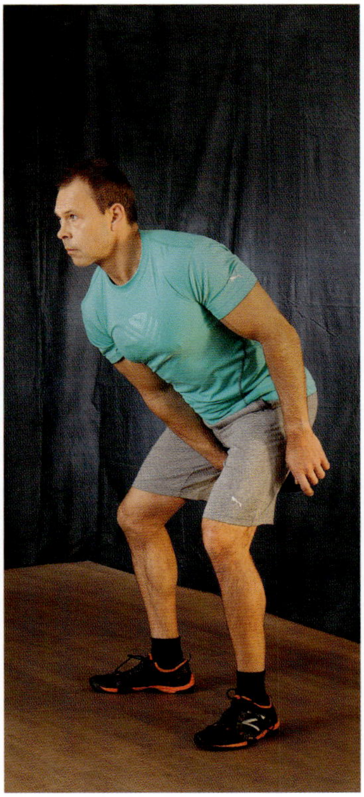

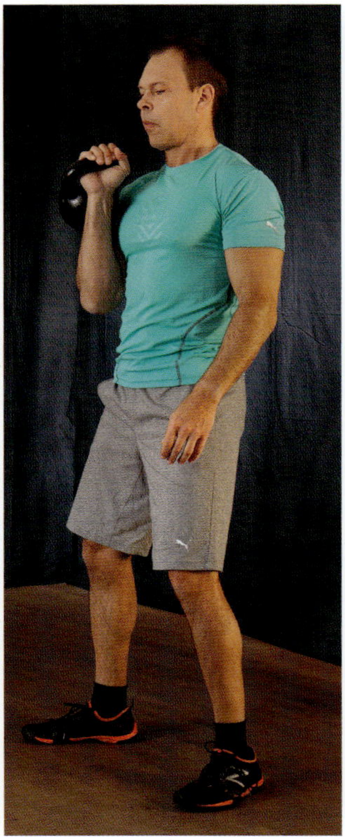

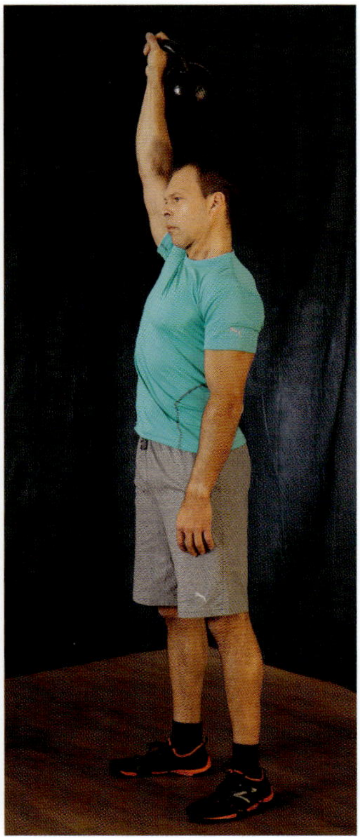

Umsetzen und Kniebeuge (Clean & Squat) mit Kettlebell

Bei dieser Übung ist der Name Programm: Nach einem Kettlebell-Umsetzen wird eine Kniebeuge gemacht. Diese Kombination bewegt fast sämtliche Gelenke des Körpers und fordert außer einer guten Koordination auch jede Menge Ausdauer.

Durch die Kombination eines Umsetzens mit einer Kniebeuge wird vor allem die Bein- und Gesäßmuskulatur stark gefordert. Dadurch, dass nur mit einer Kettlebell gearbeitet wird, muss der Oberkörper ständig und viel stärker stabilisiert werden, als wenn mit zwei Kettlebells oder gar mit Kurzhantel trainiert würde.

Übungsausführung

Führen Sie die Übung »Clean« wie beschrieben aus. Mit der Kettlebell in der Rackposition gehen Sie in eine Kniebeuge. Dabei sollten Sie darauf achten, die Bewegung aus den Hüftgelenken heraus zu starten und das Gesäß nach hinten zu schieben, als wollten Sie sich auf einen Stuhl setzen. Gehen Sie dabei so weit hinunter, wie Sie es gerade noch schaffen, Ihre Wirbelsäule gerade zu halten. Richten Sie sich dann wieder bis zur Startposition auf. Dann beginnt der gesamte Zyklus aufs Neue, indem Sie die Kettlebell in die Starposition des Clean zurückschwingen lassen.

Profi-Tipp

Achten Sie darauf, dass Sie jede Kniebeuge erst dann beginnen, wenn Sie eine saubere Startposition dafür haben.

Die Knie sollten dabei stets in Richtung Fußspitzen zeigen und nicht in eine X- oder O-Beinstellung ausweichen.

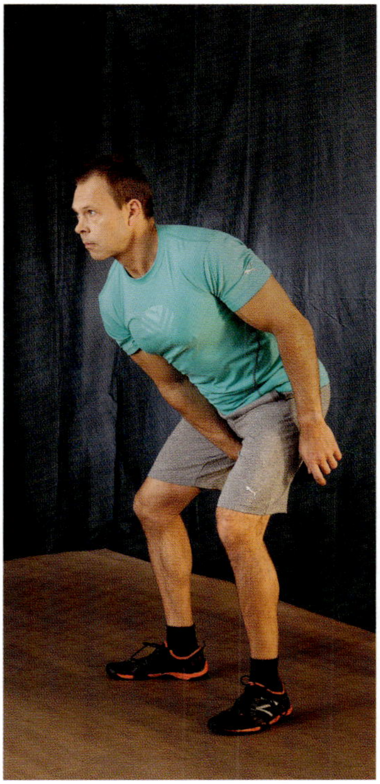
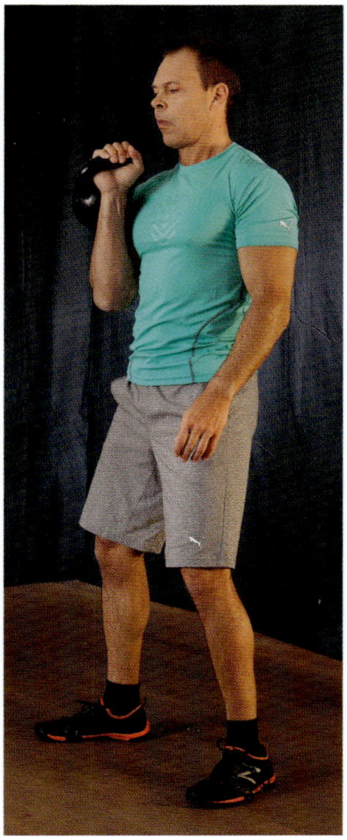
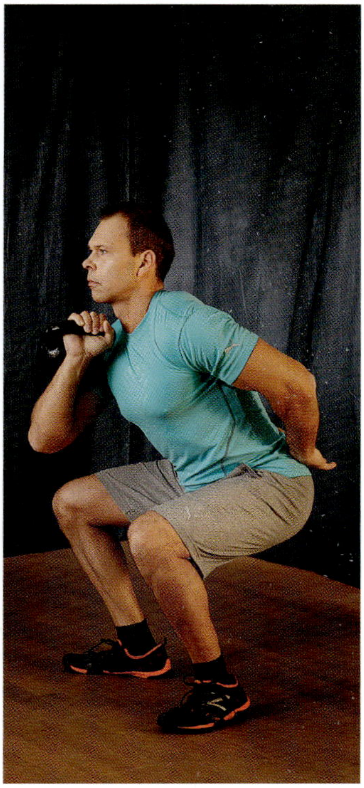

Reißen und Kniebeuge (Snatch & Squat) mit Kettlebell

Auch bei dieser Übung handelt es sich um eine Kombination von zwei schon beschriebenen Übungen. Der Unterschied zur Übung »Umsetzen und Kniebeuge« liegt bei dieser Übung in der weitaus höheren Beweglichkeit, die mittrainiert wird.

Übungsausführung

Führen Sie die Übung »Reißen« wie beschrieben aus. Aus der Endposition des Reißens gehen Sie in eine Kniebeuge. Aus dieser richten Sie sich wieder auf, und der Zyklus beginnt mit einem erneuten Reißen, d.h., Sie lassen die Kettlebell erst wieder in die Startposition für ein neues Reißen nach unten.

Profi-Tipp

Es gelten hierbei die gleichen Kriterien wie bei der eben beschriebenen Übung. Achten Sie beim Hinuntergehen darauf, dass Ihr Arm immer senkrecht zur Decke zeigt, und gehen Sie nur so weit in die Kniebeuge-Position, wie Ihnen dies gelingt.

Respektieren Sie die Beweglichkeitsgrenzen Ihres Körpers, und versuchen Sie nicht, diese mit Gewalt zu überwinden. Mit der Zeit werden Sie feststellen, dass sich Ihre Beweglichkeit – quasi nebenbei – verbessert.

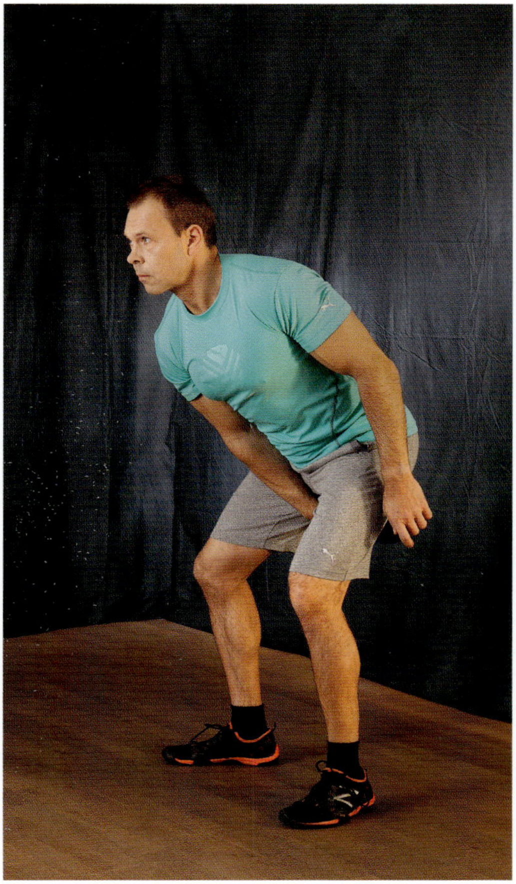

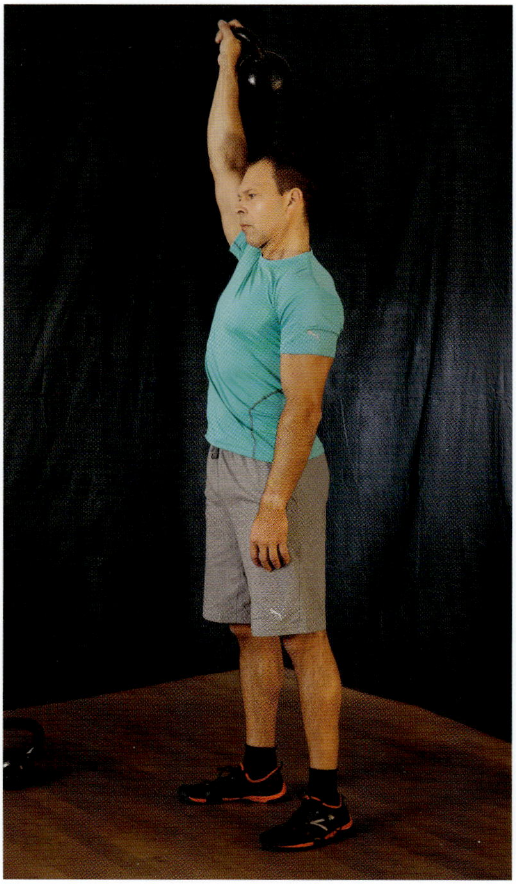

Kettlebell-Windmühle (Windmill)

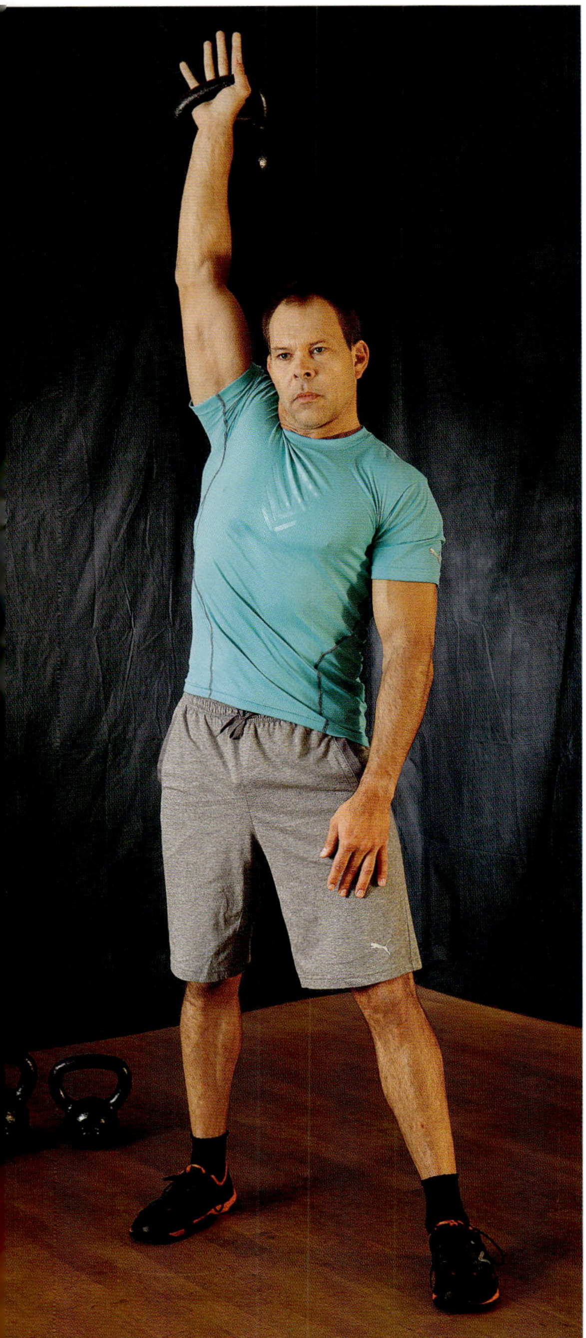

Die Windmühle ist eine Übung, die auf den ersten Blick recht ungewöhnlich aussieht und bei der man eine höhere Belastung der Wirbelsäule vermuten könnte. Bei korrekter Ausführung wird die Wirbelsäule jedoch optimal muskulär geschützt; sie befindet sich in einer Position, in der sie die auftretenden Kräfte gut ableiten kann. Die Windmühle ist damit also keineswegs eine Übung mit einem hohen Verletzungsrisiko für den Rücken, sondern durch die starke Stabilisierung eine Übung, die sich besonders auch zur Stärkung der Rückenmuskulatur eignet.

Die Windmühle schult sowohl die Beweglichkeit als auch die Stabilität in der Rumpfmuskulatur und in der Oberschenkelrückseite. Zusätzlich lernt man durch die Windmühle, das Schultergelenk in verschiedenen Positionen zu stabilisieren. Durch die Form der Kettlebell wird der Arm dabei fast automatisch in die richtige Übungsposition im Schultergelenk gezogen.

Wer eine saubere Windmühle beherrscht und diese regelmäßig in sein Training integriert, braucht kaum mehr etwas für die Beweglichkeit in den eben angesprochenen Gelenken zu tun.

Übungsausführung

Die Startposition für eine Windmühle ist die Endposition des Reißens, d.h., der Arm ist gestreckt neben dem Kopf und senkrecht zur Decke gerichtet. Bringen Sie die Kettlebell entweder durch ein Reißen oder durch ein Umsetzen und Drücken in diese Ausgangsposition. Der Stand sollte in etwa schulterbreit sein, der Körper ist angespannt. Wenn Sie die Kettlebell in der linken Hand halten, drehen Sie die Fußspitzen des linken Beins um etwa 45 Grad nach

innen und die des rechten Beins nach außen. Verlagern Sie dann Ihr Gewicht auf das linke Bein, indem Sie das Gesäß so weit wie möglich nach links hinten schieben. Beugen Sie sich mit geradem Rücken nach vorne Richtung Boden, drehen Sie den Rumpf Richtung linkes Bein und richten den Blick auf den erhobenen Arm. Ihr Arm zeigt während dieser gesamten Bewegung immer Richtung Decke. Die Beine sind nur leicht gebeugt.

Bringen Sie aus dieser vorgebeugten, rotierten Position Ihren Körper wieder zurück in die Ausgangsposition.

Halten Sie die Kettlebell in der rechten Hand, gelten die gerade gemachten Richtungsangaben natürlich genau umgekehrt.

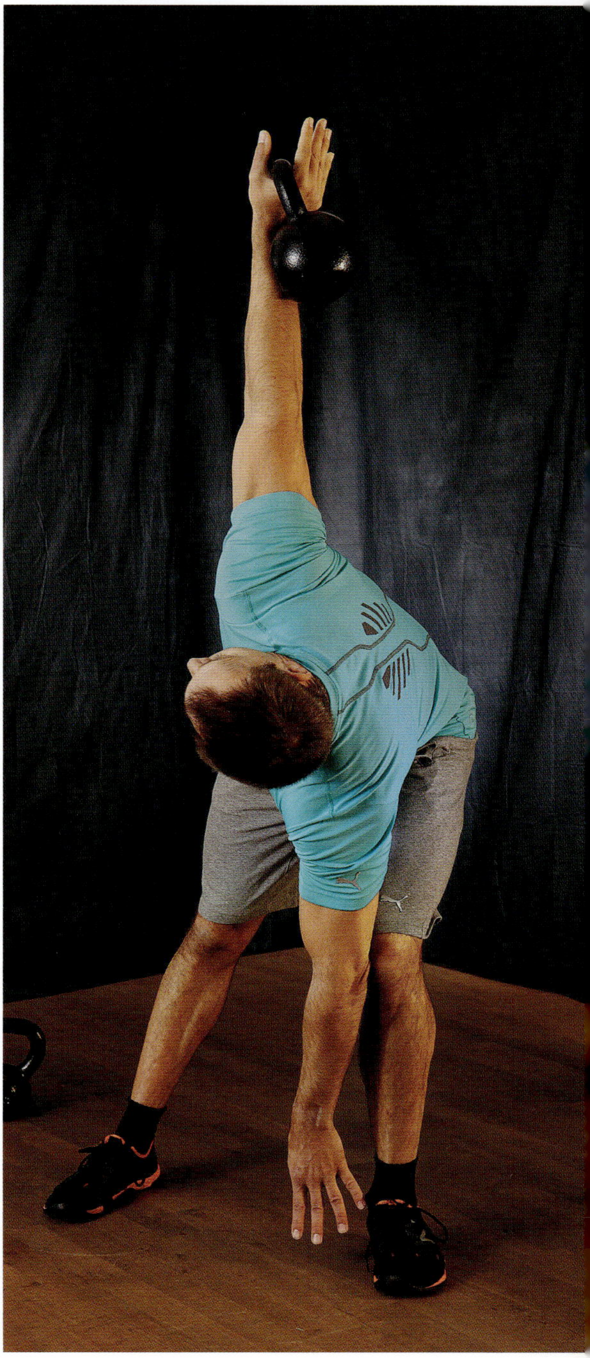

Profi-Tipp

Achten Sie streng darauf, dass Sie Ihren Rücken gerade halten!

Gehen Sie stets nur so weit nach unten, wie es Ihre Beweglichkeit zulässt.

Am besten üben Sie die Bewegung erst ohne Gewicht, bis Sie sich sicher fühlen.

Denken Sie daran: Bei dieser Übung geht es nicht um das Gewicht oder um eine bis zwei Wiederholungen mehr, sondern um Bewegungspräzision. Hören Sie also sofort auf, wenn Sie anfangen, bei der Sauberkeit der Ausführung Abstriche zu machen, weil beispielsweise Ihre Kraft oder die Konzentration nachlässt.

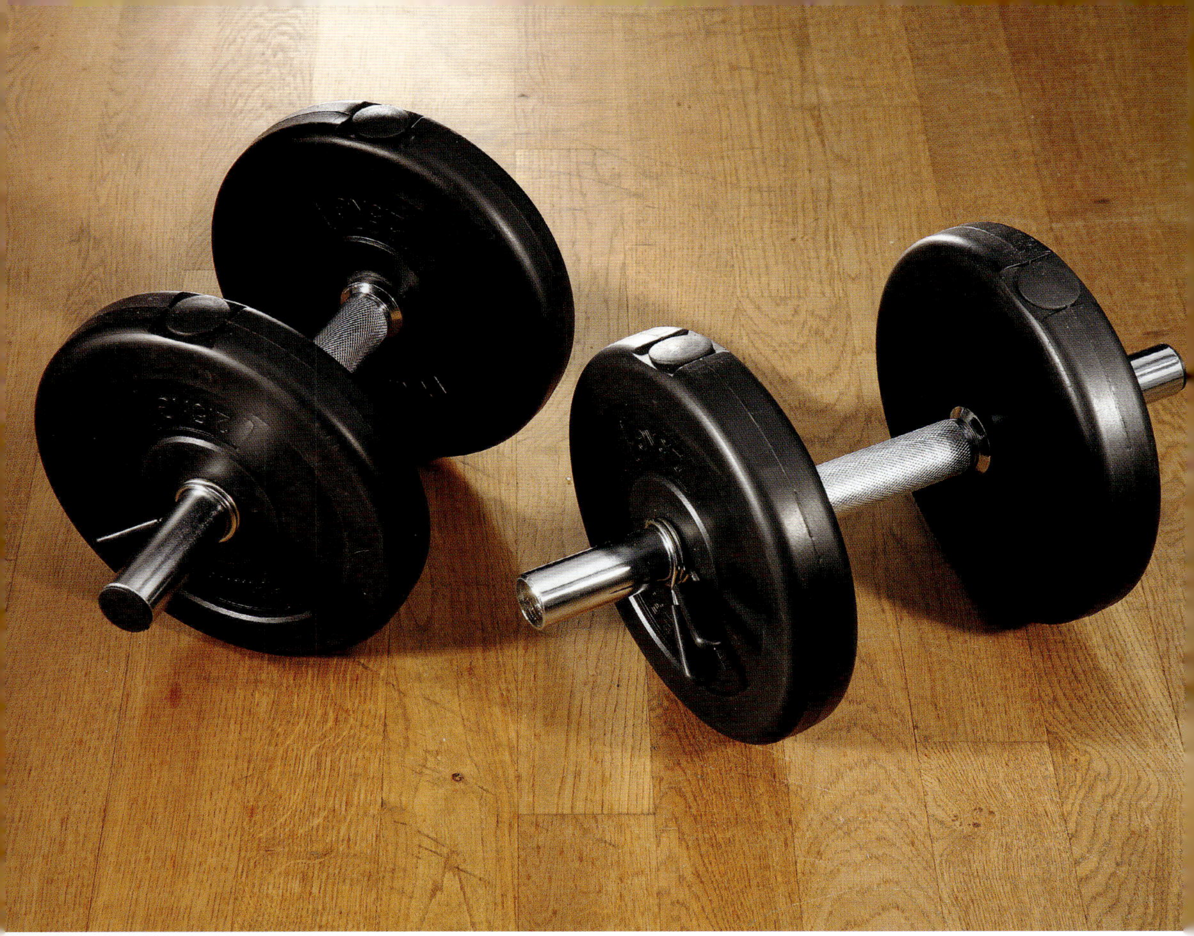

Übungen mit Kurzhanteln

Die im Folgenden beschriebenen Übungen mit Kurzhanteln (KH) sind im regulären Studioalltag kaum zu beobachten. Zum einen liegt das wohl daran, dass sie teilweise nicht ganz so einfach auszuführen sind, zum anderen sind sie aber auch oftmals unbekannt bzw. vielen Trainierenden ist der Nutzen ist nicht ganz klar. Wundern Sie sich daher nicht, wenn Sie komisch angeschaut werden, sollten Sie die Übungen in einem normalen Fitnessclub ausführen.

Bei sämtlichen der hier vorgestellten Übungen trainieren Sie im Sinne des funktionellen Trainings nicht einen isolierten Muskel, sondern ganze Muskelketten, sodass Ihr Körper lernt, die verschiedenen Muskel- und Gelenksysteme sinnvoll miteinander zu koppeln.

Zudem muss der Körper immer gut stabilisiert werden, sodass auch die gesamte Stützmuskulatur bei den Übungen einem sehr guten Trainingsreiz ausgesetzt ist.

Diese Übungen eignen sich auch hervorragend zur Verbindung mit klassischen Grundübungen wie Kniebeugen oder Bankdrücken, wenn es darum geht, ohne große Umbauarbeiten mehrere Übungen hintereinander zu trainieren – was besonders für all diejenigen sinnvoll ist, die in Studios zur Haupttrainingszeit trainieren. Mehrere Maschinen oder Trainingsgeräte gleichzeitig zu belegen, ist dann meist nicht möglich, eine Supersatzkombination von klassischen Langhantel-Kniebeugen mit Rudern in Liegestütz-Position dagegen schon.

Rudern in Liegestütz-Position (Renegade Rows)

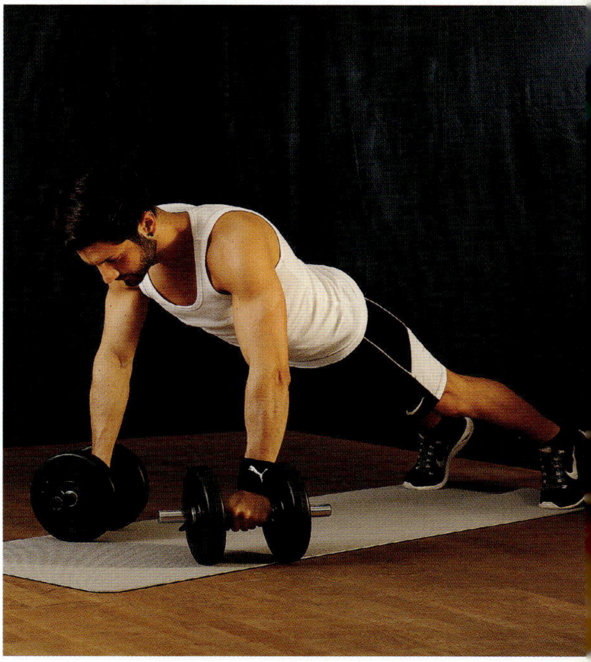

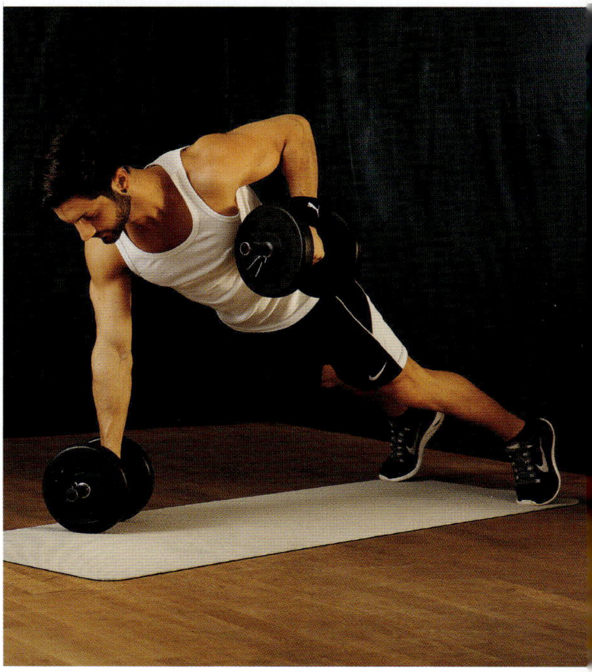

Renegade Rows sehen nicht nur anstrengend aus, sie sind es auch, denn sie stellen hohe Ansprüche an die Stabilisationsfähigkeit. Trainiert wird die Brust-, Trizeps-, Schulter- und Bauchmuskulatur, und zwar statisch. Der breite Rückenmuskel wird zwar dynamisch beansprucht, der Trainingseffekt auf diesen Muskel ist jedoch eher gering, da Sie bei der Übung nicht allzu viel Gewicht verwenden können. Der Haupttrainingseffekt im Bereich der Rückenmuskeln ergibt sich bei dieser Übung durch die starke Stabilisierungsarbeit, die hier notwendig ist.

Übungsausführung

Nehmen Sie zwei KH in die Hände, und bringen Sie sich mit diesen in eine Liegestütz-Position. Die Beine werden dabei weiter als schulterbreit aufgestützt. Wenn Sie die Beine näher zueinander positionieren, wird die Übung noch schwieriger.

Aus dieser Ausgangsstellung heraus ziehen Sie eine KH zu Ihrem Körper nach oben, sodass die Hantel Ihren Körper seitlich, etwa auf Bauchnabelhöhe, berührt.

Anschließend senken Sie diese Hantel wieder und ziehen die Hantel der anderen Seite nach oben.

Profi-Tipp

Falls Sie die Übung im Rücken spüren, bedeutet das, dass Sie noch nicht die Haltekraft in der Bauchmuskulatur besitzen, um die Wirbelsäule sicher zu verspannen. Testen Sie dann, ob Sie die Übung mit weiter abgespreizten Beinen besser ausführen können. Bei dieser Übung hat man meist die Tendenz mit der Wirbelsäule zu rotieren. Versuchen Sie, dies so gut es geht zu vermeiden, denn genau das muskuläre Arbeiten gegen die Rotationskräfte ist ein Grund, warum die Übung so anstrengend und gleichzeitig so funktionell für den Alltag ist.

KH-Ausfallschritt-Kniebeugen, unilateral (Split Squats)

Ausfallsschritt-Kniebeugen sind eine hervorragende Übung, um zum einen Balance und Stabilität zu verbessern und um zum anderen auf Ausfallschritte vorzubereiten. Split Squats können auch klassisch mit zwei KH oder auch mit einer Langhantel (LH) ausgeführt werden. Die hier beschriebene Variante mit nur einer Hantel beansprucht jedoch weitaus stärker die Rumpfmuskulatur und fördert die Balance.

Übungsausführung

Stellen Sie sich aufrecht hin, Ihre Füße haben einen etwa schulterbreiten Abstand, ein Bein ist einen weiten Schritt nach hinten versetzt und steht auf dem Ballen. Die Füße zeigen nach vorne, die Knie sind auf einer Linie mit den Fußspitzen, der Oberkörper wird aufrecht gehalten. Die KH ruht in der Hand auf der Seite des hinteren Beins. Der Arm ist dabei gestreckt.

Beugen Sie nun beide Beine in Richtung Boden. Wie bei einer klassischen Ausfallschritt-Kniebeuge konzentrieren Sie sich dabei darauf, das hintere Bein mehr zu beugen. Das vordere Bein bewegt sich währenddessen nur minimal nach vorne.

Kurz bevor das hintere Bein den Boden berührt, kehren Sie die Bewegung um und kommen in die Ausgangsposition zurück.

Profi-Tipp

Die Knie zeigen immer in Richtung der Fußspitzen und weichen nicht in eine X- oder O-Beinstellung aus.

Sie können die Übung schwieriger gestalten, wenn Sie die KH nicht am ausgestreckten Arm unten, sondern mit gestrecktem Arm über dem Kopf halten.

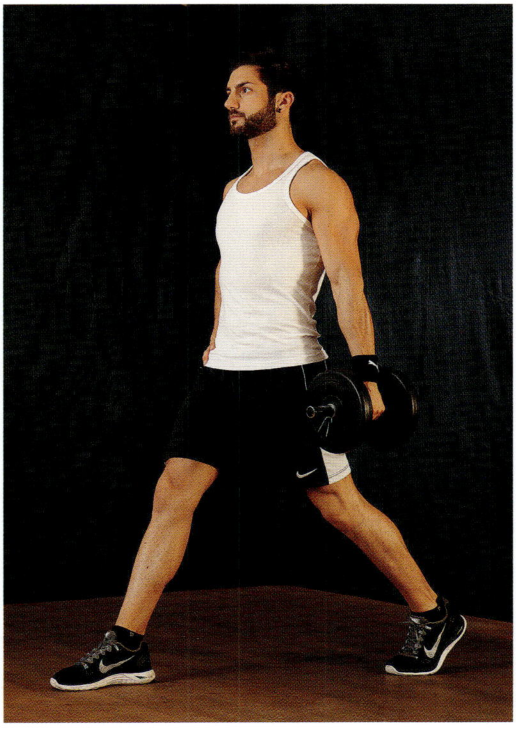

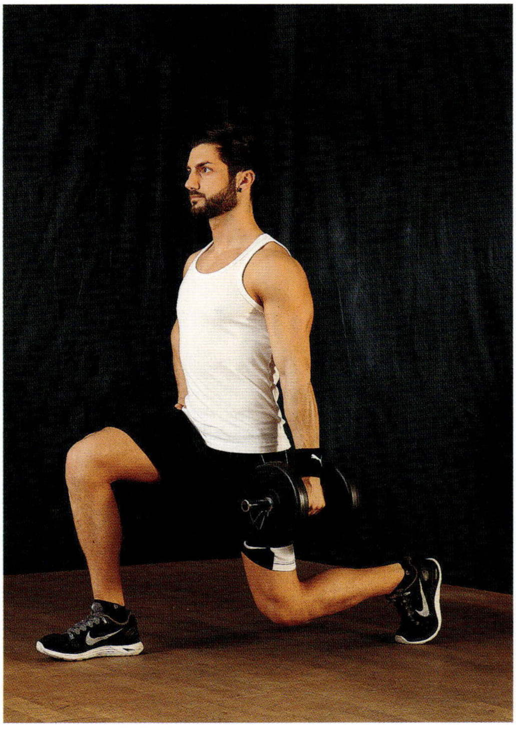

Ausfallschritte (Lunges) vorwärts mit zwei KH

Ausfallschritte unterscheiden sich von einer Ausfallschritt-Kniebeuge dadurch, dass jedes Mal wieder neu eine Ausfallschritt-Position eingenommen und aus dieser Position in die Startposition zurückgekehrt wird. Trainiert werden dieselben Muskeln wie bei einer regulären Ausfallschritt-Kniebeuge, jedoch – bedingt durch die Bewegungsdynamik – um einiges intensiver. Zusätzlich entsteht jedes Mal durch das Abbremsen jedes Ausfallsschritts eine starke exzentrische Muskelbelastung, die für einen zusätzlichen Trainingsreiz sorgt.

Übungsausführung

Stellen Sie sich aufrecht hin, die Füße haben einen etwa schulterbreiten Abstand und zeigen gerade nach vorne. Die Wirbelsäule ist aufgerichtet, der Kopf befindet sich in Verlängerung der Wirbelsäule. Halten Sie in der linken und in der rechten Hand je eine KH, die Arme hängen dabei senkrecht nach unten.

Machen Sie mit dem linken Bein einen weiten Ausfallschritt nach vorne, und fangen Sie Ihren Schwung dadurch ab, dass Sie das linke Bein beugen, dabei jedoch das Knie nicht über die Fußspitze kommen lassen. Das rechte Bein wird auch gebeugt, der Fuß des hinteren Beins steht nur auf dem Fußballen.

Drücken Sie sich mit dem vorderen Bein schnellkräftig wieder nach hinten in die Ausgangsposition zurück.

Profi-Tipp

Auch hier können Sie die Übung um einiges schwieriger gestalten, wenn Sie die Hanteln mit gestreckten Armen über dem Körper halten.

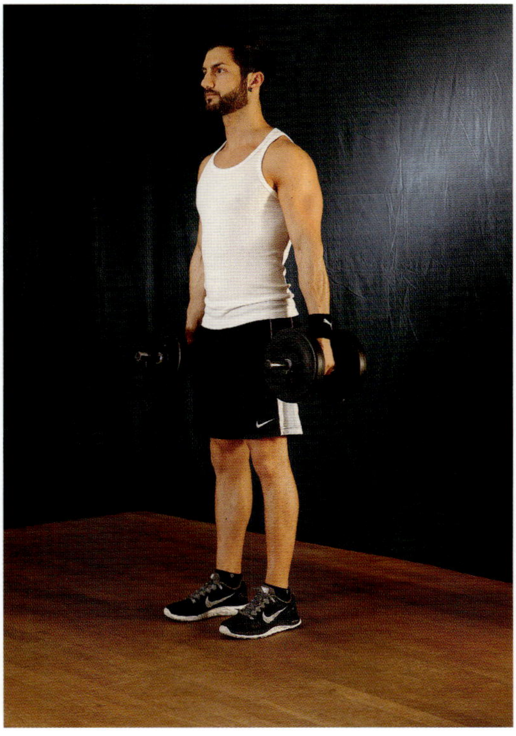

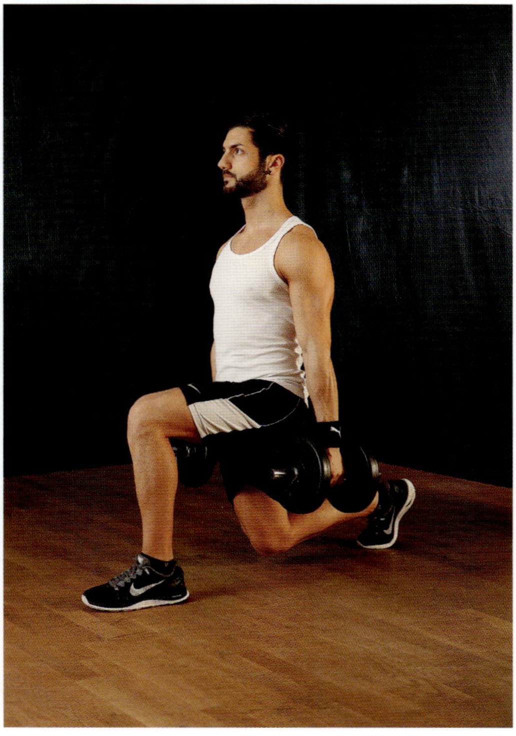

Ausfallschritte (Lunges) unilateral beladen, mit KH

Diese Variante des Ausfallschritts bringt zusätzlich zu den oben angesprochenen Punkten noch eine hohe Stabilisierungskomponente mit ins Spiel.

Übungsausführung

Stellen Sie sich aufrecht hin, Ihre Füße haben einen etwa schulterbreiten Abstand, die Füße zeigen gerade nach vorne. Die Wirbelsäule ist aufgerichtet, der Kopf befindet sich in Verlängerung der Wirbelsäule. Halten Sie die KH in der rechten Hand.

Machen Sie nun mit dem linken Bein einen weiten Ausfallschritt nach vorne, und fangen Sie Ihren Schwung dadurch ab, dass Sie das linke Bein beugen, dabei jedoch das Knie nicht über die Fußspitze kommen lassen. Das rechte Bein wird ebenfalls gebeugt, der Fuß des hinteren Beins steht nur auf dem Fußballen.

Drücken Sie sich mit dem vorderen Bein schnellkräftig wieder nach hinten in die Ausgangsposition zurück.

Bei Ausfallschritten mit dem rechten Bein halten Sie die KH in der linken Hand.

Profi-Tipp

Auch hier können Sie die Übung um einiges schwieriger gestalten, indem Sie die Hantel am gestreckten Arm über dem Körper halten.

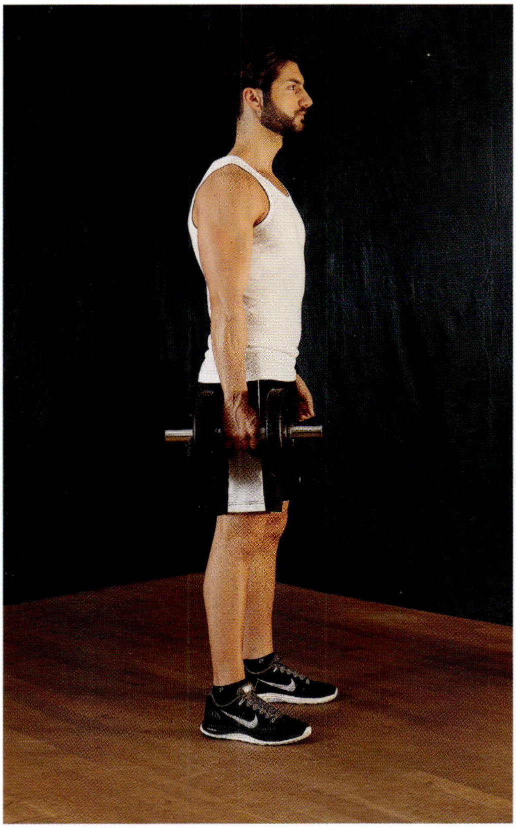

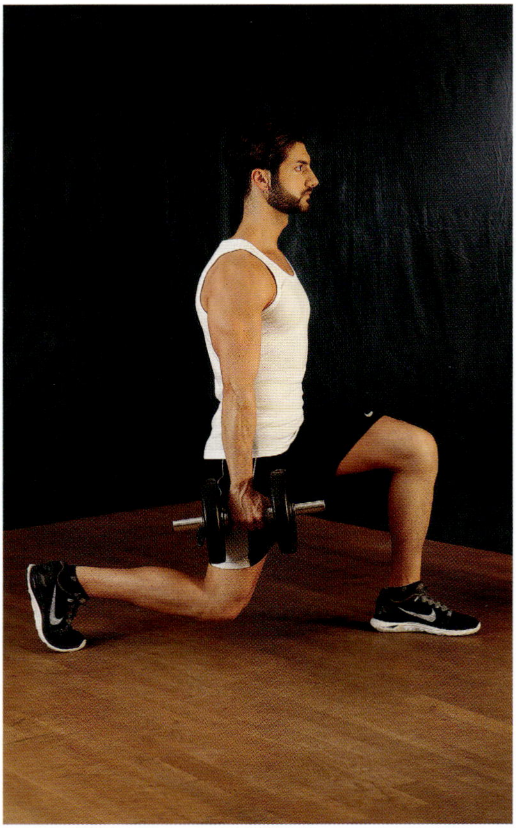

KH-Ausfallschritte hinten (Reverse Lunges), unilateral

Ausfallschritte nach hinten bringen etwas weniger Belastung auf die Kniegelenke und legen den muskulären Schwerpunkt mehr auf die Gesäßmuskulatur.

Übungsausführung

Stellen Sie sich aufrecht hin, Ihre Füße haben einen etwa schulterbreiten Abstand und zeigen gerade nach vorne. Die Wirbelsäule ist aufgerichtet, der Kopf befindet sich in Verlängerung der Wirbelsäule. Halten Sie die KH in der rechten Hand.

Machen Sie mit dem rechten Bein einen weiten Ausfallschritt nach hinten, und fangen Sie Ihren Schwung dadurch ab, dass Sie das linke Bein beugen, dabei jedoch das Knie nicht über die Fußspitze kommen lassen. Das rechte Bein wird ebenfalls gebeugt, der Fuß des hinteren Beins steht nur auf dem Fußballen.

Von dieser Position aus ziehen Sie mit dem Gesäßmuskelanteil Ihres vorderen Beins den gesamten Körper wieder in die Ausgangsposition zurück.

Bei Ausfallschritten mit dem linken Bein halten Sie die KH in der linken Hand.

Profi-Tipp

Sie können die Übung um einiges schwieriger gestalten, indem Sie die Hantel am gestreckten Arm über dem Körper halten.

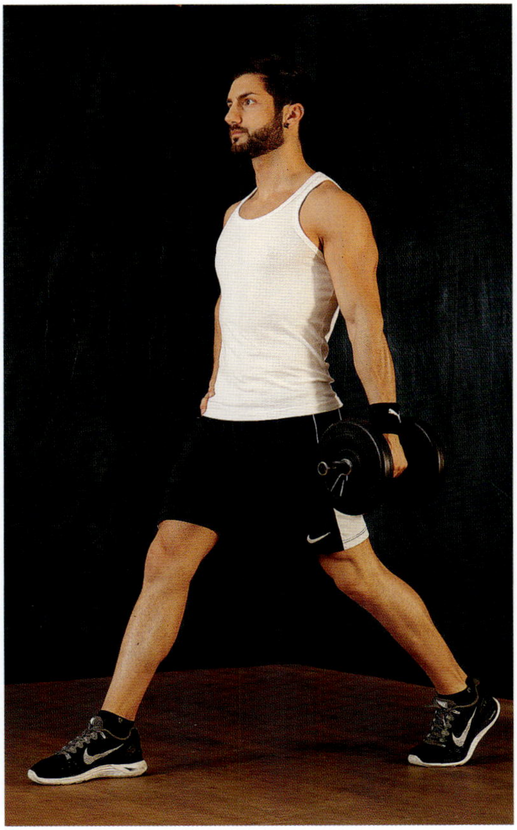

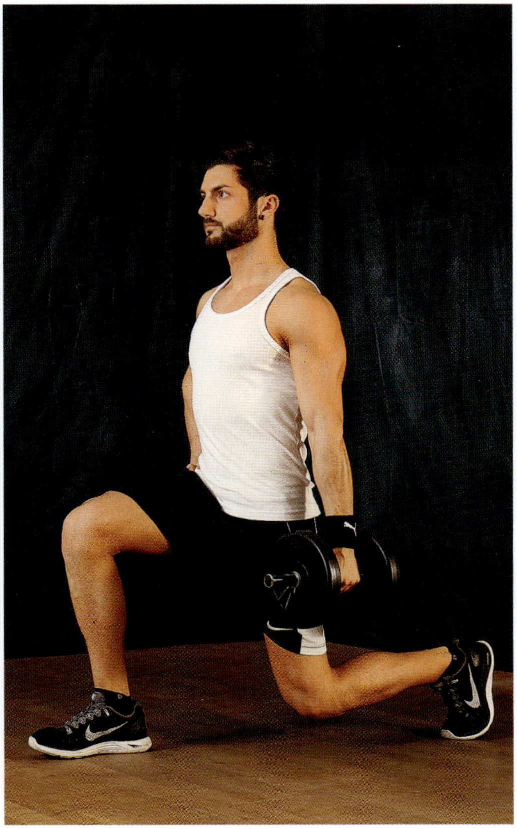

Kniebeuge unilateral beladen (Suitcase Lift) mit KH

Eine nur einseitig (unilateral) beladene Kniebeuge wird im Englischen auch als »Suitcase Lift« bezeichnet. Dieser Name macht klar, wo wir im Alltag eine unilateral beladene Kniebeuge ausführen: nämlich beim Einkaufen, Koffertragen etc. Trainiert wird vor allem die gesamte Muskulatur des Unterkörpers, und zugleich muss die gesamte Muskulatur des Rumpfs eine starke Stabilisationsarbeit leisten, um die Oberkörperposition zu sichern.

Übungsausführung

Stellen Sie sich aufrecht hin, Ihre Füße haben einen etwa schulterbreiten Abstand und zeigen leicht nach außen. Die Wirbelsäule ist aufgerichtet, der Kopf befindet sich in Verlängerung der Wirbelsäule. Die KH wird am gestreckten Arm neben dem Körper gehalten.

Gehen Sie langsam in eine tiefe Hockposition, indem Sie die Hüft- und Kniegelenke beugen. Das Gesäß wird dabei nach hinten geschoben. Gehen Sie so tief in die Hocke, wie Sie es schaffen, Ihre Wirbelsäule in der natürlichen Position (leichtes Hohlkreuz) zu halten.

Aus der tiefsten Position drücken Sie sich mit den Muskeln Ihres Unterkörpers wieder nach oben. Der Druck sollte dabei über die gesamte Fußfläche in den Boden abgegeben werden.

Profi-Tipp

Nach der Hälfte der in den Trainingsprogrammen vorgegebenen Wiederholungen sollten Sie die Hantel in die andere Hand nehmen, um beide Seiten des Körpers gleichmäßig zu beanspruchen.

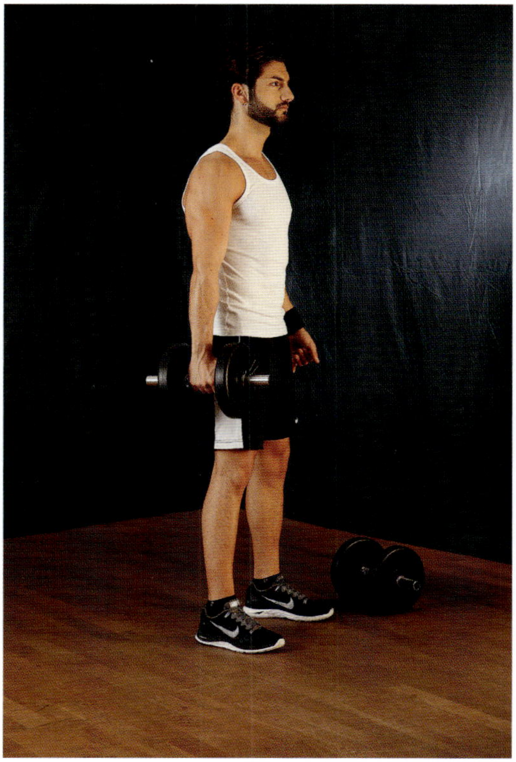

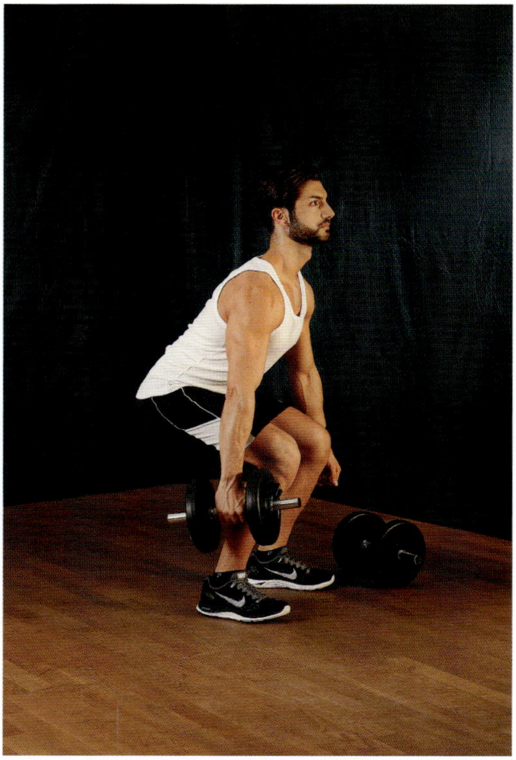

Kniebeuge, KH vor dem Körper (Goblet Squat)

Goblet Squats sind eine Kniebeugen-Variante, die sich besonders gut eignet, um Kniebeugen sauber zu erlernen. Trainiert wird vor allem die gesamte Muskulatur des Unterkörpers, und zugleich muss die gesamte Muskulatur des Rumpfs eine starke Stabilisationsarbeit leisten, um die Oberkörperposition zu sichern.

Durch die Position, in der die KH gehalten wird, fällt es vielen leichter, eine ausreichende Körperspannung aufzubauen, um mit geradem Rücken eine tiefe Kniebeuge ausführen zu können.

Übungsausführung

Stellen Sie sich aufrecht hin, die Füße haben einen etwa schulterbreiten Abstand und zeigen leicht nach außen. Die Wirbelsäule ist aufgerichtet, der Kopf befindet sich in Verlängerung der Wirbelsäule. Die KH wird mit beiden Händen vor der Brust gehalten. Das Besondere dabei ist, dass die Hantel quer gehalten wird, d.h., man drückt die Hantel mit den Händen vor der Brust zusammen. Dadurch erhöht sich auch die Spannung in der Bauchmuskulatur, wodurch die Körperposition stabiler wird. Gehen Sie nun in eine tiefe Hockposition, indem Sie die Hüft- und die Kniegelenke beugen. Aus der tiefsten Position drücken Sie sich mit den Muskeln Ihres Unterkörpers wieder nach oben. Der Druck sollte dabei über die gesamte Fußfläche in den Boden abgegeben werden.

Profi-Tipp

Achten Sie darauf, dass Sie mit den Knien weder in eine X- noch in eine O-Beinposition kommen.

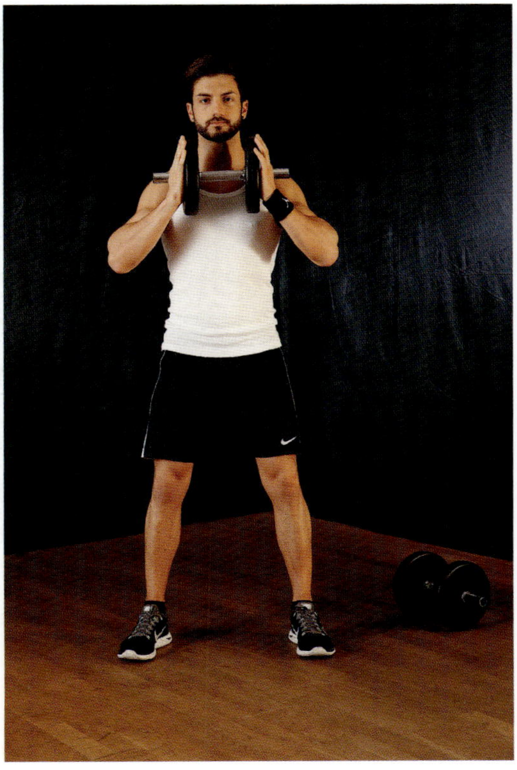

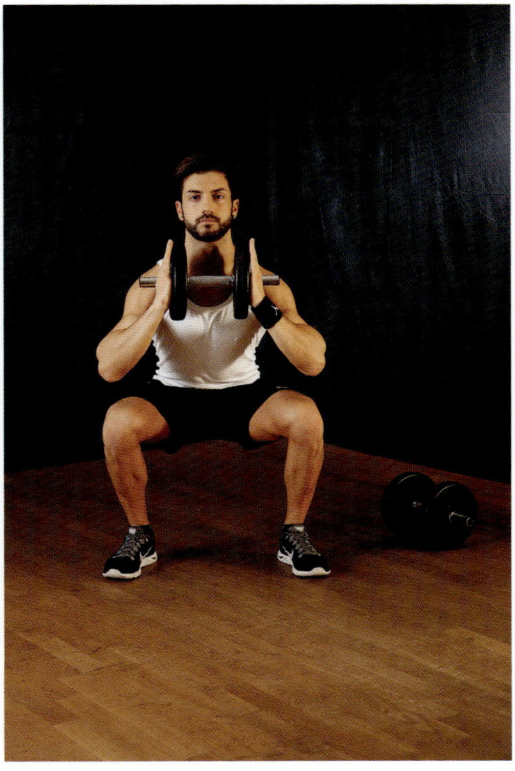

Rumänische Ausfallschritt-Kniebeugen mit KH

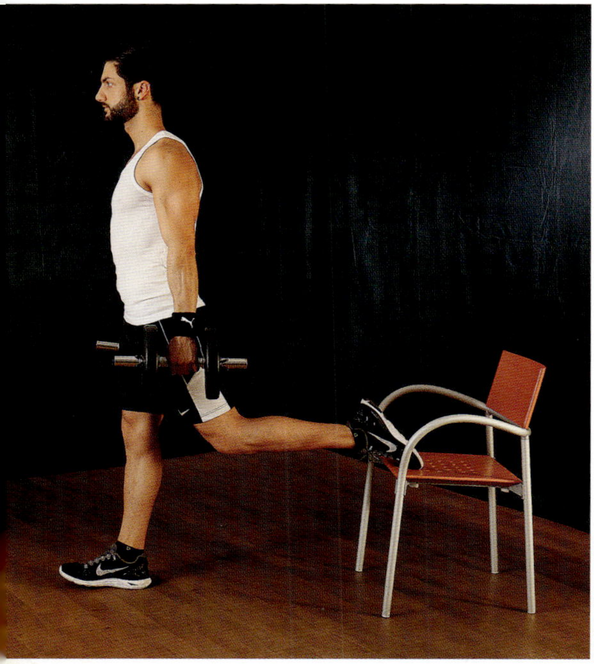

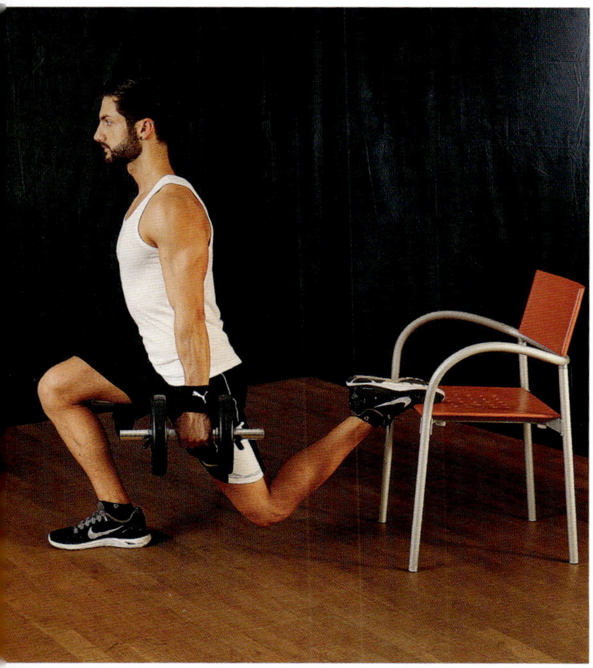

Rumänische Ausfallsschritt-Kniebeugen sind eine hervorragende Übung, um Balance und Stabilität zu verbessern. Zusätzlich wird die Beweglichkeit im Hüftbereich trainiert.

Übungsausführung

Stellen Sie sich aufrecht hin, Ihre Füße haben einen etwa schulterbreiten Abstand. Ein Bein ist einen weiten Schritt nach hinten versetzt und liegt erhöht auf einer Bank, einem Stuhl oder einem Kasten. Die Füße zeigen nach vorne, die Knie sind auf einer Linie mit den Fußspitzen, der Oberkörper wird aufrecht gehalten. In jeder Hand halten Sie eine KH.

Beugen Sie nun das vordere Bein in Richtung Boden. Das vordere Bein bewegt sich während der Bewegung nur minimal nach vorne. Stoppen Sie, kurz bevor das vordere Bein komplett gebeugt ist bzw. bevor das Knie des hinteren Beins den Boden berührt.

Aus dieser Position heraus strecken Sie das Bein wieder und kehren in die Ausgangsposition zurück.

Profi-Tipp

Setzen Sie das vordere Bein nur so weit nach vorne, dass Sie dabei Ihr Knie nicht über die Fußspitze schieben.

Wahrscheinlich werden Sie feststellen, dass auch Ihr hinteres Bein bei der Übung etwas mithilft. Versuchen Sie jedoch den Einsatz des aufliegenden Beins auf ein Minimum zu reduzieren.

Ein häufiger Fehler ist die Verdrehung in der Hüfte. Achten Sie daher darauf, dass Ihr Becken die ganze Zeit über gerade nach vorne hin ausgerichtet ist.

Seitheben im Seitstütz mit KH

Der Seitstütz ist eine ideale Übung, um die statische Seitstabilität des Körpers zu schulen und zu trainieren. Durch die Verbindung mit Seitheben wird er zu einer äußerst anspruchsvollen Übung. Trainiert werden statisch die seitliche Bauchmuskulatur und auch Anteile des Rückenstreckers. Gleichzeitig findet ein dynamisches Training der mittleren Schultermuskulatur statt.

Übungsausführung

Legen Sie sich auf die rechte Seite und strecken Sie die Hüfte. Die Beine sind ebenfalls gestreckt. Das linke Bein liegt auf dem rechten unteren Bein. Winkeln Sie Ihren Arm im Ellenbogengelenk an, und platzieren Sie Ihren Ellenbogen genau unter Ihrer rechten Schulter. In der linken Hand halten Sie eine KH, der linke Arm liegt fast gestreckt auf Ihrer linken Körperseite auf.

Stützen Sie sich mit Unterarm und Füßen nach oben, sodass sich Rumpf und Gesäß vom Boden abheben und Ihr Körper eine gerade Linie bildet. Spreizen Sie Ihren Arm mit der KH vom Körper ab, bis dieser senkrecht zur Decke zeigt.

Danach lassen Sie ihn herab, bis sich Ihr Arm wieder neben dem Körper befindet.

Bei der anderen Körperseite drehen sich die Richtungsangaben natürlich um.

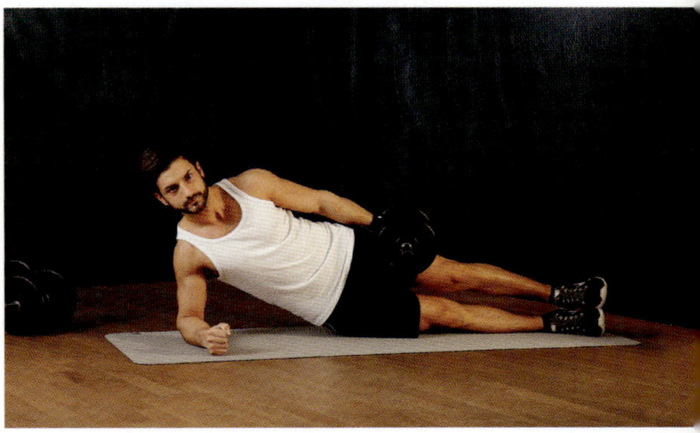

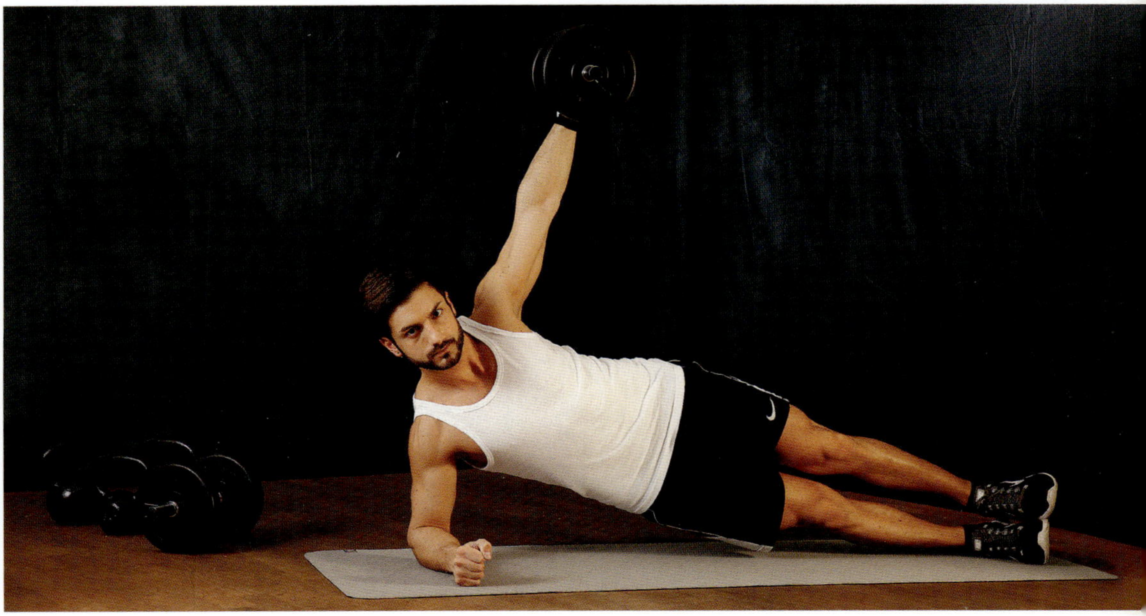

Vorgebeugtes KH-Rudern, unilateral beladen

Das vorgebeugte Rudern ist eine Übung, die sowohl die statische Stabilität des Rumpfs fördert als auch den breiten Rückenmuskel stark beansprucht. Außer diesen beiden Muskelgruppen wird durch die unilaterale Ausführung die Rumpfstabilität noch zusätzlich gefördert, da durch die einseitige Ausführung stets ein Rotationsmoment entsteht, das es auszugleichen gilt.

Übungsausführung

Nehmen Sie eine KH, und lehnen Sie Ihren Oberkörper so weit nach vorne, bis dieser etwa 45 Grad nach vorne gebeugt ist. Achten Sie darauf, dass Sie dabei Ihren Rücken gerade lassen und sich nur aus dem Hüftgelenk heraus nach vorne neigen. Das machen Sie am besten dadurch, dass Sie Ihr Gesäß so weit wie möglich nach hinten schieben. Der Arm mit der KH hängt Richtung Boden, der freie Arm wird auf den Rücken gelegt.

Ziehen Sie nun die KH so weit nach oben, bis Sie mit der Hantel den Körper berühren. Lassen Sie dann den Arm mit der Hantel wieder in Richtung Boden ab.

Profi-Tipp

Achten Sie darauf, dass Sie Ihre Oberkörperposition während der Übungsausführung beibehalten und sich nicht von der Hantel in eine schräge Position ziehen lassen.

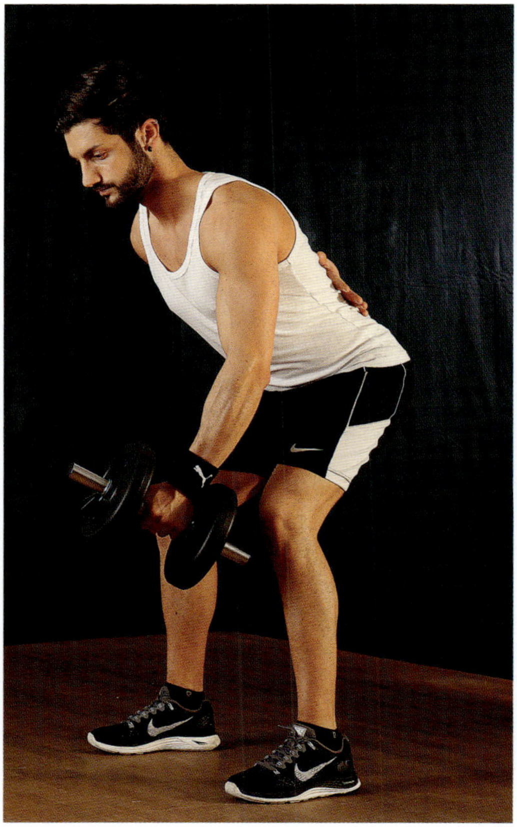

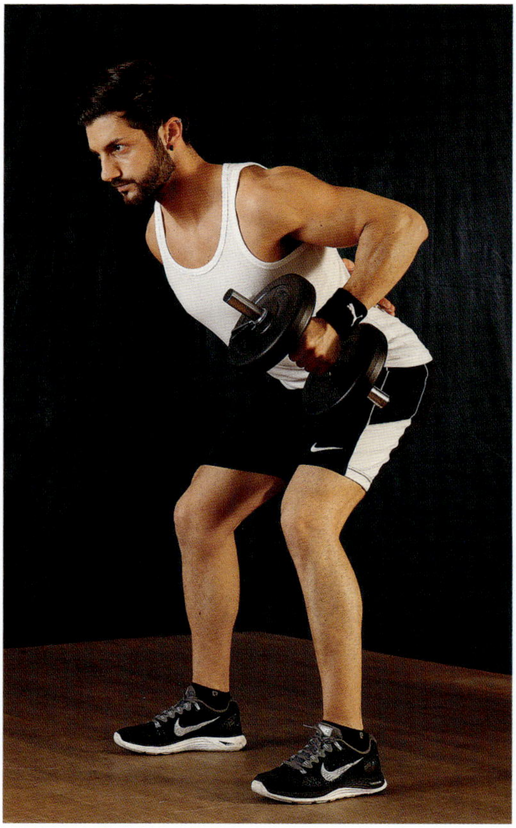

Vorgebeugtes KH-Rudern, abwechselnde Ausführung

Grundsätzlich werden hierbei dieselben Muskeln beansprucht wie bei der oben beschriebenen Variante. Die abwechselnde Ausführung ist etwas leichter zu stabilisieren als die einseitige Ausführung. Dafür ist jedoch der Trainingseffekt für die Kraftausdauer etwas höher, weil es keine Bewegungsphase gibt, während der sich die Rumpfmuskulatur entspannen kann.

Übungsausführung

Nehmen Sie in jede Hand eine KH, und lehnen Sie Ihren Oberkörper so weit nach vorne, dass dieser etwa 45 Grad nach vorne gebeugt ist. Achten Sie auch hierbei darauf, dass Sie Ihren Rücken gerade lassen und sich nur aus dem Hüftgelenk heraus nach vorne neigen. Das machen Sie am besten dadurch, dass Sie Ihr Gesäß so weit wie möglich nach hinten schieben.

Ziehen Sie eine KH so weit nach oben, bis Sie mit der Hantel den Körper berühren.

Lassen Sie dann den Arm mit der Hantel wieder Richtung Boden ab, und ziehen Sie gleichzeitig den anderen Arm mit der KH nach oben.

Profi-Tipp

Optimal ist es, wenn die Aufwärtsbewegung des einen und die Abwärtsbewegung des anderen Arms gleichzeitig beendet sind.

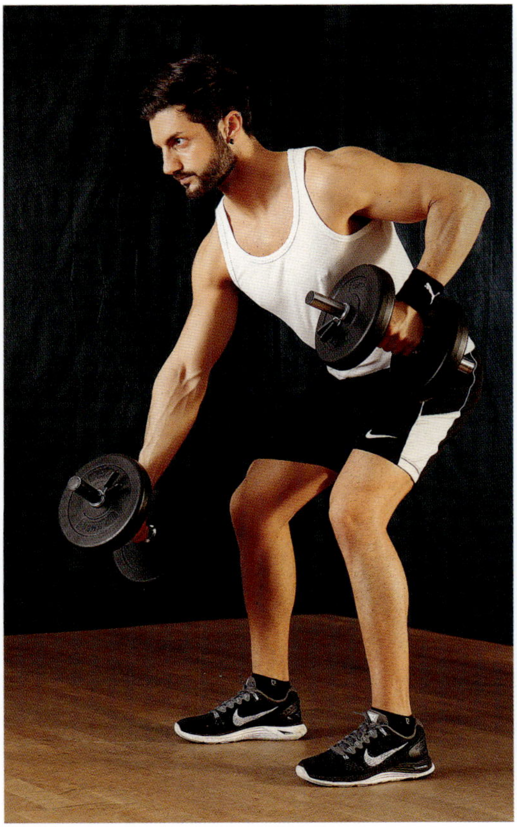

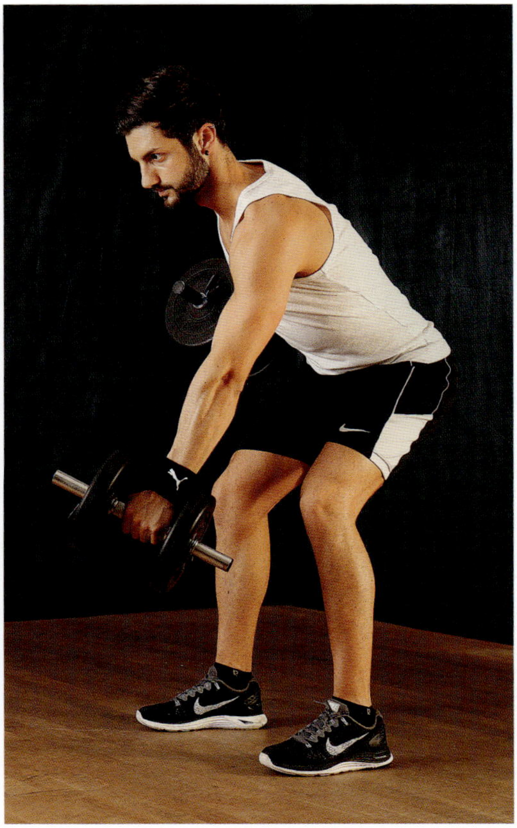

Einarmiges KH-Drücken, stehend

Einarmiges KH-Drücken beansprucht sowohl die Schulter- als auch die Armstreckmuskulatur. Außer diesen Muskelgruppen wird durch die unilaterale Ausführung die Rumpfstabilität stark gefördert, da durch die einseitige Ausführung stets eine muskuläre Ausgleichsarbeit zu verrichten ist.

Übungsausführung

Nehmen Sie eine KH, und stellen Sie sich aufrecht etwa schulterbreit hin. Die Wirbelsäule ist gerade, Ihre Beine sind leicht angebeugt, und der Kopf wird in Verlängerung der Wirbelsäule gehalten. Der Hantel befindet sich etwa auf Schulterhöhe neben dem Körper, der Ellenbogen ist angewinkelt, und die Handfläche zeigt Richtung Schulter.

Drücken Sie die KH aus dieser Poition heraus senkrecht nach oben, sodass sich die KH in der obersten Position genau über Ihrer Schulter befindet. Der gestreckte Arm ist seitlich neben dem Kopf.

Aus dieser Position lassen Sie ihn wieder bis zur Anfangsposition sinken.

Profi-Tipp

Versuchen Sie die Hantel genau senkrecht nach oben zu drücken – auf diese Weise können Sie am meisten Kraft einsetzen.

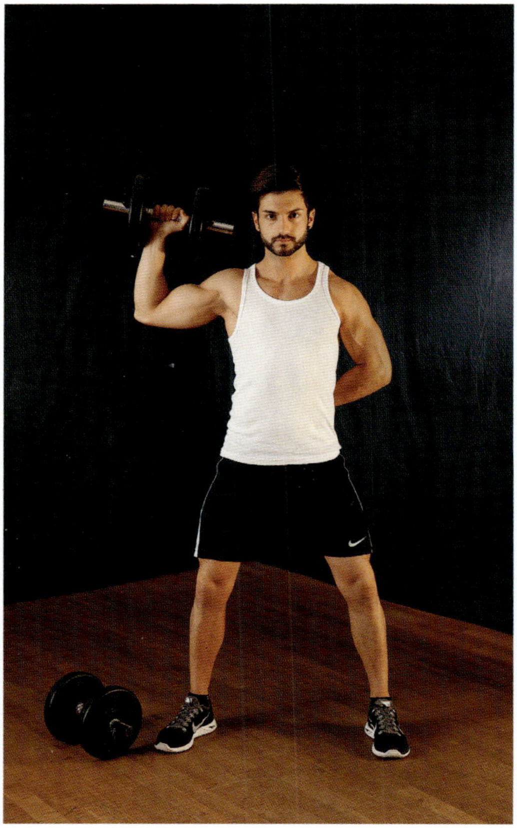

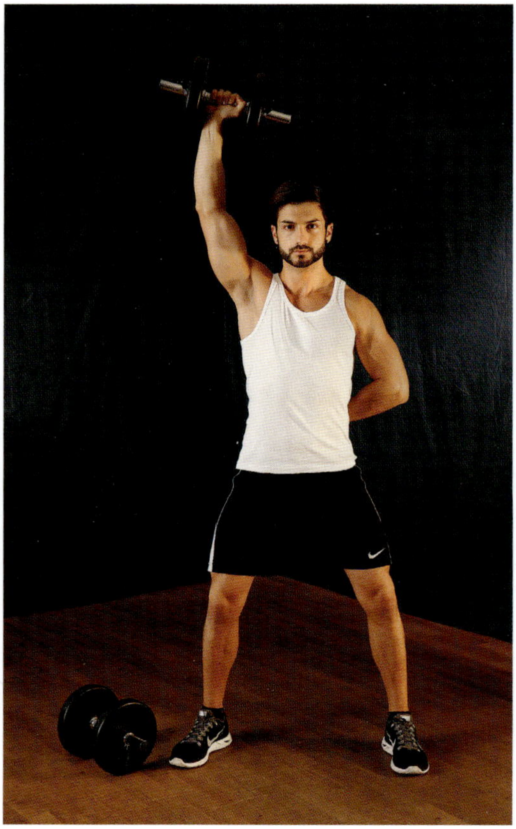

Abwechselndes KH-Drücken, stehend

Beim abwechselnden KH-Drücken in stehender Position wird die Stützmuskulatur nicht so stark beansprucht wie bei der einarmigen Variante (siehe linke Seite), jedoch ist die Übung konditionell anstrengender, weil immer eine Grundspannung gehalten werden muss.

Übungsausführung

Nehmen Sie zwei KH, und stellen Sie sich in die gleiche Grundposition wie bei der einarmigen Variante beschrieben.

Drücken Sie eine der beiden Hanteln aus der Startposition senkrecht nach oben, sodass sich in der obersten Position die KH genau über Ihrer Schulter befindet. Der gestreckte Arm ist seitlich neben dem Kopf.

Aus dieser Position lassen Sie den Arm mit der Hantel wieder bis zur Anfangsposition sinken, gleichzeitig drücken Sie den anderen Arm mit der KH nach oben.

Profi-Tipp

Optimal ist es, wenn die Aufwärtsbewegung des einen und die Abwärtsbewegung des anderen Arms gleichzeitig beendet sind.

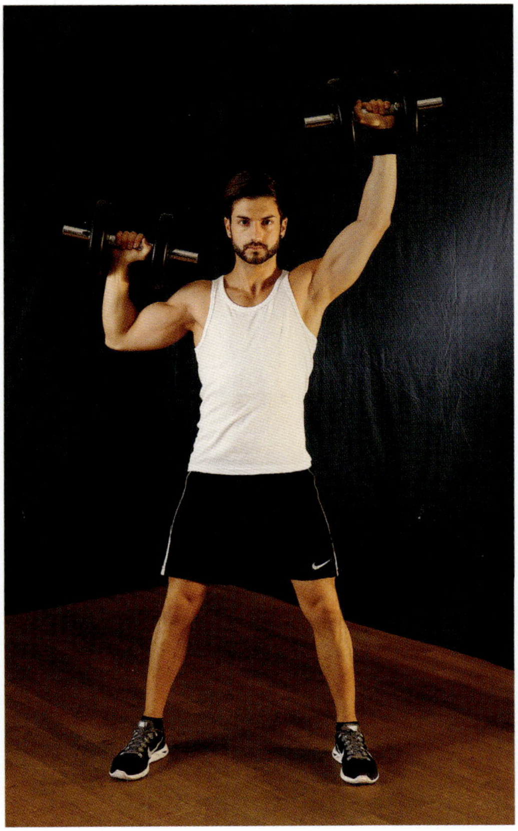

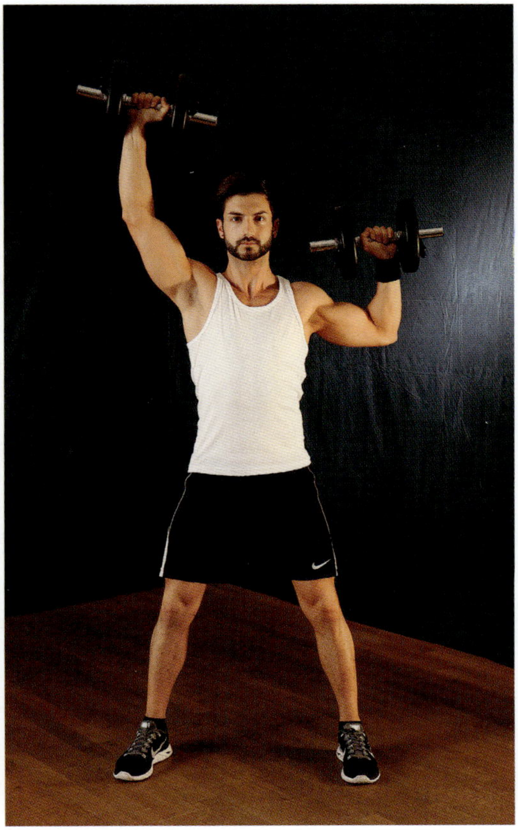

Kniebeugen mit KH

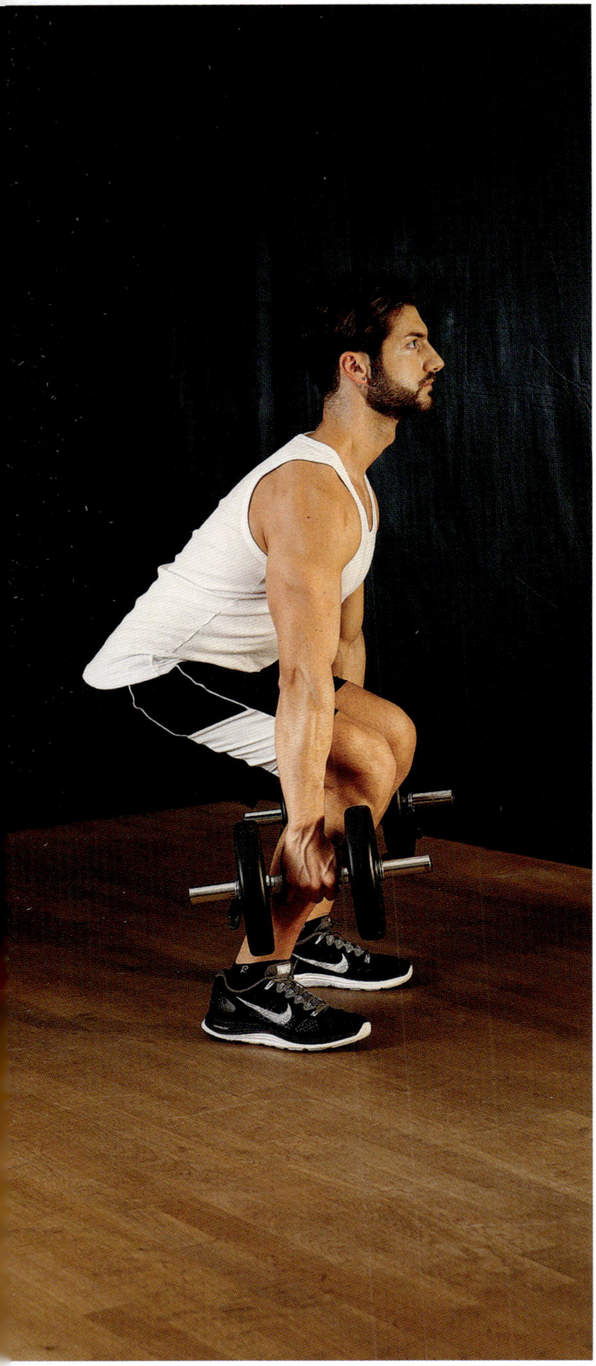

Kniebeugen mit KH sind eine gute Übung, um die komplette Muskulatur des Unterkörpers zu trainieren; zugleich muss die gesamte Muskulatur des Rumpfs starke Stabilisationsarbeit leisten, um die Oberkörperposition zu sichern. Durch das ständige Festhalten der KH entwickeln Sie gleichzeitig eine sehr gute Griffkraft.

Übungsausführung

Stellen Sie sich aufrecht hin, die Füße haben einen etwa schulterbreiten Abstand und zeigen leicht nach außen. Die Wirbelsäule ist aufgerichtet, der Kopf befindet sich in Verlängerung der Wirbelsäule. Die Arme hängen seitlich am Körper, und in jeder Hand halten Sie eine KH.

Gehen Sie in eine tiefe Hockposition, indem Sie die Hüft- und die Kniegelenke beugen. Aus der tiefsten Position drücken Sie sich mit den Muskeln Ihres Unterkörpers wieder nach oben. Der Druck sollte dabei über die gesamte Fußfläche in den Boden abgegeben werden.

Profi-Tipp

Achten Sie darauf, dass Sie bei der Ausführung der Übung mit den Knien weder in eine X- noch in eine O-Beinposition kommen.

Eine weitere häufige Fehlerquelle liegt darin, beim Nachuntengehen die Fersen abzuheben. Um dieses Problem zu beheben, legen viele Athleten unter ihre Fersen ein Brett oder kleine Gewichtsscheiben. Dadurch kann die Übung an sich zwar besser bewältigt werden, aber die Wurzel des Problems wird nicht beseitigt. Denn das eigentliche Problem ist eine weitverbreitete mangelnde Beweglichkeit des Sprunggelenks aufgrund einer schlecht beweglichen Wadenmuskulatur.

Daher ist es sinnvoll, hier erst die Beweglichkeit zu verbessern, um dann auch Kniebeugen besser ausführen zu können.

KH-Kreuzheben

Es gibt wohl kaum eine andere Übung, die gleichzeitig mehr Muskulatur beansprucht als das Kreuzheben. Das Verletzungsrisiko ist beim Kreuzheben – korrekte Bewegungsausführung vorausgesetzt – nicht höher als bei anderen komplexen freien Übungen. Außerdem vergessen Kritiker des Kreuzhebens oft, dass es eine sehr alltagsnahe Übung ist. Was unterscheidet denn Kreuzheben vom Heben einer Kiste Bier oder dem Anheben eines schweren Umzugskartons? Durch regelmäßiges Kreuzheben wird nicht nur für einen ausreichenden muskulären Schutz gesorgt, sondern auch für die notwendige Hebetechnik. Wer im Training die richtige, rückengerechte Kreuzhebetechnik gelernt hat, der wird höchstwahrscheinlich auch im Alltag eine schwere Last auf die gleiche Art und Weise hochheben können.

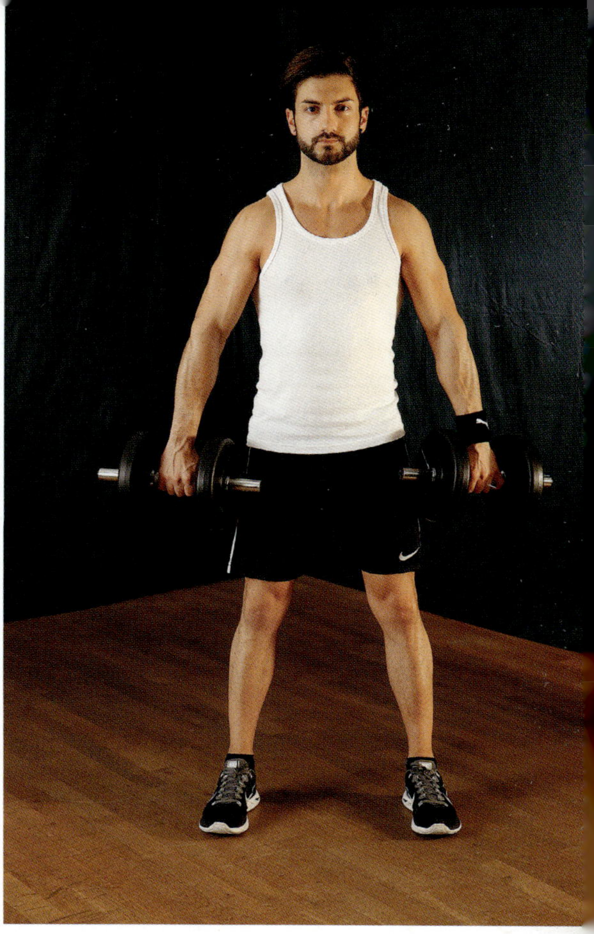

Übungsausführung

Nehmen Sie einen hüftbreiten Stand ein, die KH werden mit geraden Armen vor dem Körper gehalten. Die Handflächen zeigen zum Körper. Aus dieser Position heraus schieben Sie das Gesäß nach hinten und beugen gleichzeitig die Knie. Lassen Sie die KH eng am Körper so weit ab, wie Sie es schaffen, den Rücken gerade zu halten. Aus dieser Position kehren Sie in die Ausgangsposition zurück.

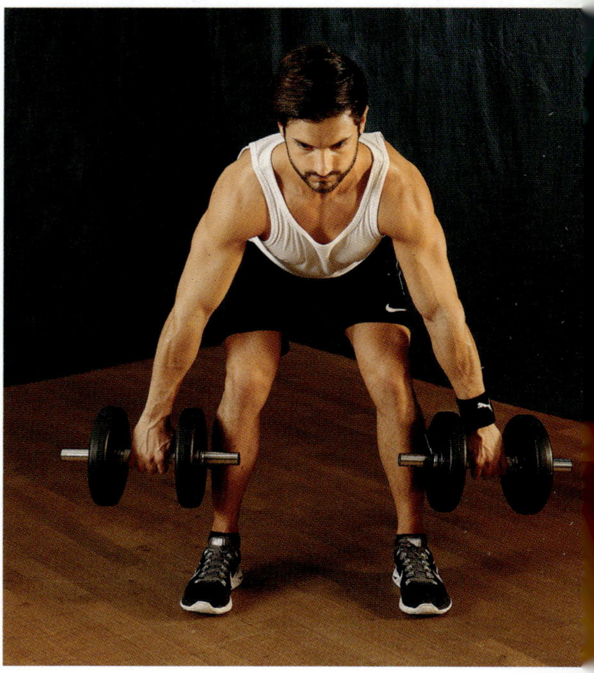

Profi-Tipp

Die Arme bleiben während der gesamten Bewegung gestreckt. Die Schultern sollten nicht nach vorne gerundet werden. Führen Sie die Bewegung nur bis zur vollen Streckung, jedoch keinesfalls bis in die Überstreckung aus! Eine solche Bewegungsausführung ist kontraproduktiv und kann zu Verletzungen und Überlastungen führen. Daher gilt: Die Bewegung ist beendet, sobald Sie aufrecht stehen. Aus dieser Position heraus werden die KH ganz eng am Körper entlang wieder nach unten gelassen. Wenn der Rücken während der Bewegung nicht gerade gehalten werden kann, ist das ein Zeichen dafür, dass das verwendete Gewicht zu schwer ist. Der Kopf sollte immer in Verlängerung der Wirbelsäule sein.

Übungen für Mobilität bzw. Beweglichkeit

Die in diesem Buch vorgestellten klassischen Kraftübungen und auch die meisten der funktionellen Übungen erfordern eine gute Körperstabilisation und Körperkontrolle. Was bei den meisten Krafttrainingsprogrammen zu kurz kommt, ist der Faktor Beweglichkeit bzw. Mobilität.

Das ist ein großer Fehler, denn die Beweglichkeit der einzelnen Gelenke ist eine Grundvoraussetzung dafür, dass komplexe Übungen überhaupt in optimaler Körperposition ausgeführt werden können. Und nur, wenn diese Bewegungen optimal ausgeführt werden, können Sie so gelenkschonend wie möglich arbeiten.

Beispielsweise braucht man bei einer Langhantel-Kniebeuge eine gute Beweglichkeit im Sprunggelenk, damit sich die Ferse nicht vom Boden löst. Zusätzlich benötigt man eine gute Beweglichkeit im Hüftgelenk, damit man eine tiefe Beugetiefe erreicht, ohne dass sich der Rücken rundet, und schließlich ist noch eine ausreichende Mobilität in der Brustwirbelsäule notwendig, um den Oberkörper in einer guten Position zu halten. Es soll ja nicht ungesund für die Wirbelsäule werden.

Bei den allermeisten Trainingsprogrammen werden häufig die klassischen und oftmals bekannten Dehnübungen empfohlen. Wahrscheinlich haben auch Sie solche Ratschläge schon oft gehört. Doch Hand aus Herz: Wie oft führen Sie die empfohlenen Dehnübungen tatsächlich aus? Wahrscheinlich relativ selten, außer Sie gehören zu einer ganz kleinen Ausnahmegruppe.

Warum ist das so? Wahrscheinlich, weil die meisten der klassischen Stretchingübungen wenig Spaß machen und ziemlich langweilig sind. Gleichzeitig sind klassische Stretchingübungen zwar sehr gut geeignet, die Beweglichkeit der Muskulatur zu verbessern, sie helfen aber meist nicht allzu viel dabei, die Körperkontrolle insgesamt zu steigern.

Aus diesem Grund finden Sie in diesem Kapitel auch keine der oftmals empfohlenen Dehnübungen, sondern ein spezielles Mobilitätsprogramm, das zu Beginn jedes Trainings absolviert werden sollte.

Zuerst wenden wir uns jedoch der Frage zu, welchen Unterschied es zwischen Mobilitäts- und Beweglichkeitsübungen gibt.

Mobilität und Dehnfähigkeit

Im Sportbereich werden Mobilität und Dehnfähigkeit häufig in einen Topf geworfen, und in der Tat gibt es keine genaue Vorstellung davon, wo die Unterschiede liegen.

Unter Mobilität wird in diesem Buch die Fähigkeit verstanden, ein Gelenk (z.B. das Hüftgelenk) oder auch mehrere Gelenke über einen großen Bewegungsspielraum sicher und kontrolliert zu bewegen und dabei den restlichen Körper sicher stabilisieren zu können.

Bei einem Training der Mobilität im Sinne eines funktionellen Trainings geht es daher auch nicht darum, nur an Beweglichkeit zu gewinnen, sondern es geht vor allem darum, den Bewegungsradius selbst kontrollieren zu können.

Die dadurch gewonnene Körperkontrolle und die gleichzeitige Beweglichkeit helfen nicht nur dabei, sich allgemein besser zu bewegen, sie sind auch eine wichtige Grundlage dafür, um viele Übungen aus dem Kraftbereich besser ausführen zu können.

Mobilitätsübungen als Warm-up

Wahrscheinlich haben Sie auch schon einmal gehört, dass man sich vor einem Krafttraining nicht stretchen sollte, weil sich ansonsten die Muskulatur ent-

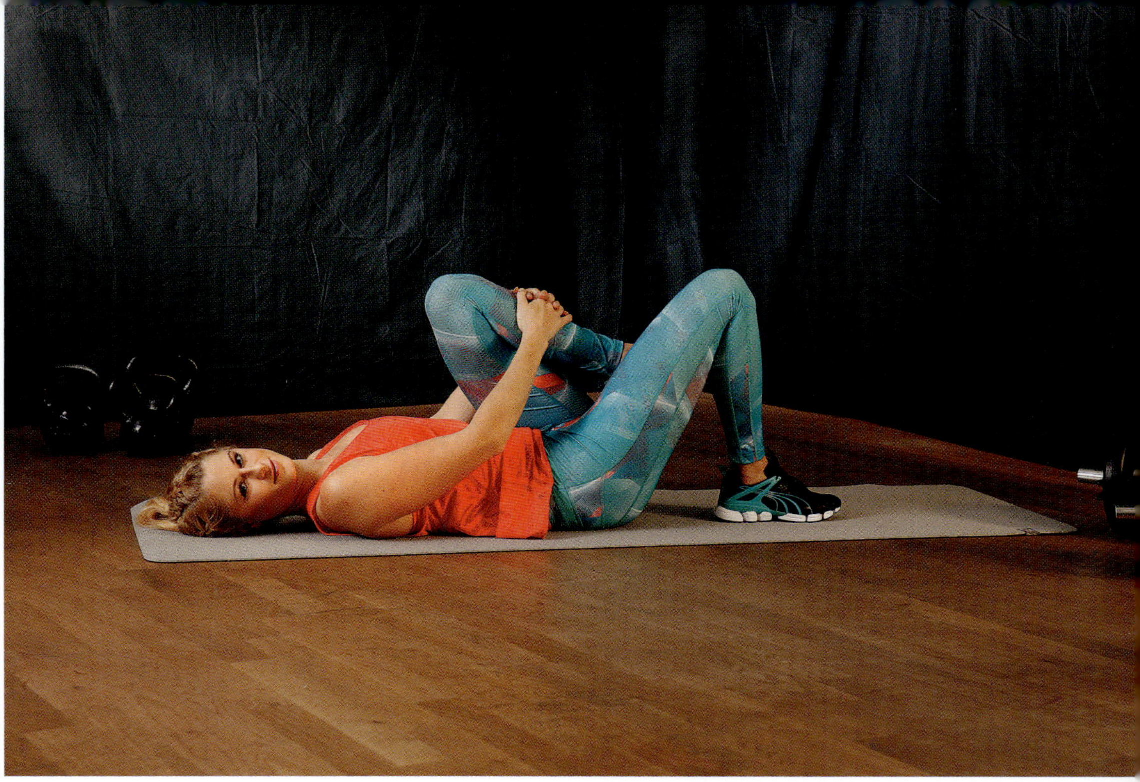

spannt und weniger leistungsfähig ist. Diese Aussage ist richtig, trifft aber nur für das normale Dehnen zu. Die nachfolgenden Mobilitätsübungen schränken die muskuläre Leistungsfähigkeit jedoch nicht ein, vielmehr bereiten sie Ihren Bewegungsapparat optimal auf das Training vor.

Falls Sie nach dem Aufwärmprogramm das Gefühl haben sollten, noch nicht richtig warm zu sein, machen Sie einfach noch zusätzlich 5 Minuten klassisches Aufwärmen an einem Ausdauergerät oder mittels Seilspringen.

Allgemeines zu den Übungen

Wie bereits beschrieben, geht es bei den Mobilitätsübungen darum, über eine möglichst große Schwingweite eine gute Bewegungskontrolle zu entwickeln. Daher ist bei allen Übungen eine größtmögliche Präzision gefragt.

Die Bewegungsgeschwindigkeit sollte in etwa so ein, dass Sie für eine Wiederholung 3–5 Sekunden brauchen. Denn bei einer schnelleren Ausführungsgeschwindigkeit geht ein guter Teil der Wirkung verloren.

Die Übungsreihenfolge ist so ausgelegt, dass Sie fließend von einer zur nächsten Übung wechseln können.

Versuchen Sie bei allen Übungen, Ihre Atmung natürlich fließen zu lassen, und halten Sie Ihren Kopf immer in der Verlängerung der Wirbelsäule.

Wenn Sie das Aufwärmprogramm zum ersten Mal durchführen, werden Sie feststellen, dass Ihnen wahrscheinlich einige Übungen ganz schön schwerfallen und dass Sie vielleicht Mühe haben, direkt die vorgeschlagene Wiederholungszahl zu erreichen. Falls dies der Fall sein sollte, reduzieren Sie die Wiederholungszahl so, dass Sie sich zwar anstrengen müssen, die Übung aber sauber und präzise ausführen können.

Mehr Wiederholungen als vorgeschlagen zu absolvieren bringt keinen zusätzlichen Nutzen.

Einbeinige Brücke (Gray Cook leg bridging)

Die Übung stammt vom amerikanischen Physiotherapeuten Gray Cook. Sie ist hervorragend dazu geeignet, die Gesäßmuskulatur isoliert zu aktivieren und gleichzeitig eine aktive Dehnung der Hüftbeugemuskulatur zu bewirken. Zusätzlich muss die Rumpfmuskulatur aktiviert werden, um die Körperposition abzusichern.

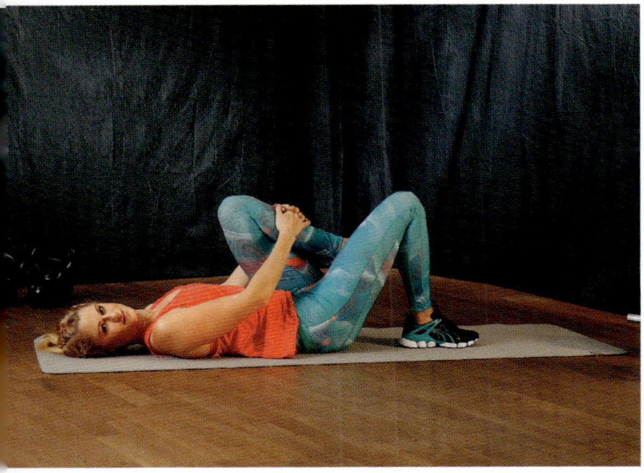

Übungsausführung

Legen Sie sich auf den Rücken, und ziehen Sie ein Bein mit den Händen so weit zu Ihrem Körper heran, das es fast den Oberkörper berührt. Das andere Bein stellen Sie mit dem kompletten Fuß auf dem Boden auf. Der Kopf bleibt locker auf dem Boden liegen.

Aus dieser Ausgangsposition heraus drücken Sie sich mit dem Bein nach oben und heben das Becken so weit wie möglich Richtung Decke.

Halten Sie die oberste Position für einen Moment, und senken Sie dann das Becken wieder ab.

Profi-Tipp

Achten Sie unbedingt darauf, dass Sie die Position des zum Körper gezogenen Beins nicht verändern, denn dadurch würde die Übung an Effektivität verlieren.

Zu Ihrer eigenen Kontrolle können Sie einen Tennisball zwischen Oberschenkel und Körper einklemmen.

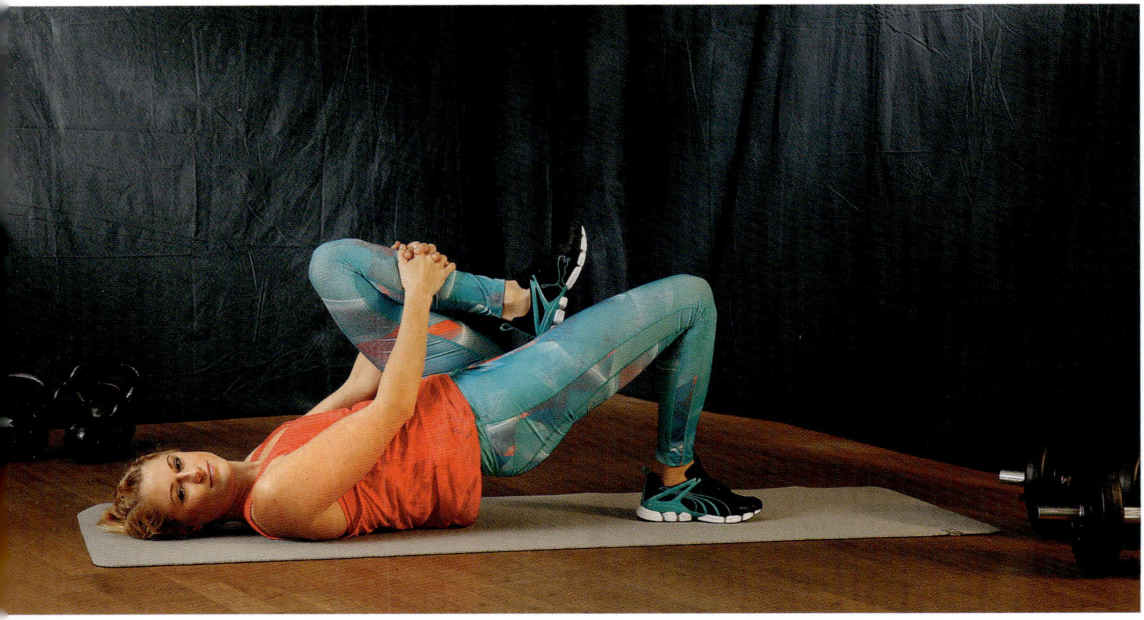

Beinheben im Liegen

Diese Übung sorgt für eine aktive Verbesserung der Beweglichkeit der Oberschenkelrückseite bei gleichzeitiger aktiver Körperstabilisierung.

Übungsausführung

Legen Sie sich auf den Rücken und strecken Sie beide Beine gestreckt senkrecht zur Decke. Die Arme liegen leicht abgespreizt seitlich neben dem Körper, der Kopf liegt entspannt auf dem Boden. Achten Sie schon in dieser Position darauf, beide Beine gestreckt zu halten.

Lassen Sie nun ein Bein langsam Richtung Boden ab und halten das andere weiterhin Richtung Decke gestreckt. Stoppen Sie die Abwärtsbewegung ab, wenn Sie merken, dass Sie die Beine nicht mehr länger gestreckt halten können bzw. dass das obere Bein nicht mehr Richtung Decke gehalten werden kann.

Führen Sie dann das Bein wieder Richtung Decke und beginnen mit der Wiederholung.

Profi-Tipp

Leichter fällt Ihnen die Übung dann, wenn Sie Ihre Arme kräftig Richtung Boden drücken.

Falls Sie anfangs Probleme haben, das Bein senkrecht Richtung Decke zu halten, können Sie es sich auch leichter machen, indem Sie mithilfe eines starken Bandes oder Seils Ihr Bein in Position halten.

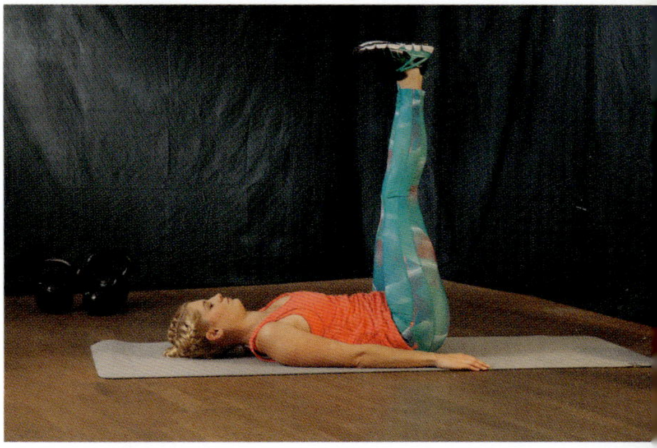

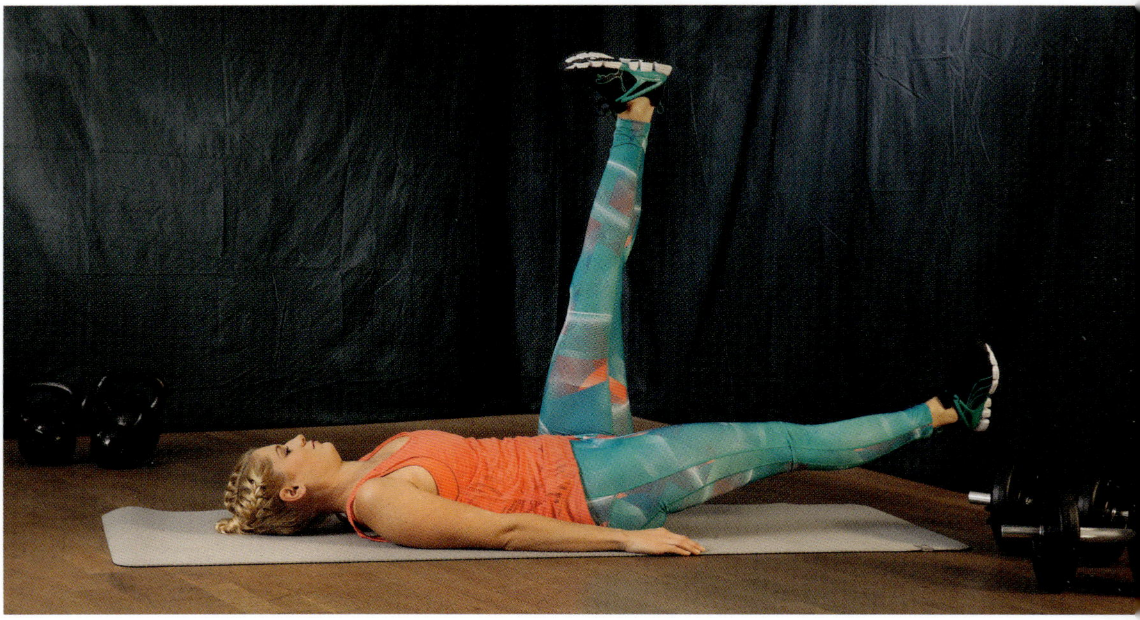

Sprunggelenksmobilität, kniend

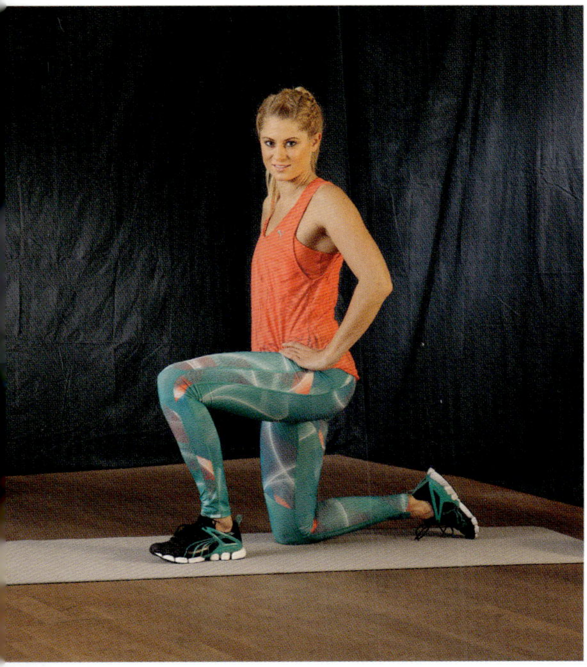

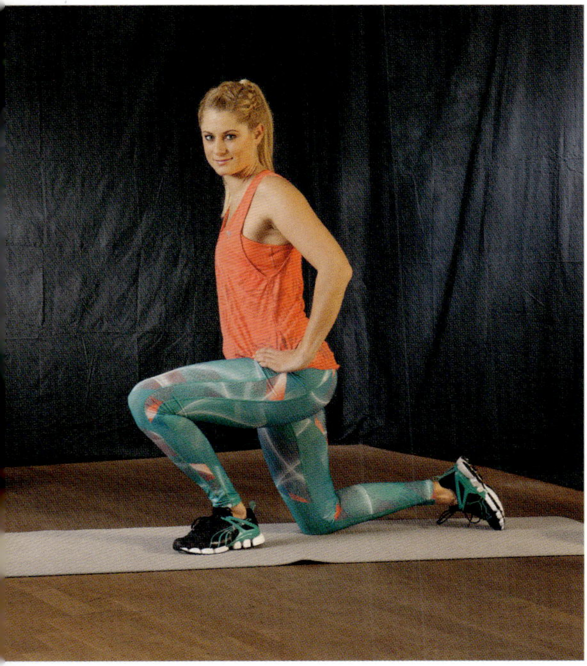

Eine gute Sprunggelenksbeweglichkeit ist bei vielen Übungen, wie beispielsweise Kniebeugen oder Ausfallschritten, wichtig, um die Übungen optimal ausführen zu können. Bedingt durch unseren Alltag (viel Sitzen, Schuhe mit Absätzen etc.) haben viele Personen in diesem Bereich Mobilitätsdefizite.

Übungsausführung

Machen Sie einen relativ kurzen Ausfallschritt. Bei Ihrem hinteren Bein ist das Knie aufgesetzt, und die vordere Unterschenkelseite liegt locker auf dem Boden. Der Fuß des vorderen Beines ist aufgesetzt und zeigt geradeaus nach vorne.

Aus dieser Position heraus schieben Sie bewusst das Knie des vorderen Beins langsam so weit über die Fußspitze, wie Sie es schaffen, die Ferse noch auf dem Boden zu halten.

Kehren Sie dann in die Ausgangsposition zurück.

Profi-Tipp

Keine Sorge: Ihre Knie werden bei dieser Übung nicht übermäßig belastet, da aufgrund der Körperposition kaum Gewicht auf dem vorderen Bein liegt.

Falls Sie das Knie kaum über die Fußspitze hinausschieben können, setzen Sie den vorderen Fuß näher zu sich. Sie sollten bei dieser Übung auch etwas variieren, indem Sie einmal das Knie etwas weiter außen und dann etwas weiter innen nach vorne schieben.

Falls Sie trotz der geringen Belastung bei dieser Übung Kniebeschwerden bekommen, schränken Sie den Bewegungsradius auf den schmerzfreien Bereich ein.

Hüftgelenksmobilisation, kniend

Bei dieser Übung steht die Mobilisierung von Hüftgelenken und Wirbelsäule im Vordergrund.

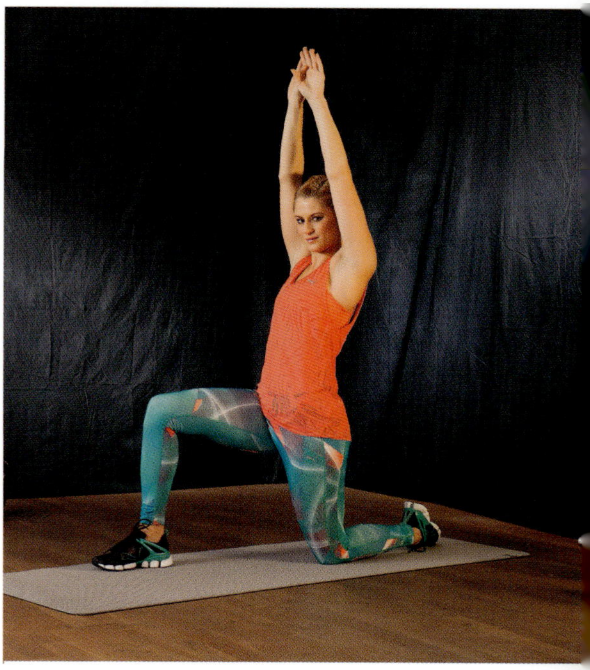

Übungsausführung

Machen Sie einen Ausfallschritt, wobei das Knie des hinteren Beins genau unter dem Hüftgelenk aufgesetzt sein sollte. Der Unterschenkel des hinteren Beins zeigt gerade nach hinten und der Fuß liegt locker am Boden. Der Fuß des vorderen Beins ist aufgesetzt und zeigt gerade nach vorne. Der Oberkörper ist aufgerichtet, die Arme sind über den Kopf erhoben.

Aus dieser Ausgangsposition heraus spannen Sie zuerst bewusst Ihr Gesäß so fest wie möglich an. Halten Sie das Gesäß angespannt, und versuchen Sie, sich so weit wie möglich nach hinten zu überstrecken.

Kommen Sie anschließend in die Ausgangsposition zurück, halten Sie Ihr Gesäß angespannt, und beugen Sie Ihren Oberkörper zur Gegenseite Ihres knienden Beins.

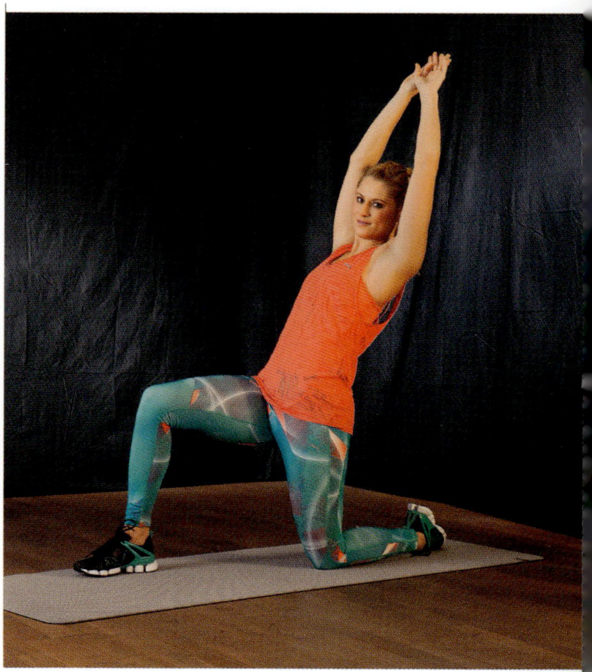

Danach kehren Sie zur Ausgangsposition zurück.

Profi-Tipp

Bei dieser Übung ist es sehr wichtig, dass Sie die Gesäßmuskulatur angespannt lassen, um den gewünschten Trainingseffekt zu erzielen.

Hüftgelenksmobilisierung im Liegestütz

Bei dieser Übung geht es vor allem darum, dass die Bewegung aus dem Hüftgelenk heraus stattfindet und gleichzeitig die Lendenwirbelsäule aktiv durch die Rumpfmuskulatur stabilisiert wird. Mobilisiert wird bei dieser Übung auch überwiegend das Hüftgelenk.

Übungsausführung

Nehmen Sie eine Liegestütz-Position ein, und achten Sie darauf, dass sich Ihr Rücken in seiner natürlichen Position (leichtes Hohlkreuz) befindet.

Aus dieser Position heraus ziehen Sie ein Bein aktiv Richtung Oberkörper. Die Bewegung ist beendet, sobald Sie merken, dass sich Ihr Rücken anfängt zu bewegen.

Setzen Sie Ihr Bein dann zurück in die Ausgangsposition, und wiederholen Sie die Übung auf der anderen Seite.

Profi-Tipp

Bei dieser Übung ist es besonders wichtig, dass Sie sie kontrolliert und mit Spannung ausführen. Sobald Sie mit Schwung arbeiten, geht die Hauptwirkung verloren.

Falls Sie die Übung im Rücken spüren, ist Ihre Bauchspannung zu niedrig.

Erleichtern können Sie sich die Übung dadurch, dass Sie die Arme nicht auf dem Boden, sondern leicht erhöht auf einer Bank abstützen.

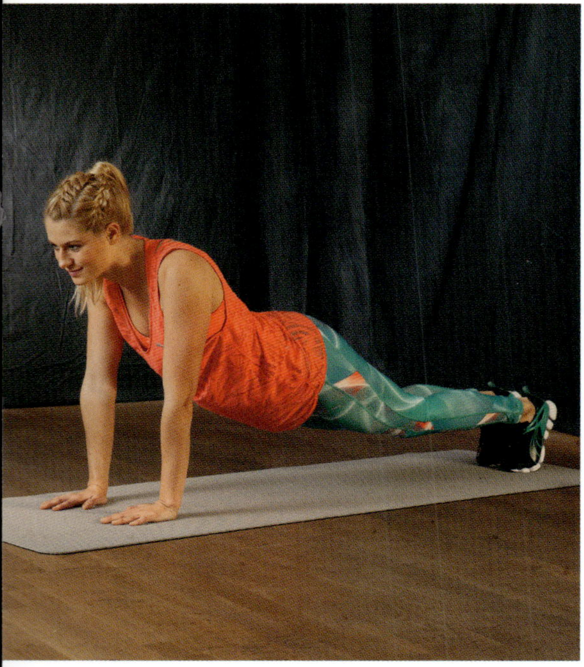

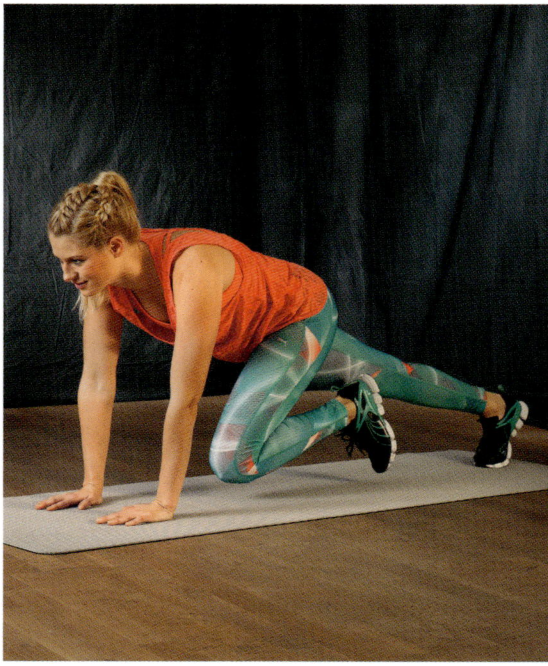

Rotationsmobilisierung, liegend

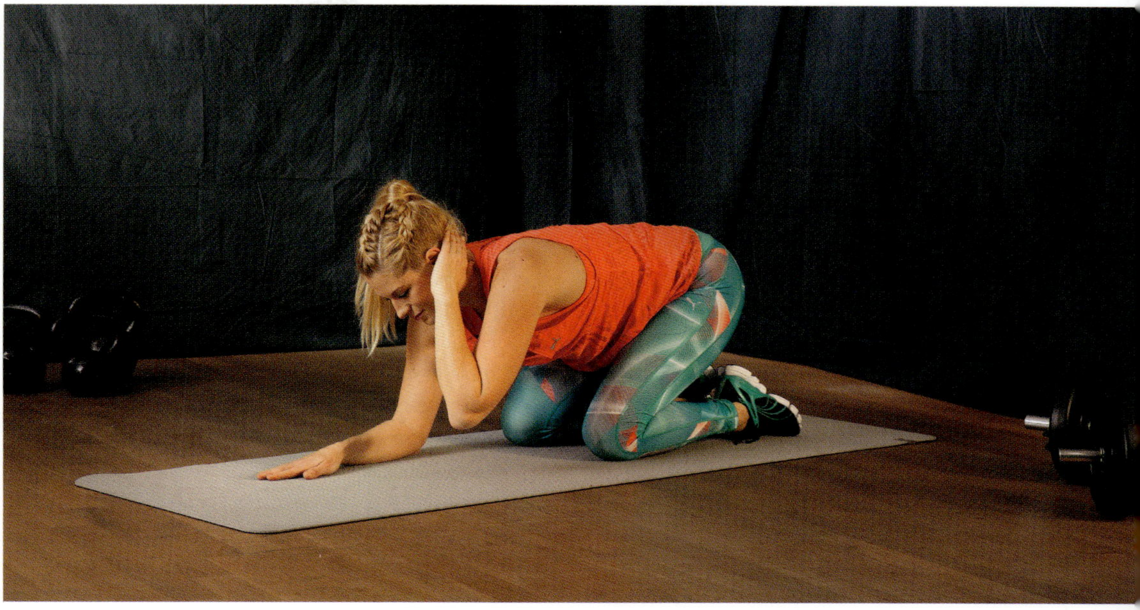

Die Brustwirbelsäule zeichnet sich bei vielen Menschen durch eine eingeschränkte Beweglichkeit aus. Das ist schlecht, denn eine gute Beweglichkeit der Brustwirbelsäule kann helfen, Rücken- und Nackenschmerzen zu verhindern. Beim Krafttraining sorgt sie beispielsweise dafür, dass man seinen Oberkörper beim Frontdrücken in eine optimale Position bringen kann.

Übungsausführung

Knien Sie sich hin, und stützen Sie sich auf den Unterarmen vor den Knien ab. Das Gesäß berührt dabei fast die Fersen. Legen Sie eine Hand hinter den Kopf. Der Ellenbogen zeigt dabei zur Seite.

Jetzt rotieren Sie so weit wie möglich mit dem Oberkörper Richtung Decke. Wenn Sie den Endpunkt erreicht haben, rotieren Sie so weit wie möglich in die entgegengesetzte Richtung und kehren dann in die Ausgangsposition zurück.

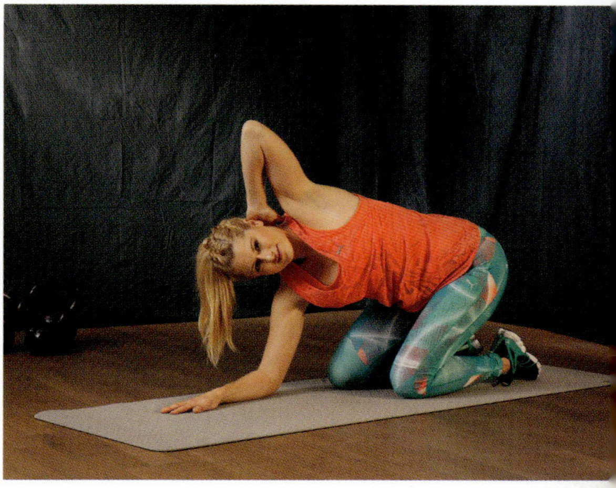

Profi-Tipp

Die optimale Wirkung der Übung ergibt sich nur bei langsamer und kontrollierter Bewegungsausführung.

Bücken – Hocke – Aufstehen

Diese Übung dient nicht zur Mobilisierung eines bestimmten Gelenks, sondern zur Anbahnung von optimalen Bewegungsmustern bei gleichzeitiger Stabilisation.

Übungsausführung

Nehmen Sie einen etwas überschulterbreiten Stand ein, die Arme hängen locker am Körper herab. Beugen Sie sich mit gestreckten Beinen nach vorne und nähern Sie die Fingerspitzen so weit wie möglich dem Boden an. Optimal ist es, wenn Sie mit den Fingern Ihre Fußspitzen greifen können.

Wenn Sie sich nicht mehr weiter nach vorne beugen können, belassen Sie die Arme in der Position und fangen an, die Knie zu beugen, um sich in eine Kniebeuge-Position zu bringen.

Im Idealfall sind Ihre Arme am Ende dieses Bewegungsabschnitts gestreckt, und Sie befinden sich in einer tiefen Kniebeuge-Position, mit den Armen zwischen den Knien. Achten Sie dabei darauf, dass Ihre Knie nach außen zeigen, und versuchen Sie Ihren Rücken so gerade wie möglich zu halten.

Aus dieser tiefen Position heraus heben Sie die Arme v-förmig über den Kopf Richtung Decke. Stehen Sie jetzt auf, und halten Sie dabei die Arme weiterhin über Ihrem Kopf.

Wenn Sie vollständig aufgerichtet sind, führen Sie die Arme wieder neben den Körper.

Profi-Tipp

Diese Übung erfordert ein hohes Maß an Körperstabilisation bei gleichzeitiger Mobilität. Falls Sie die Übung nicht gleich am Anfang optimal ausführen können, ist das ganz normal. Für den Anfang können Sie sich die Übung einfacher machen, indem Sie die Fersen etwas erhöhen (beispielsweise durch zwei kleine Gewichtsscheiben) und Ihre Hände nicht ganz bis zu den Fußspitzen herunterführen, sondern z.B. nur bis auf eine zwischen den Beinen aufgestellte Kurzhantel.

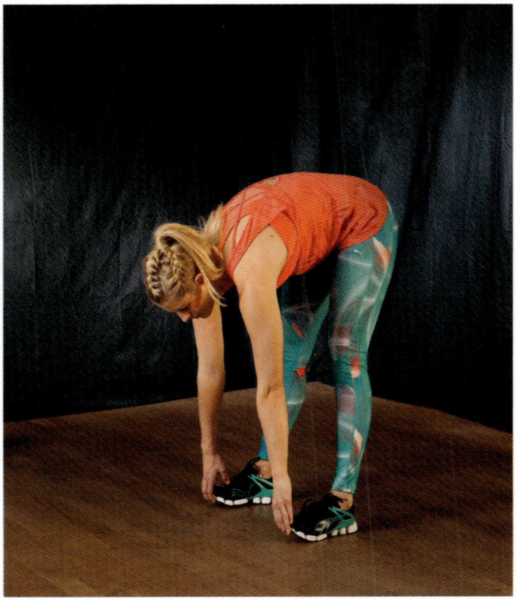

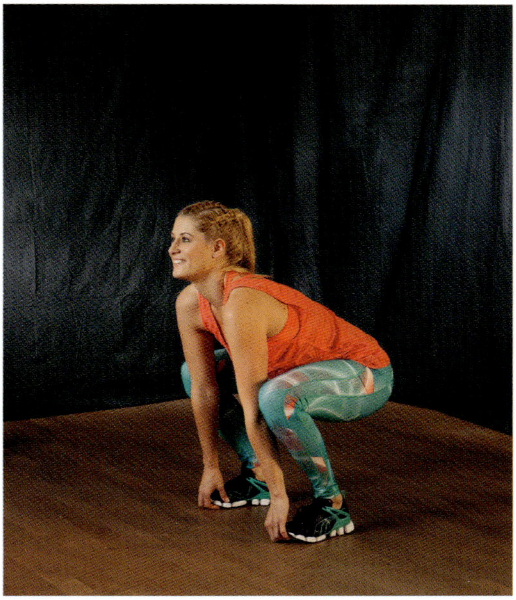

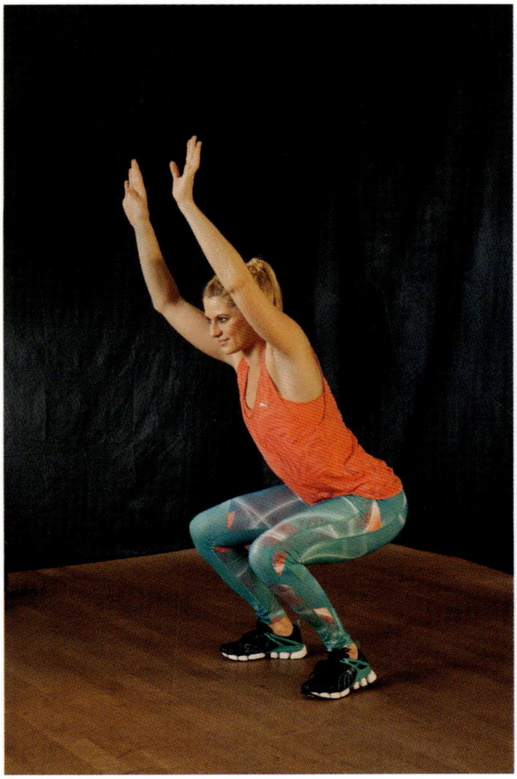

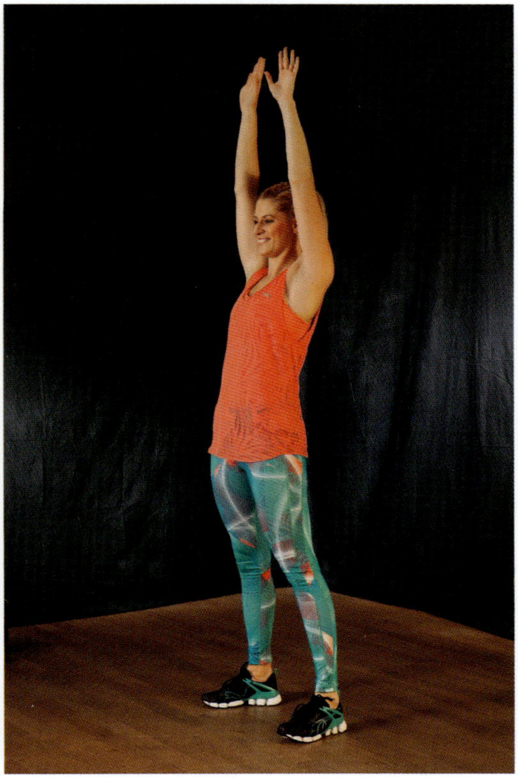

Bei dieser Übung ist eine korrekte Rückenhaltung, wenn Sie sich in der Kniebeuge-Position befinden, besonders wichtig! Falls Sie diese mit den angesprochenen Hilfen besser erreichen können, sollten Sie diese Hilfen auch verwenden und dann nach und nach auf sie verzichten.

ÜBERSICHT DES AUFWÄRMPROGRAMMS

All die weiter vorne aufgeführten Übungen sollten in Ihr Aufwärmprogramm integriert werden. In diesem Fall dauert das gesamte Mobilitätsprogramm etwa 8–10 Min. und bereitet den Körper gut auf das eigentliche Training vor. Hier der Standardablauf:

1. Übung: Einbeinige Brücke mit angezogenem Bein; 10 Wiederholungen je Seite
2. Übung: Beinheben im Liegen; 6–10 Wiederholungen je Seite
3. Übung: Sprunggelenksmobilität, kniend; 10 Wiederholungen je Seite
4. Übung: Hüftgelenksmobilisation, kniend; 5–8 Wiederholungen je Seite
5. Übung: Hüftgelenksmobilisierung im Liegestütz; 5–8 Wiederholungen je Seite
6. Übung: Rotationsmobilisierung, liegend; 5 Wiederholungen je Seite
7. Übung: Bücken – Hocke – Aufstehen; 8–10 Wiederholungen

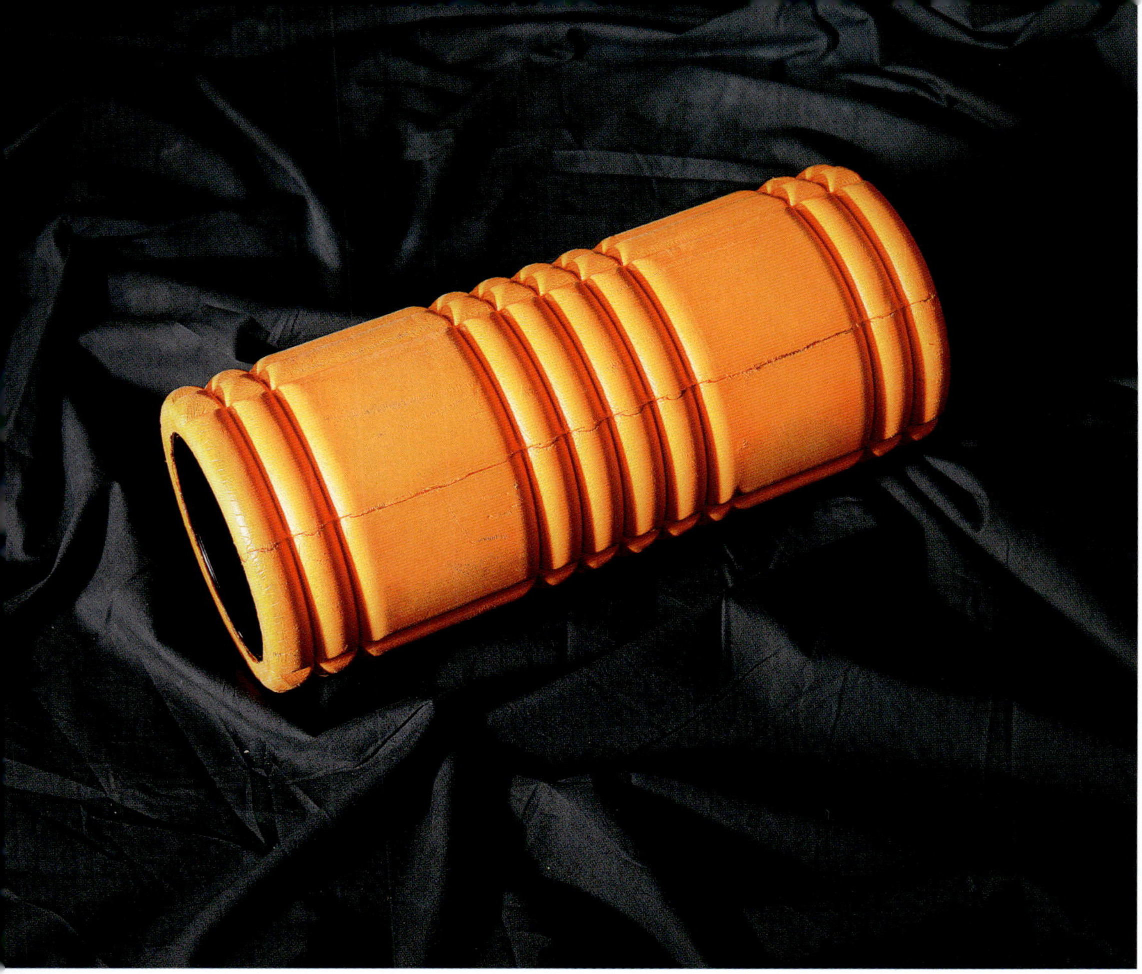

Übungen zur aktiven Regeneration

Die eigentlichen Anpassungen des Körpers an das Training finden nicht während des Trainings statt, sondern während der Regenerationsphase danach. Nicht umsonst werden im Leistungssport gezielt regenerationsfördernde Maßnahmen wie Entmüdungsbäder, Wärmeanwendungen und Massagen eingesetzt. Jedoch sind nun mal die wenigsten von uns Leistungssportler und haben einen Masseur an ihrer Seite, der sie nach dem Training ordentlich durchknetet. Schade, nicht wahr?

Der Massagetherapeut des »normalen« Sportlers ist eine unscheinbare Hartschaumrolle, die sich hervorragend für den Zweck der Selbstmassage eignet. Die Rede ist hier vom Foam Rolling (auch myofasziale Selbstmassage), welches auf einer dafür speziell vorgesehenen Rolle (dem Foam Roller) durchgeführt wird.

Aktive Regeneration durch Foam Rolling

Unser gesamter Körper ist von Bindegewebe durchzogen, beispielsweise wird jeder Muskel durch die Muskelhaut *(Faszie)* umhüllt. Aber nicht nur um unseren Muskel herum befindet sich Bindegewebe, sondern auch der Muskel selbst, nämlich jedes Muskelfaserbündel und sogar jede einzelne Muskelfaser werden von einer Bindegewebshülle umschlossen.

Damit diese Muskulatur optimal arbeiten kann und wir Bewegungen mit großer Schwingweite ausführen können, ist es nicht nur notwendig, dass die Muskulatur selbst gut arbeitet – vielmehr muss auch das umliegende Bindegewebe elastisch und dehnfähig sein.

Aus der Rehabilitation ist es schon lange bekannt, dass die Faszien nach Verletzungen und den daraus entstehenden Bewegungspausen an Flüssigkeit und Elastizität verlieren können. Teilweise verkleben einzelne Faszien sogar miteinander, was schmerzhaft ist und die Beweglichkeit und die Kraft einschränkt. Um das Bindegewebe des Körpers wieder zu normalisieren, wurde die sogenannte »Myofasziale Release Therapie« entwickelt. Bei dieser arbeitet ein Therapeut durch manuelle Massage am Bindegewebe oder besser gesagt: an den Faszien, um diese positiv zu beeinflussen.

Genau darum geht es auch beim Foam Rolling, wobei der Unterschied natürlich darin besteht, dass man beim Foam Rolling keinen Therapeuten braucht, sondern sich durch Druck des Körpers auf die Rolle selbst massiert.

Durch Bewegungen, die man selbst auf der Rolle macht, wird Druck auf die darunter liegenden Bindegewebsstrukturen ausgeübt. Dabei entsteht Wärme, die das Bindegewebe dazu angeregt, wieder mehr Flüssigkeit aufzunehmen.

Ob tatsächlich Verklebungen durch Foam Rolling beseitigt werden können, ist unter Fachleuten momentan noch stark umstritten. Unumstritten sind jedoch die vielen positiven Eigenerfahrungen zahlreicher Sportler mit dem Foam Rolling. Fast jeder berichtet von einem besseren Muskelgefühl und einer subjektiv schnelleren Regeneration. Aus diesem Grund sollten Sie die in diesem Kapitel vorgestellten Übungen auf dem Foam Roller unbedingt in Ihr Trainingsprogramm integrieren.

Wir empfehlen Ihnen, dies nach dem Training zu tun, um die Regeneration optimal einzuleiten.

Allgemeine Grundregeln beim Foam Rolling
Rollen Sie nie direkt über Knochenstrukturen, wie z.B. über der Kniescheibe.

Rollen Sie bei den Übungen etwa 30–40-mal hin und her.

Falls Ihnen die Übung unangenehm erscheint, rollen Sie so lange, bis das unangenehme Gefühl deutlich nachgelassen hat.

Sollten Sie bei einem Muskel auf eine besonders verhärtete Stelle (Triggerpunkt) stoßen, bleiben Sie mit dem Foam Roller genau auf dieser Stelle, bis das Druckempfinden deutlich nachgelassen hat.

Falls Sie feststellen, dass sich durch das Rollen die Schmerzen verstärken und auch nach einer Minute nicht weniger werden, sollten Sie diesen Bereich zunächst aussparen, denn Foam Rolling kann dann kontraproduktiv wirken.

Halten Sie immer eine gute Rumpfspannung, vor allem im Bereich der Lendenwirbelsäule, um diese zu stabilisieren.

Wenn Sie nach regelmäßiger Anwendung feststellen, dass sich Ihre Muskulatur beim Rollen weich und entspannt anfühlt, brauchen Sie das Foam Rolling nur noch nach Bedarf einzusetzen.

Die Übungen

Im folgenden Kapitel finden Sie die Übungen, die sich in Kombination mit einem gezielten funktionellen Training als am sinnvollsten erwiesen haben. Wahrscheinlich werden Sie bei der Durchführung bemerken, dass sich einige Muskeln deutlich verspannter anfühlen als andere. Das ist vollkommen normal. Seien Sie also nicht besorgt. Nach einiger Zeit werden Sie feststellen, dass sich die Muskulatur zu lockern beginnt und sich das Spannungsgefühl der verschiedenen Muskeln einander annähert.

Foam Rolling für die Oberschenkelvorderseite

Besonders die Oberschenkelvorderseiten sind oftmals ziemlich verspannt. Meist merkt man dies erst, wenn man sie einmal durch Foam Rolling bearbeitet.

Übungsausführung

Legen Sie sich mit beiden vorderen Oberschenkeln auf die Rolle und stützen Sie sich mit den Unterarmen ab.

Durch Zug und Druck aus den Schultern und Armen heraus lässt sich so die Oberschenkelmuskulatur vom Knie bis zur Hüfte bearbeiten.

Falls Sie einen Punkt finden, der besonders verspannt zu sein scheint, verharren Sie so lange an diesem Punkt, bis das Druckempfinden deutlich nachlässt.

Profi-Tipp

Um höheren Druck zu erzeugen, können Sie ein Bein neben der Rolle ablegen oder die Beine überschlagen und so nur ein Bein bearbeiten.

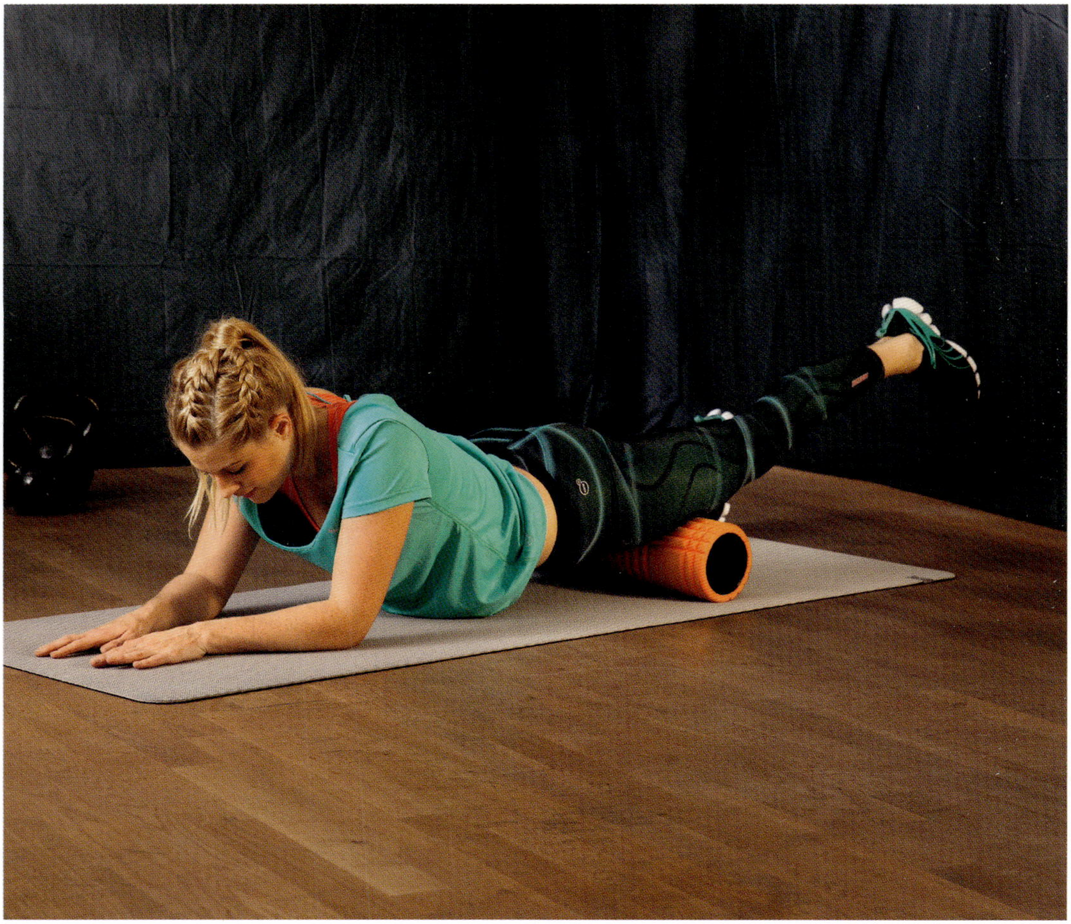

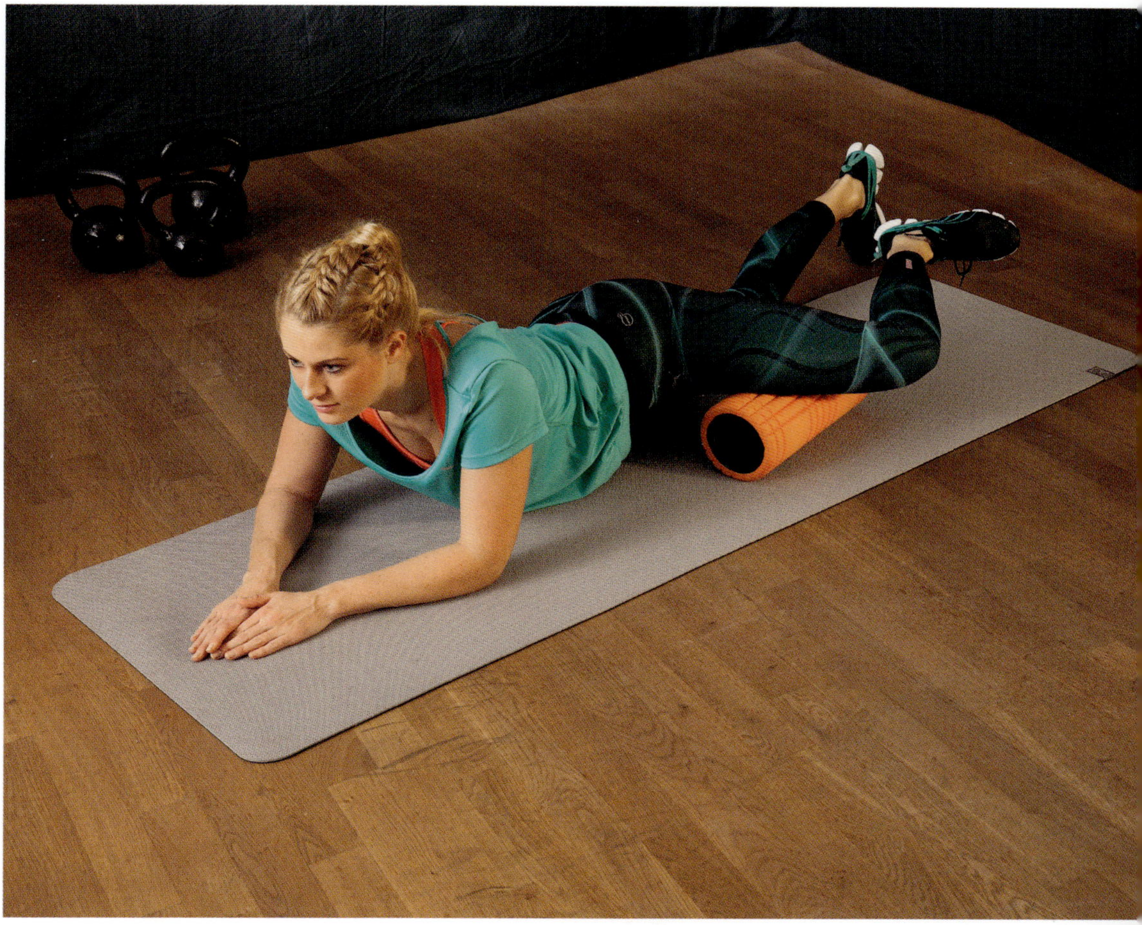

Foam Rolling für die Oberschenkelinnenseite

Die Oberschenkelinnenseiten können oftmals stark druckempfindlich sein. Nach ein paarmal Rollen bessert sich dies meist merklich.

Übungsausführung

Legen Sie sich auf den Bauch, stützen Sie sich auf den Unterarmen ab, und platzieren Sie die Rolle parallel zu Ihrem Körper. Legen Sie dann einen Oberschenkel seitlich abgewinkelt auf die Rolle und drücken bzw. ziehen Sie das Bein vor und zurück.

Profi-Tipp

Zugegebenermaßen sieht diese Übung ziemlich ungewöhnlich aus, ist aber sehr hilfreich, denn gerade im Bereich der Adduktoren finden sich häufig hartnäckige Verspannungen.

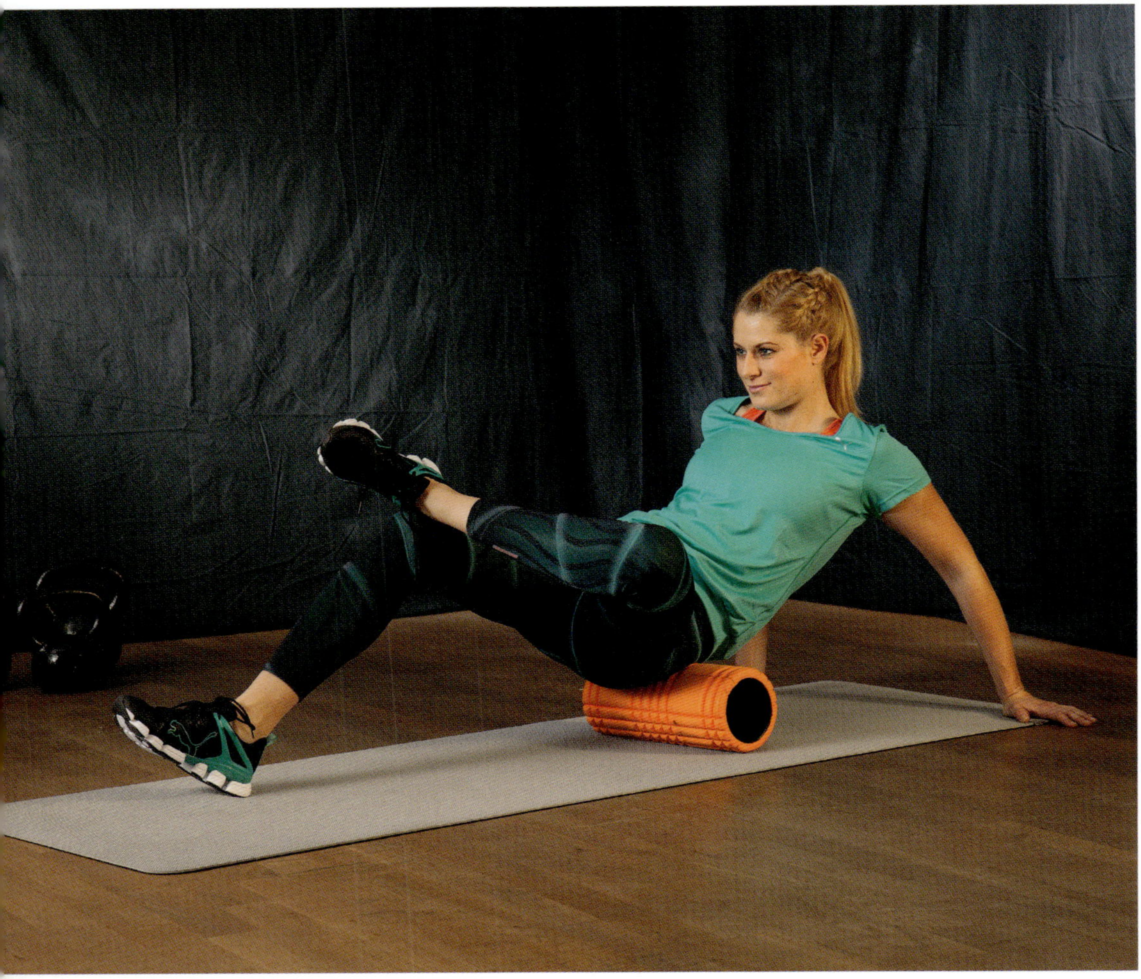

Foam Rolling für das Gesäß und die Hüfte

Die Muskeln an der Außenseite unserer Hüfte sind meist durch das viele Dauersitzen merklich verspannt und schränken die Beweglichkeit ein. Daher empfiehlt sich diese Übung für alle, die viel sitzen müssen.

Übungsausführung

Setzen Sie sich mit einer Gesäßhälfte auf die Rolle, stützen Sie sich mit den Händen ab, und schlagen Sie ein Bein über das aufgestellte andere Bein. Aus den Schultern und dem aufgestellten Bein heraus können Sie nun Ihre Gesäßmuskulatur und die Außenseite über die Rolle bewegen. Je mehr Sie Ihr Körpergewicht auf die Seite Ihres übergeschlagenen Beins verlagern, desto intensiver werden Sie den Druck der Rolle spüren. Experimentieren Sie auch damit, Ihr Gewicht mehr nach außen und innen zu verlagern, um andere Bereiche anzusprechen.

Foam Rolling für die Wadenmuskulatur

Die Wadenmuskulatur gehört zu den Muskelgruppen, bei denen sich häufig Verhärtungen finden.

Übungsausführung

Um die Wadenmuskulatur mit einer Foam Roll optimal zu massieren, legen Sie die Unterschenkel auf die Rolle, heben das Gesäß an und massieren durch Druck und Zug aus den Armen heraus die Waden.

Profi-Tipp

Um den Druck weiter zu erhöhen, können Sie ein Bein über das andere legen und nur eine Seite isoliert bearbeiten.

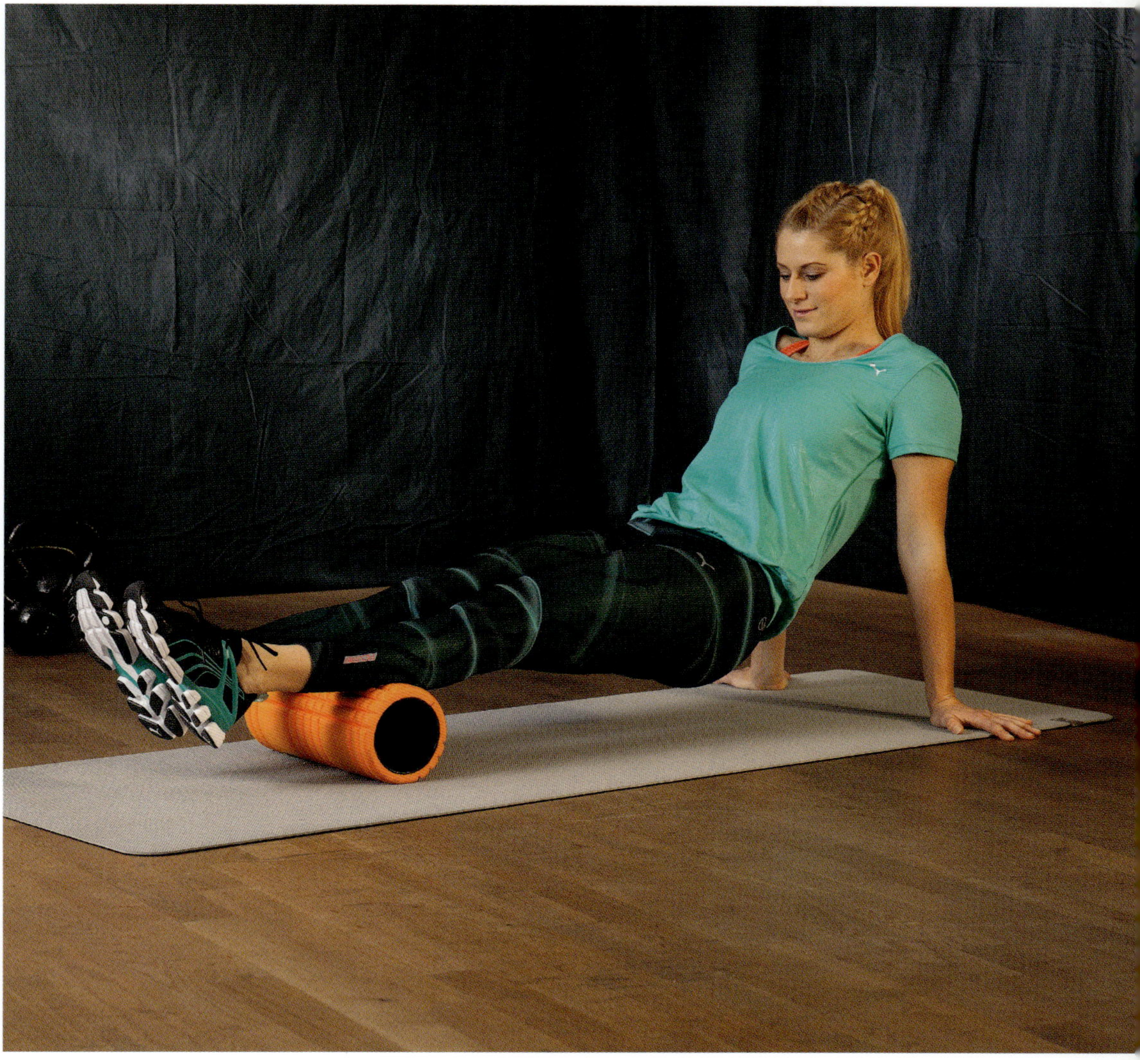

Foam Rolling/Mobilisation für die Brustwirbelsäule

Hierbei handelt es sich um eine kombinierte Übung, bei der Sie zuerst mithilfe des Foam Rollers Ihre Brustwirbelsäule mobilisieren und anschließend die Muskulatur des oberen Rückens massieren.

Übungsausführung

Legen Sie sich mit der oberen Brustwirbelsäule (genau auf Höhe der Schulterblätter) auf den Foam Roller. Stellen Sie beide Beine auf, und halten Sie den Kopf mit den Armen fest, sodass Sie diesen etwas entspannen können. Ihre Ellenbogen sollten Richtung Decke zeigen, damit sich die Schulterblätter nach außen bewegen und Sie so besser die Wirbelsäule mobilisieren können. In einer crunchähnlichen Bewegung führen Sie Ihren Oberkörper zuerst langsam und kontrolliert Richtung Boden und atmen dabei ein. Kommen Sie dann wie bei einem Crunch so weit wieder nach oben, dass Sie immer noch Kontakt mit der Rolle haben. Atmen Sie während der Nach-oben-Bewegung aus. Wiederholen Sie das zweimal, dann rutschen Sie ein paar Zentimeter weiter nach oben. Die Rolle bewegt sich dabei Richtung Gesäß. Jetzt wiederholen Sie das Ganze mehrmals und arbeiten sich auf der Rolle den Rücken hinunter.

Sobald Sie mit der Mobilisierung fertig sind, kommt die Massage an die Reihe. Die Ausgangsposition ist dabei genau dieselbe wie bei der Mobilisierung. Durch Zug und Druck aus den Beinen heraus rollen Sie mit der Rolle Ihren Rücken hoch und runter, halten diesmal aber Ihren Rücken gerade und bearbeiten die Muskulatur.

Profi-Tipp

Sparen Sie sowohl beim Mobilisieren als auch bei der Massage die Lendenwirbelsäule aus, d.h., die Rolle sollte nicht tiefer als bis knapp unterhalb des Brustkorbs nach unten wandern.

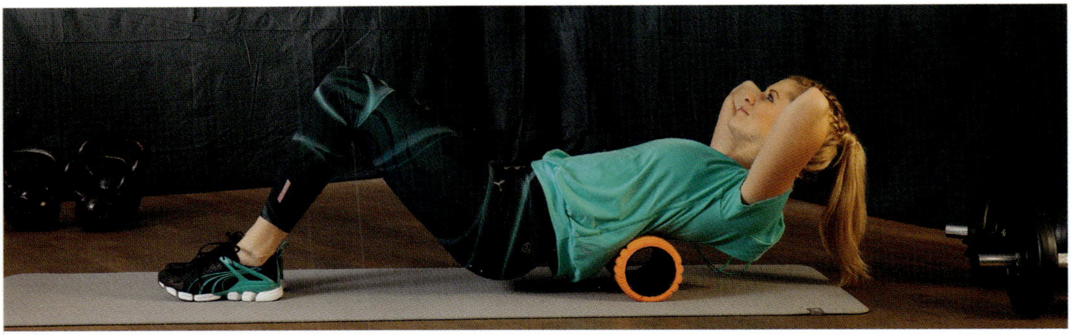

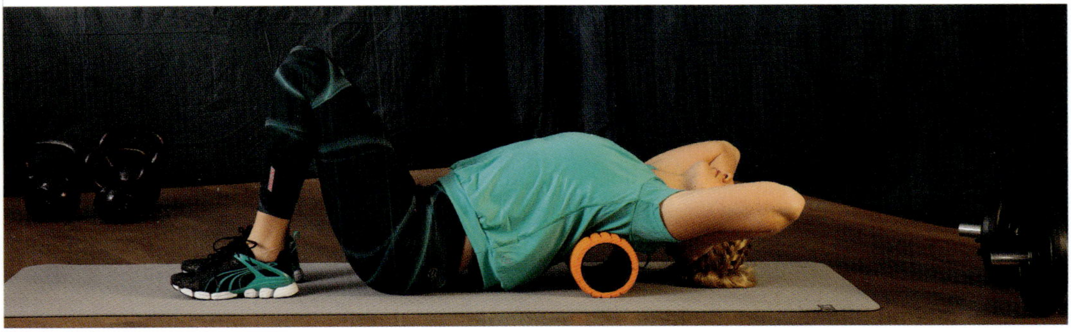

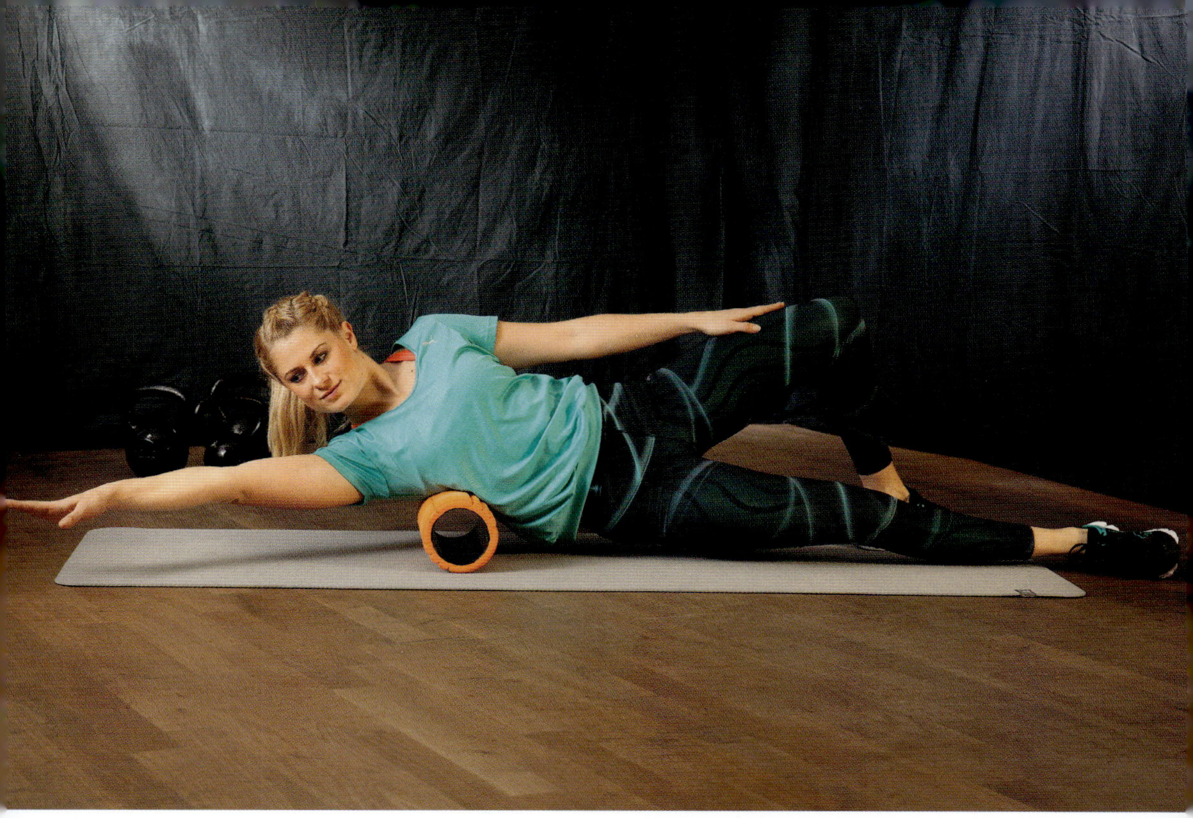

Foam Rolling für den Latissimus

Auch beim Latissimus baut sich oftmals unbemerkt eine recht hohe Spannung auf. Diese führt dann teilweise dazu, dass die Oberarme eher nach innen rotiert sind. Foam Rolling ist auch hier ein Schritt in die richtige Richtung.

Übungsausführung

Legen Sie sich seitlich mit dem Oberkörper auf die Rolle. Diese sollte unterhalb der Achselhöhle platziert sein. Durch Druck und Zug der Beine lässt sich jetzt der Bereich, in dem der breite Rückenmuskel liegt, optimal massieren.

Profi-Tipp

Wundern Sie sich nicht, dass auch dieser Bereich häufig ziemlich druckempfindlich ist.

Die funktionellen Trainingsprogramme für Zuhause

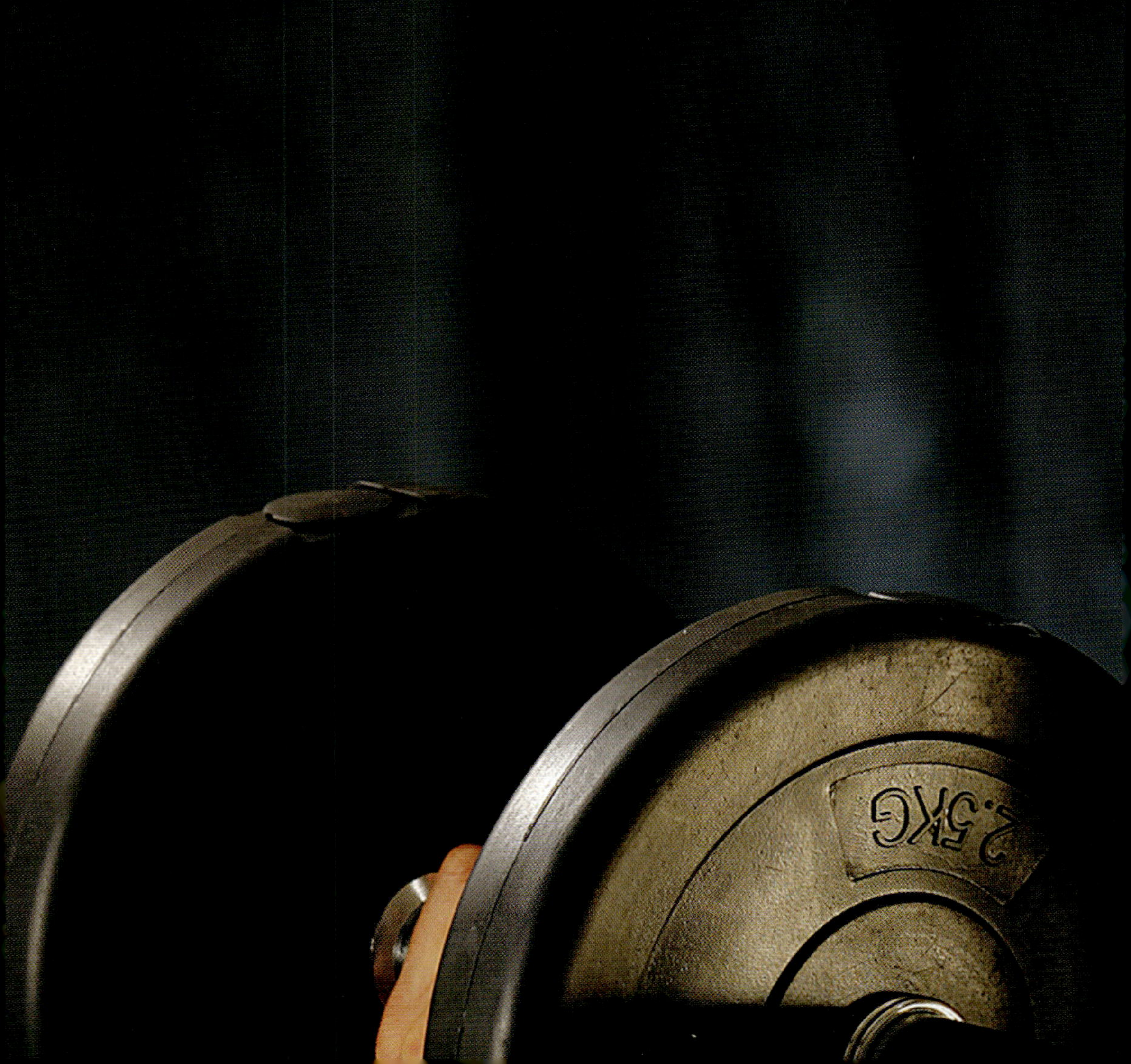

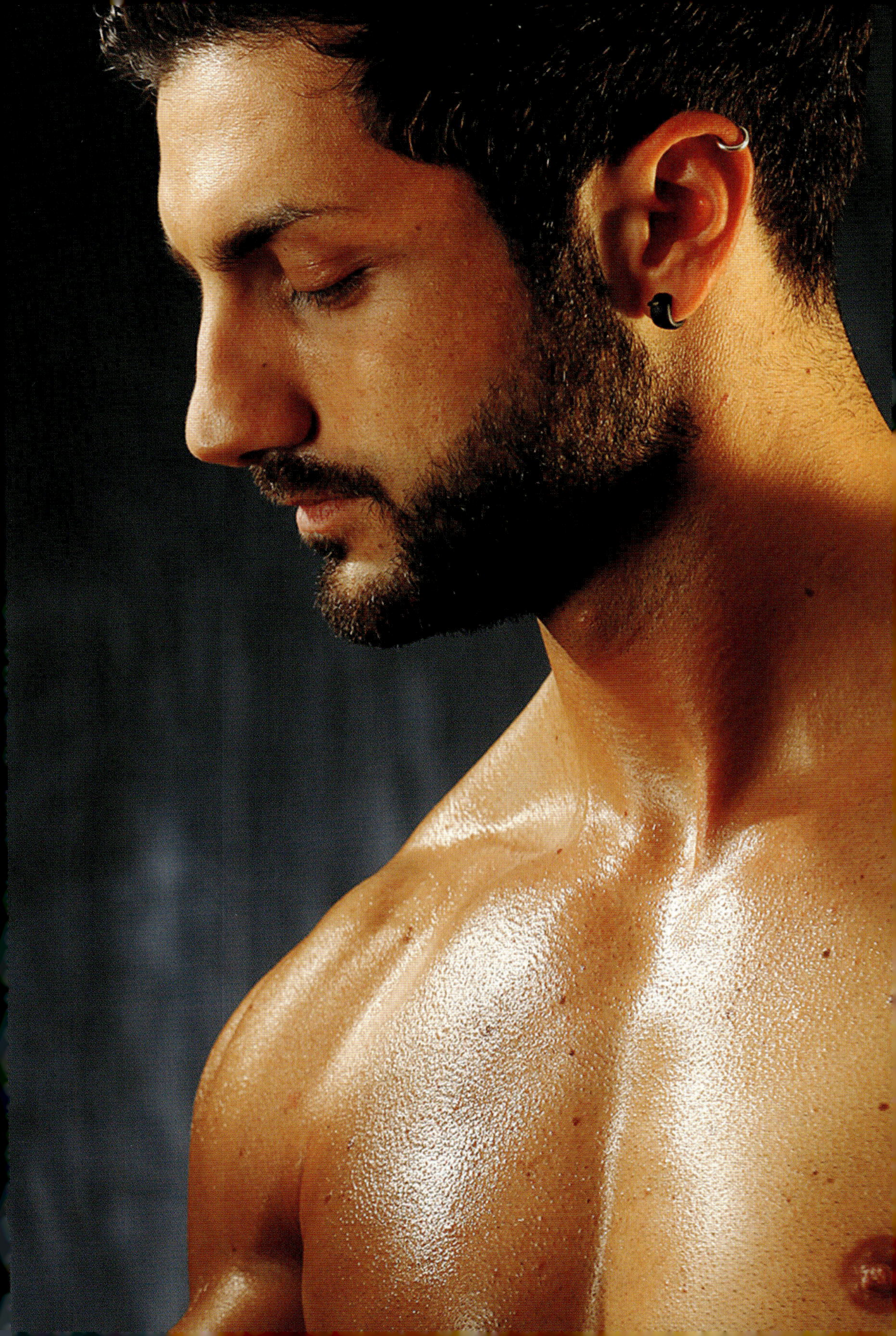

Die funktionellen Trainingsprogramme für Zuhause

Auf den kommenden Seiten stellen wir Ihnen verschiedene Trainingsprogramme vor, unterteilt in die Trainingslevel »Einsteiger«, »Fortgeschrittene« und »Profis«.

Zuerst jedoch ein paar Sicherheits- und Warnhinweise:
Jeder kennt wahrscheinlich die Hinweise, dass man vor der Aufnahme eines jeden Trainingsprogramms ärztlich abklären sollte, ob man gesundheitlich in der Lage ist, ein Training aufzunehmen. Dies gilt selbstverständlich auch für die Programme, die Ihnen auf den kommenden Seiten vorgestellt werden.

Falls Sie bei einer Übung Probleme mit Gelenkbeschwerden bekommen, oder falls Sie am nächsten Tag feststellen, dass Ihnen beispielsweise Ihr Knie wehtut, sollten Sie die problemauslösende Übung weglassen bzw. es mit einer leichteren Variante versuchen. In den Schmerz hineinzutrainieren zeugt nicht von einer gesunden Härte, sondern von einer kranken Unvernunft!

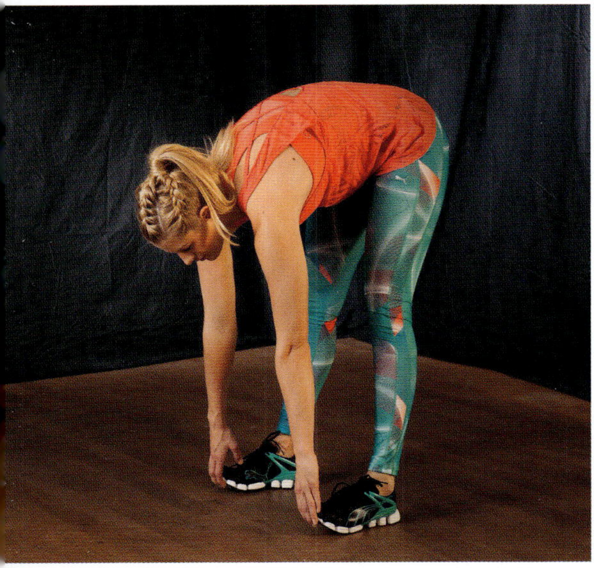

Mobilisationsübungen sind in jedem Programm integriert.

Da bei einigen der Übungen auch die Körperlage allein schon dazu führen kann, dass der Blutdruck ansteigt, sollten Personen, die an Bluthochdruck leiden, auch dies mit Ihrem Arzt abklären.

Das richtige Programm

Jedes Programm ist auf sechs Wochen ausgelegt, sodass Sie auf der Einsteiger- und der Fortgeschrittenen-Stufe 18 Wochen fortlaufender Trainingsplanung finden. Bei den Profi-Programmen finden Sie 12 Wochen Trainingsplanung. Danach sollten Sie ein Level erreicht haben, das Ihnen eine eigenständige Planung problemlos erlaubt. Die Trainingsprogramme der einzelnen Levels und auch innerhalb der Leistungsstufen bauen aufeinander auf. Aus diesem Grund empfiehlt es sich – egal auf welchem Trainingslevel –, immer bei Programm 1 zu starten und sich dann bis zum Programm 3 vorzuarbeiten.

Die *Einsteiger-Programme* sind für Personen gedacht, die weniger als sechs Monate Trainingserfahrung im Krafttraining haben. Wenn Sie andere Sportarten machen, ist das sicher eine gute Grundlage, aber im Krafttrainingsbereich sind Sie dennoch Anfänger. Auch wenn Sie bisher fast ausschließlich an Maschinen trainiert haben, sollten Sie zumindest das Trainingsprogramm 3 für Einsteiger durchlaufen, bevor Sie in den nächsten Level einsteigen.

Die *Fortgeschrittenen-Programme* wenden sich an Personen, die entweder alle Programme des Einsteiger-Levels durchlaufen haben oder die schon seit mindestens einem halben Jahr Krafttraining absolvieren. Voraussetzung ist jedoch nicht nur die reine Trainingszeit, sondern Sie sollten auch schon Erfahrungen mit freien Übungen gesammelt haben.

Die *Profi-Programme* sind für Personen gedacht, die schon seit mindestens eineinhalb Jahren sehr ernsthaft trainieren (inkl. freie Übungen).

Dabei geht es uns nicht darum, Sie in ein niedrigeres Trainingslevel »herunterzustufen«, als Sie sich selbst einstufen würden. Vielmehr sind die im Folgenden dargestellten Programme dann am effektivsten, wenn sie zu Ihnen passen.

Die Wahl des richtigen Gewichts

Vor der Auswahl eines Trainingsgewichts sollten wir ein paar Worte über die Bewegungsqualität verlieren. Bewegungsqualität ist ein Maß dafür, wie sauber und präzise eine Übung ausgeführt wird. Leider ist die Bewegungsqualität einer der Faktoren, die wir beim Training oftmals vernachlässigen. Das ist sehr schade, denn gerade die Bewegungsqualität macht den wahren Athleten aus. In der Tat sehen die meisten Spitzenleistungen, egal in welcher Sportart, so leicht aus, dass man fast auf die Idee kommen könnte, dass es so schwer ja gar nicht sein kann. Was die Bewegungen so leicht aussehen lässt, sind die Bewegungsqualität und die Präzision, mit der sich ein Spitzensportler bewegt. Aus Kapitel 2 wissen Sie, dass sich der Körper allmählich an die Belastungen anpasst, mit denen wir ihn im Training konfrontieren. Wussten Sie aber auch, dass dies auch für die Koordination gilt? Wenn also jemand im Training oft mit schlechter Form trainiert, wird sich der Körper eben daran anpassen, die Übung mit schlechter Form auszuführen.

Sie sollten daher eine Übung immer dann beenden, wenn Ihre Technik versagt, und nicht erst, wenn überhaupt nichts mehr geht. Wenn Sie sich bemühen, jede Übung mit maximaler Präzision auszuführen und einen Satz spätestens dann beenden, wenn Sie diese Form nicht mehr halten können, wird dies auf Dauer zu technischer Perfektion führen. Um jetzt nicht falsch verstanden zu werden: Ich befürworte hier kein »weichgespültes« Training, bei dem Schwitzen verboten ist! Ganz im Gegenteil: Ich bin definitiv der Meinung, dass man sich im Training anstrengen sollte, aber eben nur bis zu dem oben angesprochenen Punkt. Denn für optimale Trainingsergebnisse geht Qualität vor.

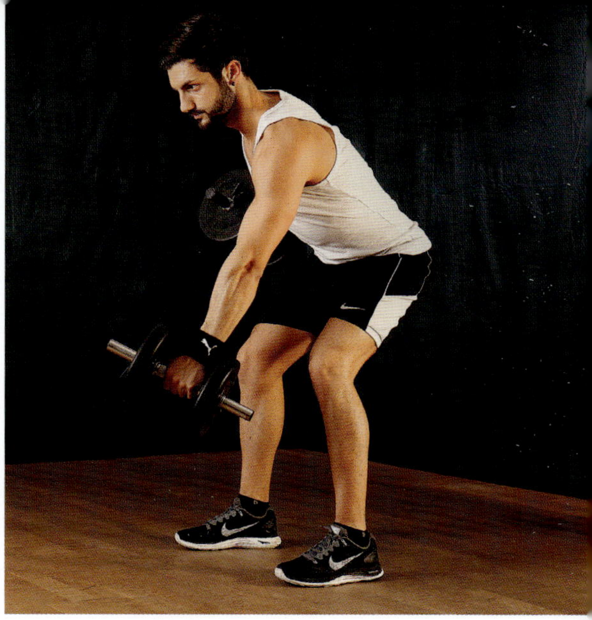

Bei jeder Übung gilt: Die Technik bestimmt das Gewicht und nicht umgekehrt.

Aus genau diesem Grund sollten Sie bei Übungen, bei denen Sie mit Kurzhanteln arbeiten, in der ersten Woche immer ein Gewicht finden, mit dem Sie die vorgegebene Wiederholungszahl so hinbekommen, dass Sie das Gefühl haben, noch zwei oder drei saubere Wiederholungen in Reserve gehabt zu haben. Konzentrieren Sie sich dabei auf die Bewegungsqualität. Dieser relativ leichte Start ist nicht nur wichtig, um die Bewegungsqualität zu sichern, sondern auch, um sicherzugehen, dass Sie die Steigerungen, die in den Programmen vorgegeben werden, auch wirklich schaffen. Machen Sie sich daher keine Gedanken darüber, wenn Sie in den ersten zwei Wochen eines Programms das Gefühl haben, dass noch ein klein wenig mehr gehen könnte. Das ist so gewollt, denn Sie brauchen Luft nach oben, da die Programme im Lauf der sechs Wochen immer intensiver werden.

Die häufigsten Probleme bei Übungen mit Körpergewicht

Wenn einige Übungen von der Wiederholungszahl zu leicht für Sie sind, verwenden Sie Zusatzgewichte (beispielsweise bei Klimmzügen), oder führen Sie eine etwas schwierigere Variante (z.B. Hände bei Liegestützen eng zusammen) aus. Häufiger mag es je-

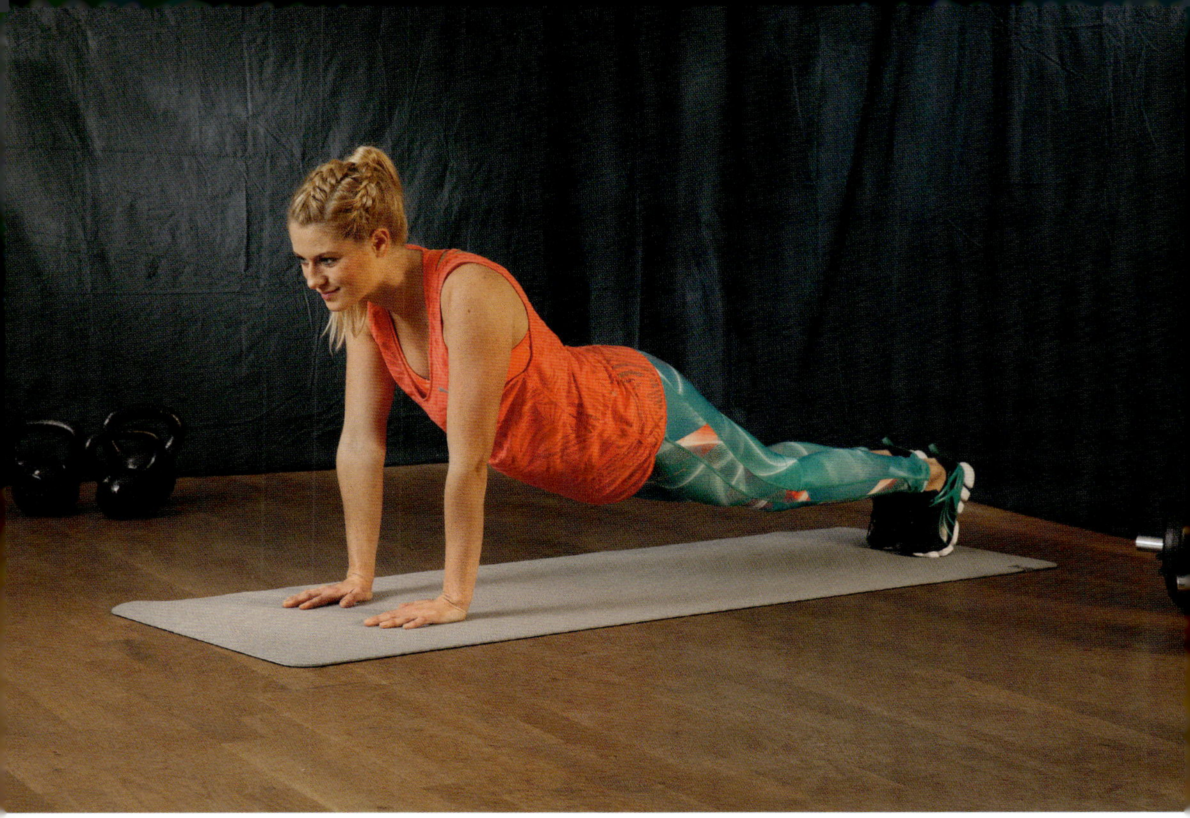

Achten Sie immer auf eine möglichst gute Technik.

doch vorkommen, dass Sie bei den verschiedenen Programmen Schwierigkeiten haben, die angegebene Wiederholungszahl zu schaffen – beispielsweise sind 20 Liegestützen im Programm angegeben, Sie schaffen momentan jedoch nur acht Liegestütze in sauberer Form. Die Vorgehensweise ist dann folgende: Wenn möglich vereinfachen Sie sich die Übung, z.B. dadurch, dass Sie Ihre Hände etwas erhöht auf einer Bank abstützen. Solche Vereinfachungen sind allerdings nicht bei allen Übungen möglich. In so einem Fall gehen Sie folgendermaßen vor:

Beispiel: Gefordert sind acht enge Klimmzüge, Sie schaffen jedoch nur vier. In solchen Fällen greift man auf eine »Leiter« zurück, was bedeutet: Sie machen nur einen Klimmzug, dann eine kurze Pause von 20 Sekunden und anschließend zwei Klimmzüge. Danach folgt wieder eine kurze Pause von 20 Sekunden. Falls Sie die beiden letzten Klimmzüge so ausgeführt haben, dass Sie das Gefühl hatten, es ginge noch einer zusätzlich, machen Sie im nächsten Schritt drei Klimmzüge. Falls die beiden angesprochenen Klimmzüge zu schwer waren, machen Sie nur einen im nächsten Schritt, dann folgt wieder eine kurze Pause und anschließend wieder zwei Klimmzüge. Ein Satz mit solch kurzen Pausen zwischen einzelnen Wiederholungen und dabei ansteigender bzw. sich verändernder Wiederholungszahl wird als »Leiter« bezeichnet. »Leitern« kommen ursprünglich aus der russischen Trainingsmethodik und sind eine hervorragende Möglichkeit, um mehr Wiederholungen zu schaffen. Durch das spezielle Wiederholungsmuster wird dafür gesorgt, dass man mit einer sauberen Technik arbeiten kann. Daher sollte keine »Leiter« bis zur Erschöpfung ausgeführt werden.

Eine typische »Leiter« kann folgendermaßen aussehen: 1, 2, 3, 4, 1, 2, 3, 1 oder auch 1, 2, 3, 1, 2, 1, 1. Wenn Ihnen nicht viele Wiederholungen fehlen, können Sie die »Leiter« auch beispielsweise so durchführen: 4, 5, 6, 4, 5. Wichtig ist, dass kein Teilabschnitt der »Leiter« bis zum Muskelversagen ausgeführt wird, weil ansonsten die angedachten

Steigerungen nicht funktionieren. Falls Sie bei Ihrem Training auf eine »Leiter« zurückgreifen, sollte das Ziel sein, innerhalb dieser »Leiter« in etwa die Wiederholungszahl zu schaffen, die das Programm für einen regulären Satz vorsieht. Eine »Leiter« zählt dann jeweils als erster regulärer Satz.

So lesen Sie die Programme

Bei jedem Programm finden Sie in der Programmtabelle die Übungen, die Wiederholungsanzahl, die Anzahl der Sätze und die Pausendauer. Falls weitere Erläuterungen notwendig sind (beispielsweise, was die Bewegungsgeschwindigkeit usw. angeht), finden Sie diese im Text unter den Programmtabellen.

Spezielle Hinweise zu Supersätzen

Teilweise sind die Übungen mit Buchstaben wie A1, A2 usw. versehen. Das bedeutet, dass die Übungen, die den gleichen Buchstaben tragen, als Supersatz durchgeführt werden. Dabei ist – anders als Sie es vielleicht gewohnt sind – bei einigen Programmen nach dem ersten Satz einer Supersatzkombination eine Pause angegeben. Das bedeutet, dass Sie beispielsweise zuerst einen Satz Kniebeugen ausführen. Es folgt eine Pause von eineinhalb Minuten, dann ein Satz Klimmzüge, danach erneut eineinhalb Minuten Pause, um anschließend wieder mit Kniebeugen loszulegen. Falls zwischen den einzelnen Übungen der Supersätze keine Pause gemacht werden soll, ist dies stets ausdrücklich angegeben.

Aufwärmsätze und Trainingssätze

Die angegebene Satzzahl bezieht sich immer auf die »Arbeitssätze«. Das bedeutet, dass es trotz des funktionellen Aufwärmens ratsam ist, erst ein bis zwei Sätze mit leichteren Gewichten durchzuführen, um ein Gefühl für die Übung zu bekommen. Innerhalb der eigentlichen Arbeitssätze sollten Sie das Gewicht nicht erhöhen. Vielmehr sollten Sie es so wählen, dass schon der erste Satz recht anspruchsvoll ist.

Einhalten der korrekten Pausendauer

Halten Sie die angegebene Pausendauer ein, denn sie wird als zusätzlicher Parameter für die Steuerung des Trainings genutzt. Am besten schauen Sie nach dem Ende eines Satzes auf die Uhr und starten den nächsten Satz exakt nach der angegebenen Zeit.

Bewegungsgeschwindigkeit

In der Spalte »Geschwindigkeit« wird die Bewegungsgeschwindigkeit beschrieben, mit der Sie in den verschiedenen Phasen der Bewegung arbeiten sollten. Die erste Phase bezieht sich stets auf die nachgebende Phase. Die zweite Phase bezieht sich auf die überwindende Phase, in der Sie ein Gewicht nach oben oder Ihren Körper zur Stange hinaufziehen. Die Geschwindigkeitsangabe »3« bedeutet, dass es in etwa 3 Sekunden dauern sollte, um diese Phase abzuschließen. »X« bedeutet: so schnell wie nur irgend möglich, wobei sich schwere Gewichte natürlich nur begrenzt explosiv bewegen lassen. Im Vordergrund steht dabei stets eine saubere und damit verletzungsarme Ausführung!

Steigerung im Trainingsverlauf

In der Tabelle »Progression« erfahren Sie, welchen Trainingsparameter Sie von Woche zu Woche steigern sollten, um optimale Fortschritte zu machen. Dabei haben alle Programme eines gemeinsam: In der sechsten Woche werden Sie mehr Sätze in kürzerer Zeit mit mehr Gewicht absolvieren – eine Leistungssteigerung ist also in alle Pläne systematisch einprogrammiert. Halten Sie sich an die Progression, und versuchen Sie nicht, sämtliche Steigerungen auf einmal vorzunehmen, denn dies gefährdet die langfristige Leistungssteigerung beträchtlich!

Einsteiger-Programme

Besonderheiten der Einsteiger-Programme

Bei allen Einsteiger-Programmen wird dreimal pro Woche trainiert. Dabei sollten Sie darauf achten, dass mindestens ein Tag Pause zwischen den Trainingseinheiten liegt.

Wenn Sie diese Einsteiger-Programme durchsehen, werden Sie auch feststellen, dass nicht gleich alle in diesem Buch angesprochenen Trainingsmittel und Übungen eingesetzt werden. Auch das ist so gewollt, denn es sorgt dafür, dass Sie Schritt für Schritt auf die anspruchsvolleren Übungen vorbereitet werden. Zusätzlich können Sie so erst einmal in das funktionelle Training hineinschnuppern, ohne gleich Equipment wie einen Schlingentrainer oder eine Kettlebell zu benötigen.

Einsteiger-Programm 1

Programm 1 sorgt für den optimalen Einstieg in das funktionelle Training. An beiden Tagen wird hier der ganze Körper trainiert. Genutzt werden unterschiedliche Übungen, um sowohl Form als auch Funktion zu erreichen.

Absolvieren Sie die beiden im Folgenden dargestellten Trainingstage stets im Wechsel. Das bedeutet: In Woche 1 werden Sie den Tag 1 des Programms zweimal absolvieren, in der zweiten Woche nur einmal, dafür Tag 2 zweimal, dann wieder Tag 1 zweimal usw.

Aufwärmen: funktionelles Aufwärmprogramm

FUNKTIONELLES TRAINING, TAG 1					
Übung	Sätze	Wdh.	Pause	Geschwindigkeit	
				1. Phase	2. Phase
A Laterale Ausfallschrittkniebeugen	3	12 je Seite	1 Min.	2	2
B Kniebeugen mit Körpergewicht	3	20	1 Min.	2	2
C Waagerechter Klimmzug	3	12	1 Min.	3	2
D1 Beinbeugen beidbeinig – Beine auf Ball	3	12	keine	2	2
D2 Beckenlift beidbeinig – Beine auf Ball	3	12	1 Min.	2	2
E1 Rückenstrecken auf dem Pezzi-Ball	3	12	keine	2	2
E2 Crunches auf dem Pezzi-Ball	3	12	1 Min.	2	2
H Liegestütz	3	15	1 Min.	3	2
I Seitstütz	3	30 Sek. je Seite	1 Min.	–	–
Abwärmen: Foam Rolling nach Bedarf					
Anmerkung: Die Übung D1 und D2 sowie E1 und E2 werden als Supersatz absolviert.					

Aufwärmen: funktionelles Aufwärmprogramm

FUNKTIONELLES TRAINING, TAG 2					
Übung	Sätze	Wdh.	Pause	Geschwindigkeit	
				1. Phase	2. Phase
A Rumänische Kniebeugen mit Körpergewicht	3	10	1 Min.	3	2
B Kniebeuge Ruderzug (Tube)	3	15	1 Min.	2	2
C Ausfallschritt-Kniebeuge	3	12 je Bein	1 Min.	3	2
D1 Stehendes Brustdrücken (Tube)	3	15	keine	2	2
D2 Beidarmiges Rudern (Tube)	3	15	1 Min.	3	2
E1 Schwimmer-Rudern (Tube)	3	15	keine	2	2
E2 X-Läufe vorwärts (Tube)	3	8	1 Min.	3	5
F1 Rotation (Tube)	3	15 je Seite	keine	2	2
F2 X-Läufe rückwärts (Tube)	3	8	1 Min.	3	5
Abwärmen: Foam Rolling nach Bedarf					
Die Übungen D1 und D2, E1 und E2 sowie F1 und F2 werden als Supersatz absolviert.					

Progression

Woche	Steigerung
2	Bei jeder Übung 1 Wdh. mehr als in der Vorwoche
3	Bei Übungen mit dem Tube positionieren Sie sich etwas weiter weg, um den Zug zu erhöhen; bei anderen Übungen (z.B. mit dem eigenen Körpergewicht) wird 1 Wdh. mehr absolviert.
4	Bei Übungen mit dem Tube positionieren Sie sich etwas weiter weg, um den Zug zu erhöhen; bei anderen Übungen (z.B. mit dem eigenen Körpergewicht) wird 1 Wdh. mehr absolviert.
5	Pausenzeiten jeweils um 30 Sek. verkürzen
6	Bei allen Übungen 2 Wdh. mehr

Einsteiger-Programm 2

Auch die hier beschriebenen Trainingstage absolvieren Sie stets im Wechsel. Es werden einige neue Übungen verwendet, jedoch brauchen Sie kein anderes zusätzliches Equipment. Einzelne Übungen des Programms sind von der Schwierigkeit her höher.

Aufwärmen: funktionelles Aufwärmprogramm

FUNKTIONELLES TRAINING, TAG 1					
Übung	Sätze	Wdh.	Pause	Geschwindigkeit	
				1. Phase	2. Phase
A Ausfallschritt-Kniebeugen	3	15 je Seite	1 Min.	3	2
B Kniebeugen – Strecksprung	3	8	1 Min.	3	X
C T-Liegestütz	3	10	1 Min.	3	2
D1 Abwechselndes Drücken (Tube)	3	12	keine	2	2
D2 Abwechselndes beidarmiges Rudern (Tube)	3	12	1 Min.	2	2
E1 Schwimmer-Rudern mit Rumpfbeugung (Tube)	3	12	keine	2	2
E2 Ganzkörper-Seitbeugen	3	12	1 Min.	2	2
F1 Holzfäller (Tube)	3	15 je Seite	keine	2	2
F2 X-Läufe rückwärts (Tube)	3	8	1 Min.	3	5
Abwärmen: Foam Rolling nach Bedarf					
Anmerkung: Die Übungen D1 und D2, E1 und E2 sowie F1 und F2 werden jeweils als Supersatz absolviert.					

Aufwärmen: funktionelles Aufwärmprogramm

FUNKTIONELLES TRAINING, TAG 2					
Übung	Sätze	Wdh.	Pause	Geschwindigkeit	
				1. Phase	2. Phase
A Kniebeuge	3	20	1 Min.	4	2
B Ausfallschritte nach hinten	3	15 je Seite	1 Min.	2	2
C Liegestütz, Beine auf dem Ball	3	10	1 Min.	3	2
D1 Beinheben in Bauchlage auf dem Ball	3	12	keine	2	2
D2 Crunches auf dem Ball	3	15	1 Min.	2	2
E1 Waagerechter Klimmzug	3	12	keine	2	2
E2 Seitstütz	3	40 Sek.	1 Min.	2	2
H Diskuswerfer, beidarmig (Tube)	3	15 je Seite	keine	2	2
I Liegestütz-Wandern (Walkouts)	3	8	1 Min.	2	2
Abwärmen: Foam Rolling nach Bedarf					
Anmerkung: Die Übungen D1 und D2, E1 und E2 sowie F1 und F2 werden jeweils als Supersatz absolviert.					

Progression

Woche	Steigerung
2	Bei jeder Übung 2 Wdh. bzw. 5 Sek. mehr als in der Vorwoche
3	Bei Übungen mit dem Tube den Zug steigern; bei anderen Übungen (z.B. mit dem eigenen Körpergewicht) 1 Wdh. bzw. 5 Sek. mehr
4	Bei jeder Übung 2 Wdh. bzw. 5 Sek. mehr als in der Vorwoche
5	Pausenzeiten jeweils um 30 Sek. verkürzen
6	Bei Übungen mit dem Tube den Zug steigern; bei anderen Übungen (z.B. mit dem eigenen Körpergewicht) 1 Wdh. bzw. 5 Sek. mehr

Einsteiger-Programm 3

Auch in diesem Programm werden die Trainingstage abgewechselt. Trainiert werden sollte dreimal pro Woche.

In diesem Programm finden sich wiederum anspruchsvollere Übungskombinationen als bei den ersten beiden Programmen.

Aufwärmen: funktionelles Aufwärmprogramm

FUNKTIONELLES TRAINING, TAG 1					
Übung	Sätze	Wdh.	Pause	Geschwindigkeit	
				1. Phase	2. Phase
A1 Kniebeugen	3	20	keine	3	2
A2 Ausfallschritte nach vorne	3	10 je Bein	1,5 Min.	3	1
B1 Schulterliegestütz (Pike Push-up)	3	10	1 Min.	3	2
B2 Abwechselndes Drücken (Tube)	3	12	keine	2	2
C1 Waagerechter Klimmzug	3	12	1 Min.	2	2
C2 Abwechselndes beidarmiges Rudern (Tube)	3	12	keine	2	2
D1 Crunches auf dem Ball	3	15	keine	2	2
D2 Rückenstrecken auf dem Ball	3	15	keine	2	2
D3 Beinheben in Bauchlage auf dem Ball	3	10	1,5 Min.	2	2
Abwärmen: Foam Rolling nach Bedarf					
Anmerkung: Die Übungen A1und A2, B1 und B2 sowie C1 und C2 werden jeweils als Supersatz absolviert. D1, D2 und D3 bilden einen Dreifachsatz.					

Aufwärmen: funktionelles Aufwärmprogramm

FUNKTIONELLES TRAINING, TAG 2					
Übung	Sätze	Wdh.	Pause	Geschwindigkeit	
				1. Phase	2. Phase
A Rumänische Kniebeugen	3	15 je Seite	1 Min.	2	2
B1 Beinbeugen, beidbeinig auf dem Ball	3	15	keine	2	2
B2 Beckenlift, einbeinig – Bein auf dem Ball	3	10 je Seite	1,5 Min.	3	2
C1 Explosive Liegestütze	3	8	keine	2	X
C2 Abwechselndes Drücken (Tube)	3	12	1 Min.	2	2
D1 Schwimmer-Rudern mit Rumpfbeugung (Tube)	3	12	keine	2	2
D2 Abwechselndes beidarmiges Rudern (Tube)	3	12	1 Min.	2	2
E1 Holzfäller (Tube)	3	15 je Seite	keine	2	2
E2 X-Läufe rückwärts	3	10	1,5 Min.	3	5
Abwärmen: Foam Rolling nach Bedarf					
Anmerkung: Mit Ausnahme der ersten Übung finden sich nur Supersatzkombinationen in diesem Plan.					

Progression

Woche	Steigerung
2	Bei jeder Übung 2 Wdh. bzw. 5 Sek. mehr als in der Vorwoche
3	Bei Übungen mit dem Tube den Zug steigern; bei anderen Übungen (z.B. mit dem eigenen Körpergewicht) 1 Wdh. bzw. 5 Sek. mehr
4	Bei jeder Übung 2 Wdh. bzw. 5 Sek. mehr als in der Vorwoche
5	Pausenzeiten jeweils um 30 Sek. verkürzen
6	Bei Übungen mit dem Tube den Zug steigern; bei anderen Übungen (z.B. mit dem eigenen Körpergewicht) 1 Wdh. bzw. 5 Sek. mehr

Fortgeschrittenen-Programme

Besonderheiten der Fortgeschrittenen-Programme

Alle Programme aus der Fortgeschrittenen-Stufe sind für drei bis maximal vier Trainingseinheiten pro Woche gedacht. Ein Mehr ist dabei nicht unbedingt besser, denn Ihr Körper benötigt auch ausreichend Zeit zur Regeneration. Daher sollten Sie darauf achten, dass mindestens ein Tag Pause zwischen den jeweiligen Trainingseinheiten liegt. Legen Sie einen oder zwei zusätzliche Tage Pause ein, wenn Sie das Gefühl haben, noch nicht vollständig regeneriert zu sein.

Bei den Fortgeschrittenen-Programmen finden sich Übungen, die Sie teilweise schon kennen, und auch neue, teilweise anspruchsvollere Übungen. Zusätzlich werden bei den Fortgeschrittenen-Programmen auch Slingtrainer und Kurzhanteln eingesetzt.

Fortgeschrittenen-Programm 1

Aufwärmen: funktionelles Aufwärmprogramm

FUNKTIONELLES TRAINING, TAG 1					
Übung	Sätze	Wdh.	Pause	Geschwindigkeit	
				1. Phase	2. Phase
A1 Liegestütz mit den Armen im Slingtrainer	3	10	keine	2	2
A2 Liegestütz	3	12	1,5 Min.	2	2
B1 Einbeiniges Kreuzheben, diagonal (Tube)	3	8	keine	2	2
B2 Beckenheben am Slingtrainer	3	15	1 Min.	2	2
E1 Rudern, beidarmig am Slingtrainer	3	15	keine	2	2
E2 Abwechselndes beidarmiges Rudern (Tube)	3	12	1 Min.	2	2
F1 Trizepsstrecken am Slingtrainer	3	12	keine	2	2
F2 Bizepscurls am Slingtrainer	3	12	1 Min.	2	2
Abwärmen: Foam Rolling nach Bedarf					
Anmerkung: Alle Übungen werden als Supersatzkombinationen absolviert.					

Aufwärmen: funktionelles Aufwärmprogramm

FUNKTIONELLES TRAINING, TAG 2					
Übung	Sätze	Wdh.	Pause	Geschwindigkeit	
				1. Phase	2. Phase
A1 Kniebeuge – Strecksprung	3	8	keine	3	1
A2 Kniebeuge am Slingtrainer	3	15	1,5 Min.	2	2
B Zug zum Gesicht – Face Pulls (Tube)	3	8	2,5 Min.	2	2
C Handstand-Mauerlauf	3	5	2 Min.	–	–
D Diskuswerfer, beidarmig (Tube)	3	20	1,5 Min.	2	2
E1 Beckenlift, beidbeinig mit Beinen auf dem Ball	3	12	keine	2	2
E2 Beinbeuger, beidbeinig auf dem Ball	3	12	1 Min.	2	2
Abwärmen: Foam Rolling nach Bedarf					
Anmerkung: Die Übungen A1 und A2 sowie E1 und E2 werden als Supersatzkombinationen absolviert.					

Aufwärmen: funktionelles Aufwärmprogramm

FUNKTIONELLES TRAINING, TAG 3					
Übung	Sätze	Wdh.	Pause	Geschwindigkeit	
				1. Phase	2. Phase
A Einbeinige Kniebeuge am Slingtrainer	3	8 je Seite	1,5 Min.	3	2
B Ausfallschritt-Kniebeuge am Slingtrainer	3	12 je Seite	1,5 Min.	3	2
C Klimmzug, eng	3	8	1,5 Min.	2	2
D Schulterliegestütz (Pike Push-up)	3	10	2 Min.	2	2
E1 Beckenheben am Slingtrainer	3	15	keine	2	2
E2 Abduktoren am Slingtrainer	3	15	1,5 Min.	2	2
F Frontstütz mit Hüftbeugung am Slingtrainer	3	12	1,5 Min.	2	2
Abwärmen: Foam Rolling nach Bedarf					
Anmerkung: Die Übungen E1 und E2 werden als Supersatzkombination absolviert.					

Progression

Woche	Steigerung
2	Bei jeder Übung 2 Wdh. mehr als in der Vorwoche
3	Pausenzeit um 15 Sek. verkürzen
4	Bei jeder Übung 1 Wdh. mehr
5	Pausenzeit um 15 Sek. verkürzen
6	Bei allen Übungen 1 Satz mehr

Anmerkungen zu den Programmen:

Falls Sie z.B. bei den Kniebeugen oder dem Handstand-Mauerlauf Probleme mit der Wiederholungsanzahl haben sollten, trainieren Sie diese Übungen als »Leitern«, so wie es im Abschnitt »Die häufigsten Probleme bei Übungen mit Körpergewicht« näher beschrieben ist.

Sollte auch dies nichts nützen, weil Sie keinen einzigen Klimmzug hinbekommen, trainieren Sie die Übung an einer Klimmzugmaschine oder an einem Latzug. Zusätzlich führen Sie danach noch ein bis zwei Sätze negative Klimmzüge aus. Negative Klimmzüge werden folgendermaßen absolviert: Man beginnt mit dem Kinn oberhalb der Stange und lässt sich so langsam wie möglich in die untere Position absinken.

In der ersten Woche beginnt man mit einem Satz und lässt sich so langsam wie möglich nach unten sinken. Wenn man sich beim Absenken auf 30 Sekunden gesteigert hat, wird ein zweiter Satz eingeführt. Ziel sind zwei Sätze zu je 40 Sekunden.

Sobald Sie zwei eigenständige Klimmzüge schaffen, sollten Sie mit »Leitern« weitermachen.

Fortgeschrittenen-Programm 2

Das Fortgeschrittenen-Programm 2 ist für drei bis maximal vier Trainingstage pro Woche gedacht. Die vier unterschiedlichen Trainingstage sorgen für eine größtmögliche Variation.

Wenn Sie dreimal trainieren, trainieren Sie in der ersten Woche Tag 1 bis 3 und in der nächsten Woche Tag 4, 1, 2. Kurzum: Sobald Sie alle vier Tage absolviert haben, starten Sie wieder bei Tag 1.

Wenn Sie die Wiederholungsgeschwindigkeit anschauen, werden Sie feststellen, dass die überwindende Phase jetzt teilweise schneller bis explosiv durchgeführt wird. Dies dient dazu, mehr Muskelfasern zu aktivieren und dadurch auch die Schnellkraft mitzutrainieren. Dennoch sollte die Bewegungsqualität nie unter der schnelleren Ausführung leiden. Falls Sie sich bei schnellen Bewegungen nicht ganz sicher sind, trainieren Sie lieber etwas langsamer.

Aufwärmen: funktionelles Aufwärmprogramm

FUNKTIONELLES TRAINING, TAG 1					
Übung	Sätze	Wdh.	Pause	Geschwindigkeit	
				1. Phase	2. Phase
A1 Explosiver Liegestütz	4	8	keine	3	X
A2 Liegestütz	3	12	2 Min.	2	2
B Einarmiges KH-Drücken, stehend	3	10 je Seite	2 Min.	3	2
C Kniebeuge – Frontheben (Tube)	3	15	1,5 Min.	3	2
D Holzfäller (Tube)	3	10 je Seite	1,5 Min.	2	2
F1 Liegestütz-Wandern	3	8	30 Sek.	3	3
F2 Crunches auf dem Ball	3	8	45 Sek.	3	3
Abwärmen: Foam Rolling nach Bedarf					
Anmerkung: Die Übungen A1 und A2 sowie F1 und F2 werden als Supersatz ausgeführt.					

Aufwärmen: funktionelles Aufwärmprogramm

FUNKTIONELLES TRAINING, TAG 2					
Übung	Sätze	Wdh.	Pause	Geschwindigkeit	
				1. Phase	2. Phase
A Rumänische Ausfallschritt-Kniebeugen mit KH	3	8 je Bein	2 Min.	3	2
B Kniebeugen mit einer KH vor dem Körper (Goblet Squat)	3	12	2,5 Min.	3	2
C Vorgebeugtes KH-Rudern, abwechselnde Ausführung	3	15 je Seite	2 Min.	2	2
D Rudern In Liegestütz-Position (Renegade Row)	3	8 je Seite	1,5 Min.	2	2
E1 Beckenlift, beidbeinig – Beine auf dem Ball	3	10	keine	2	2
E2 Rückenstrecken auf dem Ball	3	12	keine	2	2
E3 Beinheben in Bauchlage auf dem Ball	3	12	1,5 Min.	2	2
Abwärmen: Foam Rolling nach Bedarf					
Anmerkung: Die Übungen E1, E2 und E3 werden als Supersatz ausgeführt.					

Aufwärmen: funktionelles Aufwärmprogramm

FUNKTIONELLES TRAINING, TAG 3					
Übung	Sätze	Wdh.	Pause	Geschwindigkeit	
				1. Phase	2. Phase
A Abwechselndes KH-Drücken, stehend	3	8	2 Min.	3	1
B Seitheben im Seitstütz	3	10	2 Min.	2	2
C T-Liegestütz	3	12	keine	2	2
D Einarmiges Drücken (Tube)	3	20	1,5 Min.	2	1
E Liegestütz mit den Armen im Slingtrainer	3	15	1 Min.	3	1
F Trizepsstrecken am Slingtrainer	3	15	1 Min.	3	1
G Crunches mit den Füßen im Slingtrainer	3	10	1 Min.	3	1
Abwärmen: Foam Rolling nach Bedarf					

Aufwärmen: funktionelles Aufwärmprogramm

FUNKTIONELLES TRAINING, TAG 4					
Übung	Sätze	Wdh.	Pause	Geschwindigkeit	
				1. Phase	2. Phase
A Kreuzheben mit der KH	3	15	1,5 Min.	3	2
B Klimmzüge, eng	3	8	2,5 Min.	3	2
C Vorgebeugtes KH-Rudern, unilateral beladen	3	10	1,5 Min.	3	1
D Kniebeuge, unilateral mit der KH beladen	3	12	1,5 Min.	3	2
E1 Ausfallschritte am Slingtrainer	3	12 je Seite	keine	2	X
E2 Bizepscurls am Slingtrainer	3	15	1,5 Min.	3	1
Abwärmen: Foam Rolling nach Bedarf					
Anmerkung: Die Übungen E1und E2 werden als Supersatz durchgeführt.					

Progression

Woche	Steigerung
2	Bei jeder Übung 2 Wdh. mehr als in der Vorwoche
3	Pausenzeit um 15 Sek. verkürzen
4	Bei jeder Übung 1 Wdh. mehr
5	Pausenzeit um 15 Sek. verkürzen
6	Bei allen Übungen 1 Satz mehr

Fortgeschrittenen-Programm 3

Genau wie das vorherige Programm ist auch dieses für drei bis maximal vier Trainingstage pro Woche gedacht.

Im Gegensatz zum vorigen Programm gibt es aber drei unterschiedliche Trainingstage, wodurch die Trainingshäufigkeit, mit der Sie die einzelnen Übungen trainieren, wieder ansteigt.

Wie Sie feststellen werden, wurden in diesem Programm die einzelnen Trainingsmittel noch mehr miteinander gemischt.

Aufwärmen: funktionelles Aufwärmprogramm

FUNKTIONELLES TRAINING, TAG 1					
Übung	Sätze	Wdh.	Pause	Geschwindigkeit	
				1. Phase	2. Phase
A1 Explosiver Liegestütz	3	12	1 Min.	3	X
A2 Ausfallschritte mit zwei KH vorwärts	3	12 je Seite	1 Min.	2	1
B1 Kniebeugen mit KH	3	12	30 Sek.	3	1
B2 T-Liegestütz	3	10	2 Min.	2	2
C1 Körpergewicht-Kniebeuge mit Strecksprung	3	15	keine	3	X
C2 Ausfallschritt-Kniebeuge am Slingtrainer	3	12	1,5 Min.	2	2
D1 Crunches-und-Liegestütz-Kombi mit den Füßen im Slingtrainer	3	12	keine	2	2
D2 Ausfallschritte am Slingtrainer	3	12	1 Min.	3	1
Abwärmen: Foam Rolling nach Bedarf					
Anmerkung: Die Übungen A1 und A2, B1 und B2, C1 und C2 sowie D1 und D2 werden jeweils als Supersatz durchgeführt.					

Progression

Woche	Steigerung
2	Bei jeder Übung mit Körpergewicht/Tube 2 Wdh. mehr als in der Vorwoche. Bei Übungen mit KH Gewicht erhöhen
3	Pausenzeit um 15 Sek. verkürzen
4	Bei jeder Übung mit Körpergewicht/Tube 1 Wdh. mehr als in der Vorwoche. Bei Übungen mit KH Gewicht erhöhen
5	Pausenzeit um 15 Sek. verkürzen
6	Bei allen Übungen 1 Satz mehr

Aufwärmen: funktionelles Aufwärmprogramm

FUNKTIONELLES TRAINING, TAG 2					
Übung	Sätze	Wdh.	Pause	Geschwindigkeit	
				1. Phase	2. Phase
A1 Abwechselndes KH-Drücken, stehend	3	8 je Seite	1 Min.	3	1
A2 Klimmzug, breit	3	8	1,5 Min.	2	2
B1 Handstand-Mauerlauf	3	6	1 Min.	3	3
B2 Waagerechter Klimmzug	3	15	1 Min.	3	2
C1 Rudern in Liegestütz-Position (Renegade Row)	3	15	1 Min.	2	1
C2 Rudern, einarmig am Slingtrainer	3	15	45 Sek.	3	3
D1 Seitheben im Seitstütz mit KH	3	15	45 Sek.	2	2
D2 Rudern, beidarmig am Slingtrainer	3	15	45 Sek.	2	2
Abwärmen: Foam Rolling nach Bedarf					

Aufwärmen: funktionelles Aufwärmprogramm

FUNKTIONELLES TRAINING, TAG 3					
Übung	Sätze	Wdh.	Pause	Geschwindigkeit	
				1. Phase	2. Phase
A1 KH-Kreuzheben	3	8	keine	3	1
A2 Einbeiniges Kreuzheben, gleichseitig (Tube)	3	10	1,5 Min.	2	2
B1 Abwechselndes Drücken (Tube)	3	20	keine	1	1
B2 Rumänische Ausfallschritt-Kniebeugen mit KH	3	12 je Bein	2 Min.	3	1
C1 Trizepsstrecken am Slingtrainer	4	15	keine	3	1
C2 Bizepscurls am Slingtrainer	4	15	keine	3	1
C3 Crunches mit den Füßen im Slingtrainer	4	10	1,5 Min.	3	1
Abwärmen: Foam Rolling nach Bedarf					
Anmerkung: Die Übungen A1 und A2, B1 und B2 sowie C1, C2 und C3 sind jeweils als Supersätze durchzuführen.					

Profi-Programme

Besonderheiten der Profi-Programme

Alle Programme aus der Profi-Stufe sind für vier Trainingseinheiten pro Woche gedacht. Dabei sollten Sie darauf achten, dass Sie spätestens nach zwei Trainingstagen einen Tag Pause machen.

Falls Sie über eine extrem gute Regenerationsfähigkeit verfügen, können Sie auch fünf Tage die Woche trainieren; sie starten dann wieder bei Tag 1. Mehr Training ist aufgrund einer ausreichenden Regeneration jedoch nicht unbedingt besser – legen Sie einen oder zwei zusätzliche Tage Pause ein, wenn Sie das Gefühl haben, noch nicht vollständig regeneriert zu sein.

Auch bei den Profi-Programmen finden sich Übungen, die Sie teilweise schon kennen, und auch neue, zum Teil anspruchsvollere Übungen. Zum Training mit dem Slingtrainer gesellt sich jetzt auch das Kettlebell-Training, um die optimale Kombination zu erreichen.

Besonderheiten bei den Angaben zu den Kettlebell-Übungen

In jedes der folgenden Programme wurden Kettlebell-Übungen integriert. Sie werden feststellen, dass nicht bei jeder Kettlebell-Übung exakt angegeben ist, wie viele Wiederholungen innerhalb eines Satzes absolviert werden sollen. Der Hintergrund ist dabei der, dass es erfahrungsgemäß bei einigen Kettlebell-Übungen wenig sinnvoll ist, die geforderte Wiederholungszahl »herauszuquetschen«, wenn darunter die Form der Übungsausführung leidet. Denn anders als bei Kurzhanteln sind die Kettlebells, die man zur Verfügung hat, nicht so fein abgestuft, wie es teilweise sinnvoll wäre. Manchmal hat man auch nur eine oder zwei Kettlebells zur Verfügung, sodass das Gewicht für eine Übung teilweise nicht optimal ist.

Aus diesem Grund finden Sie teilweise nur die Angabe der Gesamtwiederholungszahl, die Sie bei der Übung bewältigen sollen. Wenn beispielsweise 50 Wiederholungen angegeben sind, machen Sie zuerst 15 Wiederholungen, dann eine kurze Pause, weil Sie merken, dass Sie keine optimale Form mehr halten können. Dann machen Sie wieder 12 Wiederholungen und stoppen wieder ab, wenn Sie nicht mehr sauber arbeiten können. Sobald Sie insgesamt 50 Wiederholungen auf diese Weise durchgeführt haben, ist der Satz beendet.

Haben Sie nur eine recht schwere Kettlebell zur Verfügung, verringern Sie die vorgeschlagenen Wiederholungszahlen entsprechend. Falls Sie nur eine sehr leichte Kettlebell zur Verfügung haben, gehen Sie genau umgekehrt vor.

Zudem werden Sie feststellen, dass bei einigen Kettlebell-Übungen keine Geschwindigkeiten angegeben sind. Eine Angabe wäre auch nicht sinnvoll, da einige Übungen recht schwungvoll ausgeführt werden und in der nachgebenden Phase auch meist kein starkes Abbremsen erfolgt.

Für all die folgenden Programme gilt: Sollten Sie bei der ein oder anderen Übung Schwierigkeiten haben, beispielsweise, weil Sie Ihnen unangenehm ist, dann können Sie diese Übung natürlich auch durch eine andere ersetzen. Dabei sollten Sie jedoch darauf achten, dass Ihre Alternativübung ähnliche Muskeln und auch ein ähnliches Bewegungsmuster beansprucht wie die in den Programmen ursprünglich vorgeschlagen.

Schon nach kurzer Zeit werden Sie erste Erfolge feststellen können.

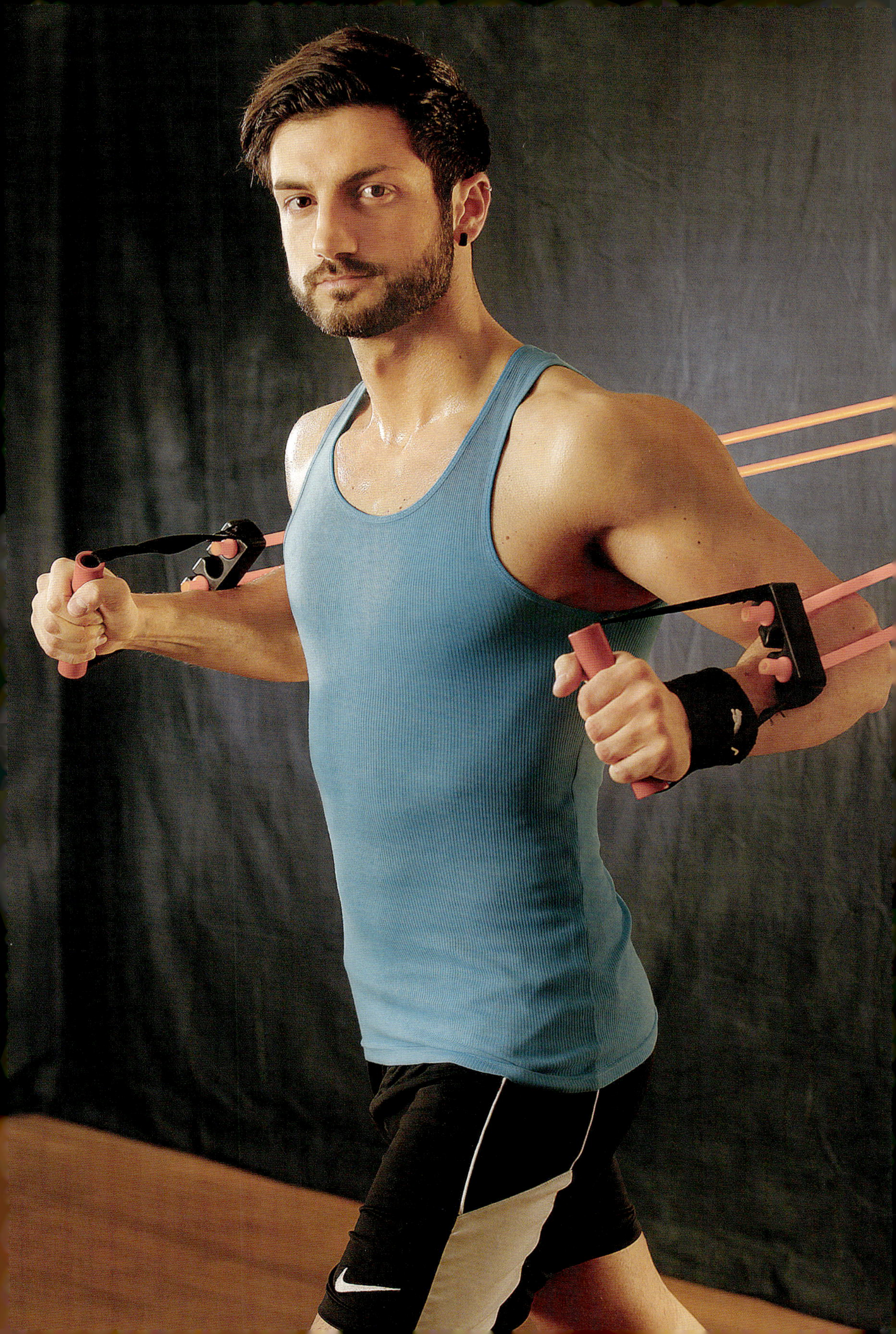

Profi-Programm 1

Wie Sie sicher feststellen werden, gibt es hier nur noch Supersätze, bzw. mehrere Übungen werden teilweise mit kurzer, teilweise auch ohne Pause aneinandergereiht.

Halten Sie die Pausenzeiten ein, und verringern Sie, falls nötig, das verwendete Gewicht, oder reduzieren Sie die Wiederholungszahl ein klein wenig.

Falls Sie Probleme mit der Wiederholungsanzahl (z.B. bei den Klimmzügen) haben, trainieren Sie diese Übungen als »Leitern«, wie es im Abschnitt »Die häufigsten Probleme bei Übungen mit Körpergewicht« beschrieben wurde. Schaffen Sie die Wiederholungszahl dagegen spielend, verwenden Sie Zusatzgewichte, um den Schwierigkeitsgrad weiter zu erhöhen.

Aufwärmen: funktionelles Aufwärmprogramm

FUNKTIONELLES TRAINING, TAG 1					
Übung	Sätze	Wdh.	Pause	Geschwindigkeit	
				1. Phase	2. Phase
A1 Einarmiger Liegestütz	4	6	1,5 Min.	3	1
A2 Rumänische Ausfallschritt-Kniebeugen mit KH	4	12 je Seite	1,5 Min.	3	1
B1 Einarmiges Drücken (Tube)	3	20 je Seite	1 Min.	3	X
B2 Ausfallschritte nach hinten, mit der KH unilateral (Reverse Lunge)	3	8	1,5 Min.	2	2
C1 Crunches-und-Liegestütz-Kombi mit den Füßen im Slingtrainer	3	10	45 Sek.	2	2
C2 Dynamische Ausfallschritte am Slingtrainer	3	10 je Seite	1 Min.	1	1
D1 Umsetzen und Kniebeuge mit der Kettlebell	3	10 je Seite	1 Min.	1	1
D2 Windmühle mit der Kettlebell	3	5 je Seite	1 Min.	3	2
Abwärmen: Foam Rolling nach Bedarf					
Anmerkung: An diesem Tag werden nur Supersatzkombinationen durchgeführt.					

Aufwärmen: funktionelles Aufwärmprogramm

FUNKTIONELLES TRAINING, TAG 2					
Übung	Sätze	Wdh.	Pause	Geschwindigkeit	
				1. Phase	2. Phase
A1 Klimmzug, breit	3	8	1,5 Min.	3	1
A2 Kreuzheben mit KH	3	15	1,5 Min.	3	1
B1 Vorgebeugtes KH-Rudern, unilateral beladen	3	8 je Seite	1 Min.	2	2
B2 Rudern in Liegestütz-Position (Renegade Row)	3	8 je Seite	2 Min.	3	1
C1 Rückenstrecken auf dem Ball	4	12	keine	3	1
C2 Beinheben in Bauchlage auf dem Ball	4	15	keine	3	1
C3 Schräge Bauchmuskulatur inkl. Beine und Rumpf auf dem Ball	4	12	1 Min .	3	1
D1 Beckenlift, einbeinig mit Beinen auf dem Ball	4	12 je Seite	keine	3	1
D1 Beincurls, einbeinig mit Beinen auf dem Ball	4	8 je Seite	1 Min.	3	1
Abwärmen: Foam Rolling nach Bedarf					
Anmerkung: An diesem Tag werden nur Supersatzkombinationen durchgeführt.					

Aufwärmen: funktionelles Aufwärmprogramm

FUNKTIONELLES TRAINING, TAG 3					
Übung	Sätze	Wdh.	Pause	Geschwindigkeit	
				1. Phase	2. Phase
A1 Ausfallschritt-Kniebeuge mit KH, unilateral beladen (Split Squats)	3	12	1,5 Min.	3	1
A2 Einarmige KH-Drücken, stehend	3	8 je Seite	1,5 Min.	3	1
B1 Abwechselndes KH-Schulterdrücken	3	10	keine	2	2
B2 Seitheben im Seitstütz mit KH	3	12	1,5 Min.	3	1
C1 Kniebeuge – Ruderzug (Tube)	3	15	45 Sek.	3	1
C2 X-Läufe vorwärts (Tube)	3	15	45 Sek.	3	3
D1 Schwimmer-Rudern mit Rumpfbeugung (Tube)	3	8	keine	2	X
D2 Zug zum Gesicht (Face Pulls)	3	12	1,5 Min.	2	X
Abwärmen: Foam Rolling nach Bedarf					
Anmerkung: An diesem Tag werden nur Supersatzkombinationen durchgeführt.					

Aufwärmen: funktionelles Aufwärmprogramm

FUNKTIONELLES TRAINING, TAG 4					
Übung	Sätze	Wdh.	Pause	Geschwindigkeit	
				1. Phase	2. Phase
A1 Umsetzen (Clean) mit Kettlebell	3	8 je Seite	keine	2	X
A2 Kettlebell-Drücken	3	8 je Seite	keine	3	1
A3 Kettlebell-Swing, beidarmig	3	15	1,5 Min.	–	–
B1 Rudern, beidarmig am Slingtrainer	3	10	keine	3	1
B2 Liegestütz mit den Füßen im Slingtrainer	3	12	keine	3	1
B3 Kettlebell-Swing, beidarmig	3	20	1,5 Min.	–	–
C1 Bizepscurls am Slingtrainer	3	12	keine	3	1
C2 Trizepsstrecken am Slingtrainer	3	12	keine	3	1
C3 Kettlebell-Swing, beidarmig	3	20	1,5 Min.	–	–
Abwärmen: Foam Rolling nach Bedarf					
Anmerkung: An diesem Tag werden nur Supersatzkombinationen durchgeführt.					

Progression

Woche	Steigerung
2	Bei jeder Übung 1 Wdh. mehr als in der Vorwoche, bei den Kettlebell-Swings um 5 Wdh. steigern
3	Bei Übungen mit Hanteln das Gewicht steigern, bei anderen Übungen (mit eigenem Körpergewicht) 1 Wdh. mehr
4	Bei Übungen mit Hanteln das Gewicht steigern, bei anderen Übungen (mit eigenem Körpergewicht) 1 Wdh. mehr, bei den Kettlebell-Swings 5 Wdh. mehr
5	Pausenzeiten jeweils um 30 Sek. verkürzen, bei den Kettlebell-Swings 5 Wdh. mehr
6	Bei Übungen mit Ball/Slingstrainer 1 Satz mehr, bei anderen Übungen 1 Wdh. mehr

Profi-Programm 2

Ähnlich wie beim ersten Profi-Programm gibt es auch im zweiten Programm eine hohe Durchmischung der einzelnen Übungen. Zusätzlich werden teilweise die Geschwindigkeiten verändert, sodass auch hier ein anderer Trainingsreiz entsteht.

Aufwärmen: funktionelles Aufwärmprogramm

FUNKTIONELLES TRAINING, TAG 1					
Übung	Sätze	Wdh.	Pause	Geschwindigkeit	
				1. Phase	2. Phase
A1 Ausfallschritte vorwärts (Tube)	5	6	1,5 Min.	2	1
A2 Liegestütz-Wandern	3	6	1,5 Min.	2	2
B1 T-Liegestütz	3	15	1 Min.	3	1
B2 Umsetzen und Kniebeuge mit der Kettlebell	3	15	1,5 Min.	3	X
C1 Liegestütz mit den Füßen im Slingtrainer	3	12	keine	3	1
C2 Dynamische Ausfallschritte am Slingtrainer	3	15 je Seite	1,5 Min.	2	2
D1 Rückenstrecken auf dem Ball	4	15	keine	3	1
D2 Beinheben in Bauchlage auf dem Ball	4	15	keine	3	1
D3 Crunches auf dem Ball	4	15	1 Min.	3	1
Abwärmen: Foam Rolling nach Bedarf					
Anmerkung: An diesem Tag werden nur Supersatzkombinationen durchgeführt.					

Aufwärmen: funktionelles Aufwärmprogramm

FUNKTIONELLES TRAINING, TAG 2					
Übung	Sätze	Wdh.	Pause	Geschwindigkeit	
				1. Phase	2. Phase
A1 Klimmzug, breit	4	8	keine	3	1
A2 Kettlebell-Umsetzen	3	12 je Seite	2 Min.	1	X
B1 Rudern in Liegestütz-Position (Renegade Row)	3	10 je Seite	keine	3	1
B2 Kettlebell-Reißen	3	12 je Seite	keine	1	X
B3 Windmühle mit der Kettlebell	3	6 je Seite	1,5 Min.	3	2
C1 Handstand-Liegestütz	4	4	keine	3	1
C2 Vorgebeugtes KH-Rudern, abwechselnde Ausführung	3	10 je Seite	2 Min.	2	2
D1 Waagerechter Klimmzug	3	8	keine	4	1
D2 Seitheben im Seitstütz	3	15 je Seite	1,5 Min.	4	1
Abwärmen: Foam Rolling nach Bedarf					
Anmerkung: An diesem Tag werden nur Supersatzkombinationen durchgeführt.					

Aufwärmen: funktionelles Aufwärmprogramm

FUNKTIONELLES TRAINING, TAG 3					
Übung	Sätze	Wdh.	Pause	Geschwindigkeit	
				1. Phase	2. Phase
A1. Ausfallschritte rückwärts (Tube)	4	10 je Seite	1 Min.	3	1
A2 Explosiver Liegestütz	4	10	2 Min.	3	X
B1 Dynamische Ausfallschritte am Slingtrainer	3	15 je Seite	30 Sek.	1	1
B2 Rudern, einarmig am Slingtrainer	3	10 je Seite	1,5 Min.	3	1
C1 Diskuswerfer, beidarmig (Tube)	3	12 je Seite	keine	3	X
C2 Holzfäller (Tube)	3	12 je Seite	1,5 Min.	3	X
D1 Beinbeugen, einbeinig mit Beinen auf dem Ball	4	12	keine	3	1
D2 Beckenlift, einbeinig mit Beinen auf dem Ball	4	12	1 Min.	3	1
Abwärmen: Foam Rolling nach Bedarf					
Anmerkung: An diesem Tag werden nur Supersatzkombinationen durchgeführt.					

Aufwärmen: funktionelles Aufwärmprogramm

FUNKTIONELLES TRAINING, TAG 4					
Übung	Sätze	Wdh.	Pause	Geschwindigkeit	
				1. Phase	2. Phase
A1 Liegestütz mit Händen auf dem Ball	5	6	1,5 Min.	3	X
A2 Schulterliegestütz	3	12	1 Min.	2	2
B1 Kniebeuge – Frontheben (Tube)	3	8	1 Min.	2	2
B2 Einarmiges Rudern mit Rotation (Tube)	3	15	1,5 Min.	4	4
C Kettlebell-Reißen	4	12 je Seite	1 Min.	1	X
D Umsetzen und Drücken mit der Kettlebell	4	12 je Seite	1 Min.	1	X
E Kettlebell-Swing, beidarmig	4	30	1 Min.	1	X
Abwärmen: Foam Rolling nach Bedarf					
Anmerkung: Die Übungen A1 und A2 sowie B1 und B2 werden jeweils als Supersatz absolviert.					

Progression

Woche	Steigerung
2	Bei jeder Übung 1 Wdh. mehr als in der Vorwoche, bei Kettlebell-Swings um 5 Wdh. steigern
3	Bei Übungen mit Hanteln das Gewicht steigern, bei anderen Übungen (z.B. mit eigenem Körpergewicht) 1 Wdh. mehr
4	Bei Übungen mit Hanteln das Gewicht steigern, bei anderen Übungen (z.B. mit eigenem Körpergewicht) 1 Wdh. mehr, bei Kettlebell-Swings um 5 Wdh. steigern
5	Pausenzeiten jeweils um 30 Sek. verkürzen, bei Kettlebell-Swings um 5 Wdh. steigern
6	Bei Übungen mit Ball/Slingstrainer 1 Satz mehr, bei anderen Übungen 1 Wdh. mehr

Grundlegende Ernährungsregeln

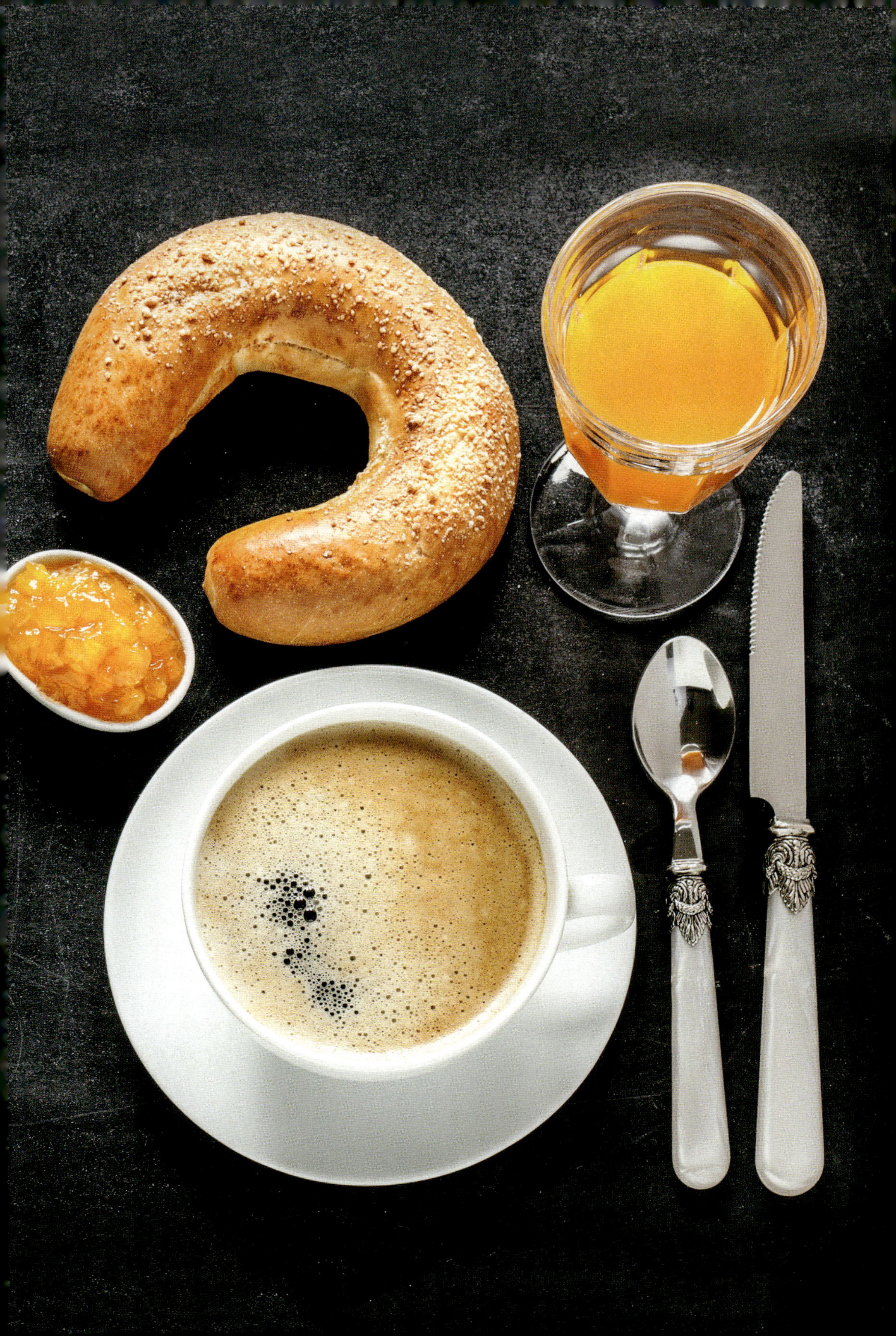

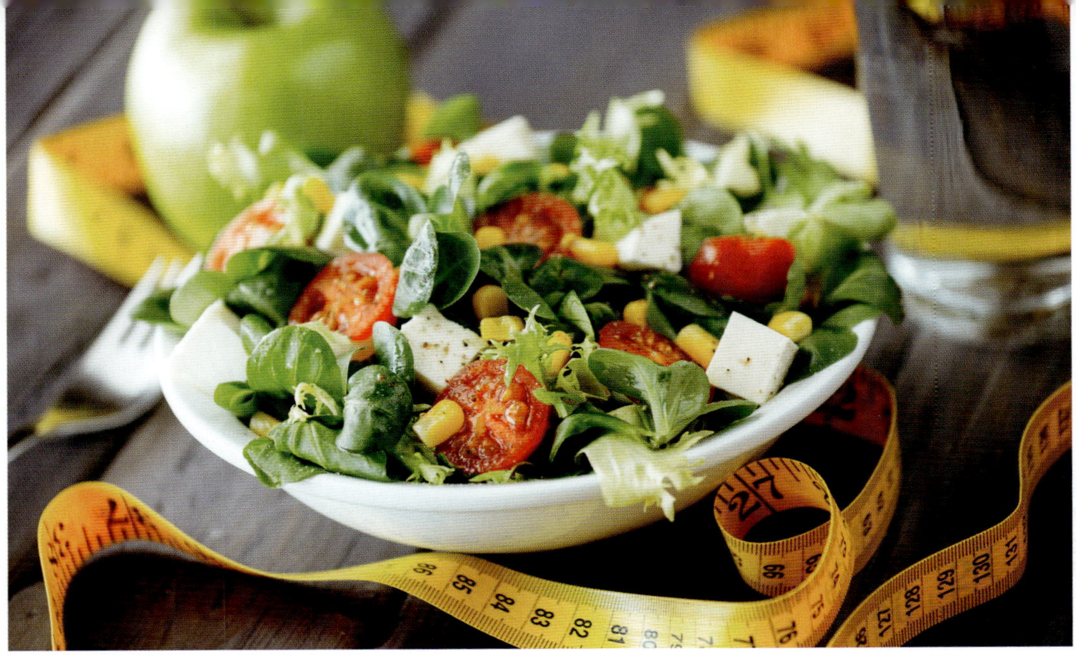

Die Frage nach der richtigen Ernährung beschäftigt sehr viele Menschen.

Grundlegende Ernährungsregeln

Wenn Sie die vorigen Kapitel zum funktionellen Training gelesen haben, stellt sich beim Thema Ernährung natürlich die Frage: Gibt es eine »funktionelle Ernährung«?

Um jetzt nicht lange um den heißen Brei herumzureden, hier die Kurzantwort: Nein, eine funktionelle Ernährung gibt es nicht, sondern nur eine Ernährungsweise die zu Ihnen, Ihrem Tagesablauf und Ihren Bedürfnissen passt. Unter »passen« wird hierbei verstanden, dass Sie mit Ihrem Körperfettanteil, Ihrem Energie-Level und Ihrer Leistungsfähigkeit zufrieden sind.

Entgegen vieler Behauptungen von diversen Ernährungsgurus kann dies mit verschiedenen Ernährungsstilen erreicht werden. Ob nun eine vegane, eine vegetarische, eine fettarme oder fettreiche Ernährung vorgezogen wird, ist dabei kaum von Bedeutung.

Eines vorweg: Wer sich schon einmal mit Ernährung beschäftigt hat, weiß, dass man sich in diesem Thema geradezu verlieren kann. Ein Blick in die Fachbuchabteilung zum Thema Ernährung lässt dabei nur erahnen, wie stark man bei diesem Thema ins Detail gehen kann. Aus diesem Grund kann und will dieses Kapitel auch kein eigenständiges Buch zum Thema Ernährung ersetzen. Dieses Kapitel soll vor allem denjenigen Lesern als Orientierung dienen, die sich bislang nur oberflächlich mit Ernährung beschäftigt haben.

Im Folgenden finden Sie die Nährstoffe Kohlenhydrate, Fett und Protein erläutert, und es werden Empfehlungen zur Auswahl gegeben.

Zu jedem der beschriebenen Nährstoffe ließen sich noch weitaus mehr Seiten füllen, aber die folgenden Informationen dazu genügen vielen Menschen, um ihre Ernährung und die darin enthaltenen Nährstoffe so weit zu verstehen, dass die eigene Ernährungsweise verbessert werden kann.

Auf die Darstellung von einzelnen Vitaminen, Mineralien, Spurenelementen oder gar sekundären Pflanzenstoffen wurde aus Platzgründen ganz bewusst verzichtet. Hinzu kommt, dass ein Mehr an Details oft nicht weiterhilft und es leicht passieren kann, dass man sich in den Details verliert und dabei das große Ganze vernachlässigt.

Die Frage ist ja, weswegen Sie sich überhaupt mit Ihrer Ernährung auseinandersetzen sollten. Um es auf den Punkt zu bringen: Wenn Sie mit Ihrem derzeitigen Energie-Level und Ihrem Anteil von Körperfett zufrieden sind und zudem Ihre gesundheitlichen Werte wie Cholesterin und Triglyceride gut sind, dann brauchen Sie sich um Ihre Ernährung keine großen Gedanken zu machen.

Die Frage, ob man sich anders ernähren sollte, wenn man Sport treibt, lässt sich jedoch nicht so einfach beantworten. Das liegt daran, dass es einen gewaltigen Unterschied ausmacht, ob Sie nur ein Hobbysportler sind, der sich ein paarmal die Woche bewegt, oder ob Sie Leistungssport mit täglichen Trainingseinheiten betreiben.

Während für den Leistungssportler die Ernährung sicher ein wichtiger Faktor sein kann, ist sie für den Freizeitsportler weitaus weniger wichtig, wenn es um die Leistungsverbesserung geht. Selbst im Leistungssportbereich ist die Ernährung nicht so extrem wichtig, wie es manchmal dargestellt wird.

Anders sieht der Fall jedoch aus, wenn Sie an Körperfett abnehmen wollen, denn die meisten Freizeitsportler trainieren zwei- bis dreimal pro Woche. Selbst wenn man viel Sport macht, werden das insgesamt für jemanden, der einen Job und vielleicht auch noch eine Familie hat, nicht mehr als vier bis acht Stunden pro Woche sein. Da eine Woche 168 Stunden hat, bleiben den meisten Menschen also ungefähr 164 Stunden, um die Resultate, die sie durch ihr Training erreichen könnten, durch ihre Ernährung wieder zunichtezumachen.

Um es an dieser Stelle deutlich zu sagen: Wenn Sie nicht gerade ein Leistungssportler sind, der jeden Tag ein paar Stunden trainieren kann, dann müssen Sie Ihrer Ernährung mehr Beachtung schenken, wenn Sie Resultate im Sinne eines Fettabbaus erzielen wollen. Im Englischen heißt es dazu sehr treffend: »You can't outtrain a bad diet«, was frei übersetzt nichts anderes heißt, als dass eine nicht angepasste Ernährungsweise selbst durch das beste Trainingsprogramm nicht ausgeglichen werden kann.

Grundsätzlich gilt immer Folgendes:

Immer dann, wenn wir mehr Kilokalorien zuführen, als wir verbrauchen, kommt es zu einer Gewichtszunahme. Bleibt das Gewicht gleich, befinden sich Kalorienaufnahme und Energieverbrauch im Gleichgewicht, und das Körpergewicht bleibt konstant.

An Gewicht verlieren wir nur dann, wenn die Kalorienzufuhr kleiner ist als der Verbrauch.

Kalorienzufuhr	Kalorienzufuhr	Kalorienzufuhr
GRÖSSER ALS	KLEINER ALS	ENTSPRICHT
Kalorienbedarf	Kalorienbedarf	Kalorienbedarf
=> Gewichts-zunahme	=> Gewichts-abnahme	=> Gewichts-erhalt

Eine Reduktion von Körperfett funktioniert nur dann, wenn weniger Energie zugeführt wird, als unser Körper benötigt. Daran ändern leider auch alle noch so knifflig zusammengestellten Ernährungspläne etwas. Jeder, der Ihnen erzählt, dass Kalorien nicht wichtig sind und dass es nur auf die richtige Lebensmittelauswahl ankommt, lügt.

Andererseits hilft die richtige Auswahl an Lebensmittel dabei, sich satter zu fühlen, sodass man zwar etwas weniger Energie zuführt als sonst, sich jedoch deutlich energiegeladener als zuvor fühlt und dabei sogar an Fett verliert.

Leider finden sich im Bereich der Ernährung so viele Mythen und Halbwahrheiten, dass es schwer für den Einzelnen ist, Klarheit ins Informationsdickicht zu bekommen. Darum ist es wichtig, dass man ein grundlegendes Wissen über die einzelnen Nährstoffe hat, um verschiedene Lebensmittel beurteilen zu können und dann bewusste Entscheidungen zu treffen.

Die folgenden Abschnitte dienen daher dazu, dass man auch außerhalb von spezifischen Empfehlungen die Qualität der verschiedenen Lebensmittel beurteilen kann.

Über jeden der folgenden Nährstoffe ließe sich, wie eingangs schon erwähnt, ein ganzes Buch füllen, aber auch hier ist es nicht wichtig, alles bis ins kleinste Detail zu wissen, sondern es ist wichtig, dass man das erworbene Wissen auch anwendet.

Darum ist jeder Abschnitt über die einzelnen Nährstoffe folgendermaßen aufgegliedert:

- Als Erstes finden sich die häufigen Irrtümer über den jeweiligen Nährstoff.
- Anschließend wird auf die grundlegenden Tatsachen zu diesem Nährstoff eingegangen.
- Den Abschluss bilden jeweils Empfehlungen für die Auswahl und die Zufuhr.
- Und am Ende des Kapitels finden Sie eine stichpunktartige Übersicht zu den Empfehlungen.

Flüssigkeiten

Irrtümer über die Flüssigkeitszufuhr

Irrtum 1 – Kaffee und andere koffeinhaltige Getränke entziehen dem Körper Wasser.

Kurze Frage: Sie haben zur Aufgabe, einen drei Tage langen Wüstenmarsch zu machen. Sie können entweder keine Flüssigkeit mitnehmen oder aber 30 Liter Kaffee. Wie entscheiden Sie sich?

Auch wenn das eben gemachte Beispiel ziemlich extrem ist, so macht es doch eines klar, was die meisten von uns aus instinktiv wissen: besser einen Kaffee als überhaupt nichts trinken. Es ist zwar richtig, dass bei Gelegenheitskaffeetrinkern das enthaltene Koffein zu einem geringen Flüssigkeitsverlust führen kann, dieser Effekt ist jedoch bei gewohnheitsmäßigen Koffeinkonsumenten nicht mehr gegeben.

Irrtum 2 – Alkohol ist kein Flüssigkeitsersatz.

Für Getränke mit geringem Alkoholgehalt wie Bier oder Biermixgetränke gilt das Gleiche wie im obigen Abschnitt.

Wenn es Ihnen um Fettabbau geht, muss der Alkoholkonsum jedoch stark eingeschränkt werden, da Alkohol negative Auswirkungen auf den Fettstoffwechsel hat.

Irrtum 3 – Mineralwasser liefert uns unsere Mineralien.

Die Mehrzahl unserer Mineralien nehmen wir nicht aus unserem Trinkwasser, sondern aus unserer Nahrung zu uns. So liefern beispielsweise schon drei Scheiben Knäckebrot mehr Magnesium als ein Liter der meisten Mineralwässer. Wer seine Ernährung verstärkt auf natürlich belassene Lebensmittel ausrichtet, muss beim Flaschenetikett nicht genau hinsehen.

Fakten über Flüssigkeitsersatz

Während ein Mensch ohne Nahrung mehrere Wochen zu überleben vermag, schafft er es ohne Wasser bzw. Flüssigkeit nur ein paar Tage. Kein Wunder, besteht der Mensch doch zum Großteil selbst aus Wasser. Selbst unsere Knochen enthalten ein Viertel Wasser, und unser Gehirn setzt sich zu 75 Prozent aus Wasser zusammen.

Die Funktionen des Wassers im Körper

Für unseren Körper ist Wasser als Transport- und Lösungsmittel unersetzlich. Jede chemische Reaktion innerhalb der Zelle ist an Wasser gebunden, und nur in wässriger Lösung können Substanzen in die Zelle gelangen oder sie verlassen. Ohne Wasser findet auch keine Thermoregulation statt, kein Schwitzen!

Der letzte Punkt ist für Sportler von besonderem Interesse. Bei der Muskelarbeit entsteht Wärme, die abgeführt werden muss, denn ansonsten erhöht sich die Körperkerntemperatur wodurch die Leistungsfähigkeit gemindert wird. Die Körperwärme wird durch Abstrahlung und durch die Verdampfung von Wasser abgeführt. Da die Schweißdrüsen mit zunehmendem

Trainingszustand besser funktionieren, schwitzt der Sportler in der gleichen Zeit mehr als ein Nichtsportler.

Durch sportliche Aktivität und der dadurch verstärkten Atmung wird mehr Wasser an die Umwelt abgegeben, was bei kalter Witterung besonders deutlich zu erkennen ist. Der Gewichtsverlust nach einem Training ist hauptsächlich auf den Wasserverlust zurückzuführen. Die Höhe des Wasserverlustes ist abhängig von:

- der Dauer der Aktivität,
- der Intensität, mit der trainiert wird,
- von den äußeren klimatischen Bedingungen.

Bei hoher Luftfeuchtigkeit ist die Wärmeabgabe durch Schwitzen behindert. Darum wird beispielsweise eine trockene Sauna als angenehmer empfunden, als ein Dampfbad mit der gleichen Temperatur. In der trockenen Sauna kann der Schweiß schnell verdampfen und so für eine gute Kühlung sorgen, während sich beim Dampfbad der Schweiß auf der Haut sammelt, ohne zu verdampfen. Die Umgebungstemperatur spielt zudem eine große Rolle. Wie oben beschrieben, führt der Körper einen Teil der Wärme über Abstrahlung nach außen ab. Die Abstrahlung funktioniert umso besser, je tiefer die Umgebungstemperatur unter der Hauttemperatur liegt. Sind beide gleich (ca. 28–30 °C), gibt es keine Abstrahlung mehr. Je wärmer es ist, desto mehr Schweiß wird benötigt, um den Körper zu kühlen.

Wasserbedarf und Wasseraufnahme

Beim Normalbürger wird der Wasserbedarf von 2,5–3 Litern zu einem großen Teil aus der festen Nahrung aufgenommen. Nahrungsmittel, die zur Deckung eines Energiebedarfs von 3000 kcal benötigt werden, enthalten etwa 1000 ml gebundenes Wasser und liefern zusätzlich 450 ml Oxidationswasser. Die Restsmenge der für den Minimalbedarf notwendigen Flüssigkeit wird als Trinkflüssigkeit aufgenommen.

Der einfachste Test, um zu wissen, ob man genug getrunken hat, ist immer noch die Farbe des Urins. Dieser sollte höchstens einen ganz leicht gelblichen

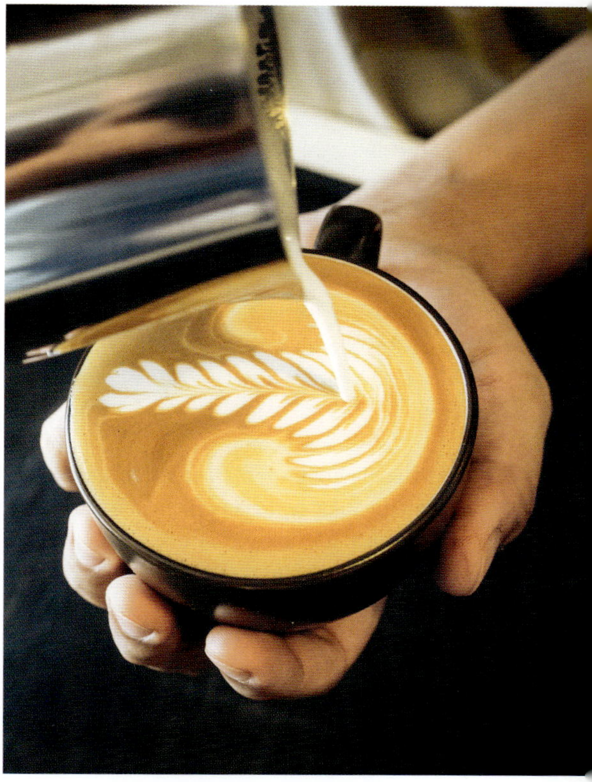

Auch ein leckerer Kaffee liefert unserem Körper Flüssigkeit.

Farbton aufweisen. Eine dunklere Farbe deutet auf zu wenig Flüssigkeitszufuhr hin.

Falls Sie Körperfett abbauen wollen, sollten Sie auf kalorienhaltige Getränke weitgehend verzichten. Der Hintergrund ist folgender: Es scheint, als ob getrunkene Kalorien zu einer weitaus schlechteren Sättigung führen, als wenn man dieselbe Kalorienmenge essen würde. Sprich: Selbst wenn Sie einen Liter Limonade mit annähernd 500 kcal trinken, wirkt sich das kaum auf Ihren Appetit aus. So kann es eben auch passieren, dass man viel mehr Energie zuführt, als man eigentlich benötigt.

Empfohlen wird an dieser Stelle daher Wasser und Früchte- sowie Kräutertees. Gegen einen Kaffee oder zwei ist sicher auch nichts einzuwenden.

Kohlenhydrate

Irrtum 1: Kohlenhydrate machen dick.

Nachdem lange Jahre die Fette als der Feind gegolten hatten, scheint das Pendel jetzt wieder in die andere Richtung zu schwingen – inzwischen sind bei vielen angeblich die Kohlenhydrate der Grund für zu viel Körperfett.

Ähnlich wie bei den Fetten führt auch das zu eher amüsanten Angeboten im Supermarkt: Eier oder Fleischprodukte werden als »Low Carb«-Produkte beworben.

Bei den Kohlenhydraten verhält es sich genauso wie bei den Fetten: Solange die Kalorienaufnahme dem Bedarf angepasst ist, führen Kohlenhydrate nicht zu einer Zunahme an Körperfett. Warum sind kohlenhydratarme Diäten dann so populär und anscheinend auch erfolgreich? Höchstwahrscheinlich deshalb, weil sie bei vielen Menschen funktionieren.

Der Grund dafür ist jedoch nicht der Verzicht auf Kohlenhydrate an sich, sondern dass bei einem Verzicht auf Kohlenhydrate automatisch die aufgenommene Kalorienmenge reduziert wird. Da die Ernährung bei den meisten Menschen zu 50 Prozent aus Kohlenhydraten besteht, ist es mehr als einleuchtend, dass zunächst einmal ein Kaloriendefizit entsteht, wenn diese 50 Prozent nicht mehr gegessen werden. Auf diese Weise helfen kohlenhydratarme Diäten automatisch dabei, die Kalorienzufuhr zu regulieren.

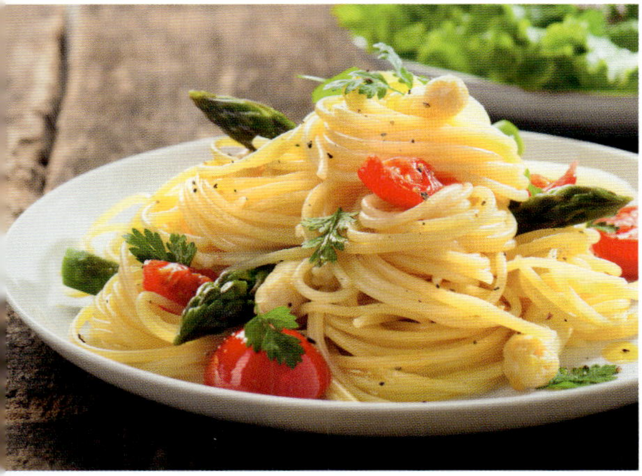

Ein alleiniger Verzicht auf Kohlenhydrate macht nicht automatisch schlank.

Es ist ziemlich leicht, zu viele Kohlenhydrate in Form von Reis, Nudeln, Brot, Keksen o.Ä. in sich hineinzustopfen, aber es wird ziemlich schwer, das Gleiche zu tun, wenn als Nahrungsquellen nur magere Fleischsorten, Fisch, Salate oder Gemüse zur Auswahl stehen.

Die populären »Low Carb«-Bücher versprechen oftmals, dass man sich satt essen kann, geben aber gleichzeitig eine so begrenzte Lebensmittelauswahl, dass man automatisch weniger Kalorien zuführt.

Das bedeutet nicht automatisch, dass eine kohlenhydratreduzierte Ernährung schlecht wäre, denn durch die vorgeschlagenen Lebensmittel bleibt der Blutzucker länger konstant, und viele haben dadurch weniger Hunger als bei einer kohlenhydratreichen Ernährungsweise. Zudem sorgt eine »Low Carb«-Ernährung automatisch für einen größeren Proteinanteil in der Ernährung, was für den Stoffwechsel positiv ist.

Zu glauben, dass durch den alleinigen Verzicht auf Kohlenhydrate der Körper auf magische Weise abnimmt, ist jedoch falsch, und Kohlenhydrate sind auch keine Dickmacher, wenn der Konsum dem Bedarf entspricht.

Irrtum 2: Abends darf man keine Kohlenhydrate mehr essen.

»Abends keine Kohlenhydrate, denn die machen dick!« So oder so ähnlich ist es in vielen Ratgebern zu lesen. Als Begründung werden dann pseudowissenschaftliche Erklärungen zu Wachstumshormonen, Insulin und dergleichen mehr geliefert.

Es ist jedoch eine Tatsache, dass es unserem Körper ganz egal ist, wann Kohlenhydrate zugeführt werden. Ob man Körperfett abbaut oder nicht, hängt nicht vom Zeitpunkt der Zufuhr, sondern von der Gesamtmenge der Energiezufuhr ab. Ist diese unter dem Bedarf, werden Sie abnehmen – ganz egal, ob Sie abends Kohlenhydrate essen oder nicht.

Da viele Menschen vor allem abends Nahrung auch deswegen zu sich nehmen, weil sie sich entspannen wollen oder weil ihnen langweilig ist, ist es mit Sicherheit keine schlechte Idee, abends besonders auf die Kalorienzufuhr zu achten. Da es ziemlich leicht ist, einige Hundert Kalorien in Form von Kohlenhydraten zuzuführen, ist der bewusste Verzicht auf Kohlenhydrate am Abend für viele sicher sinnvoll. Abnehmen tun Sie aber dann nicht, weil Sie die Kohlenhydrate weggelassen haben, sondern ganz einfach, weil Sie so weniger Kalorien aufnehmen.

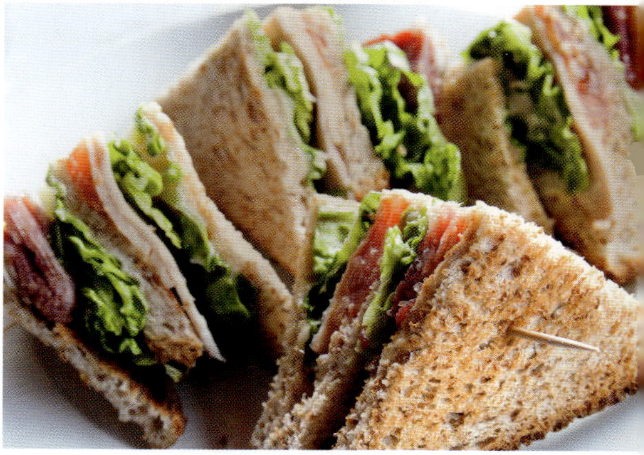

Je stärker verarbeitet ein Lebensmittel wurde, desto leichter fällt unserem Körper die Aufnahme.

Grundlegende Fakten über Kohlenhydrate

Kohlenhydrate werden durch Pflanzen unter Ausnutzung von Sonnenenergie aus Kohlendioxid und Wasser aufgebaut. Unser Körper benötigt bei der Verbrennung von Kohlenhydraten weniger Sauerstoff, als wenn er Fett verbrennt. Deswegen sind Kohlenhydrate auch der ökonomischste Energiespender für den Körper. Besonders für das Gehirn und das Nervensystem sind Kohlenhydrate wichtig. Allerdings sind Kohlenhydrate nicht lebensnotwendig, da unser Körper bei fehlender Kohlenhydratzufuhr selbst aus anderen Nährstoffen so viele Kohlenhydrate produzieren kann, dass der Bedarf von Gehirn und Nervensystem gedeckt wird.

Bei der Verbrennung im Körper liefert ein Gramm Kohlenhydrate etwa vier Kilokalorien. Der Ausdruck »Kohlenhydrate« ist ein Sammelbegriff für eine Anzahl meist besser bekannter Stoffe wie Traubenzucker, Haushaltszucker, Milchzucker, Stärke etc.

Die Grundbausteine der Kohlenhydrate sind die Einfachzucker (Monosaccharide), deren bekanntester Vertreter der Traubenzucker ist. Verbinden sich zwei Einfachzucker, entsteht ein Zweifachzucker, wie beispielsweise Rohr- und Rübenzucker. Bei Verbindungen von drei bis zehn Monosacchariden spricht man von Oligosacchariden; Verbindungen von mehr als dreißig Einfachzuckern werden als Polysaccharide oder komplexe Kohlenhydrate bezeichnet. Ebenfalls zu den Polysacchariden (komplexen Kohlenhydraten) zählen die Ballaststoffe als unverdauliche Nahrungsbestandteile.

Folgende Dinge haben Einfluss auf die Geschwindigkeit, mit der Kohlenhydrate von unserem Körper aufgespalten werden:

- Die Anzahl der Zuckermoleküle.
- In den allermeisten Fällen gilt: Je komplexer die Kohlenhydrate, desto langsamer werden sie aufgenommen.
- Der Ballaststoffanteil.
- Je höher der Ballaststoffanteil, desto mehr Arbeit muss unser Körper leisten, um die Kohlenhydrate aufzunehmen. Die enthaltenen Ballaststoffe liefern dabei jedoch in den meisten Fällen keine Energie, sondern tragen zu einer besseren Verdauung und einem langsameren Blutzuckeranstieg bei.
- Der Verarbeitungsgrad.
- Hier gilt grundsätzlich: Je stärker das Lebensmittel verarbeitet wurde, desto leichter fällt unserem Körper die Aufnahme.

Es gibt noch ein paar weitere Einflussfaktoren, aber die obigen reichen aus, um die Qualität der meisten Kohlenhydratquellen beurteilen zu können.

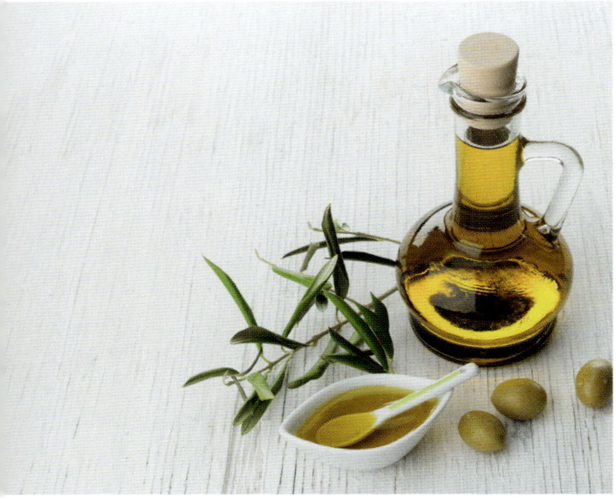

Fette machen nicht fett. Manche sind sogar lebensnotwendig.

Fette

Irrtum: Fett aus der Nahrung macht fett.

Über Jahre hinweg konnte man es von verschiedenen Experten hören: »Fett macht fett.« Die Folge war und ist teilweise immer noch, dass viele Menschen Fette gemieden haben wie der Teufel das Weihwasser.

Die nicht zuletzt von den Medien geförderte Fetthysterie führt auch heute noch zu teilweise merkwürdigen Auswüchsen. So finden sich beispielsweise im Süßigkeitenregal im Supermarkt Bonbons und andere Naschereien, auf deren Verpackung »Garantiert ohne Fett« zu lesen ist.

Das größte Problem an der gesamten Geschichte ist jedoch, dass sie nicht wahr ist. Ob sich Fette auf unseren Hüften niederschlagen oder nicht, hängt wiederum mit der Gesamtenergiezufuhr und mit dem Energieverbrauch zusammen. Es kann sogar ein hoher Anteil der Kalorien in Form von Fett zugeführt werden, und man nimmt trotzdem ab – solange man sich in einem Kaloriendefizit befindet.

Die Frage ist jetzt nur noch, warum der Fettverzicht so häufig empfohlen wird?

Die Antwort ist recht einfach: Da Fett pro Gramm mehr als doppelt so viele Kilokalorien liefert wie Kohlenhydrate und Proteine und da sich in vielen Lebensmitteln sogenannte versteckte Fette befinden, ist es naheliegend, dass wenn man Fette aus der Nahrung reduziert, auch die Zahl der aufgenommenen Kalorien sinkt. Dass sich dadurch anfangs ein Gewichtsverlust ergibt, ist logisch – was aber nicht bedacht wird, ist, dass unser Körper sich recht schnell auf die veränderte Nahrung einstellt und wir bald einfach mehr von den anderen, nicht fetthaltigen Lebensmitteln essen.

Um jetzt nicht falsch verstanden zu werden: Man kann auch mit fettarmer Ernährung abnehmen, allerdings ist die Menge der aufgenommenen Kalorien entscheidend und nicht die Menge des insgesamt aufgenommenen Fetts.

Grundlegende Fakten über Fette

Die Fette, die wir mit unserer Nahrung aufnehmen, dienen hauptsächlich der Energiegewinnung (1 g Fett = 9,3 kcal). Zudem transportieren sie die fettlöslichen Vitamine A, D, E und K und versorgen uns mit diesen essenziellen Mikronährstoffen, denn ohne Fett können diese Vitamine im Darm nicht resorbiert werden.

Ein geringer Teil der Fette, die mehrfach ungesättigten Fettsäuren, sind essenziell, d.h. lebensnotwendig, da der Körper sie nicht selbst herstellen kann. Sie regulieren die Permeabilität (Durchlässigkeit) der Haut für Wasser, sind Vorläufersubstanzen für Prostaglandine (Gewebshormone mit vielfältigen Aufgaben) und Bestandteile von biologischen Membranen (Zellmembranen).

Eingeteilt werden Fette aufgrund ihres chemischen Aufbaus in gesättigte, einfach und mehrfach ungesättigte Fettsäuren.

Die gesättigten Fette werden sehr leicht als Körperfett gespeichert und können die Blutfettwerte verschlechtern. Allerdings sind die gesättigten Fette auch nicht so schlecht, wie ihr Ruf, denn z.B. werden die essenziellen Fette besser im Körper gespeichert, wenn in der Ernährung auch gesättigte Fette vorhanden sind. Auch für die Kalziumaufnahme in unsere Muskulatur wird ein bestimmer Anteil von gesättigten Fetten in der Ernährung benötigt.

Damit soll jetzt nicht gesagt sein, dass gesättigte Fette durchweg positiv sind, aber es geht in der Ernährung nicht darum, einzelne Nährstoffe zu verteufeln und andere dafür heiligzusprechen, sondern es geht um die Balance. Bei den meisten Menschen sollten die gesättigten Fette in der Ernährung sicher reduziert werden, komplett meiden muss sie aber niemand.

Einfach ungesättigte Fette (z.B. in Nüssen, Olivenöl, Rapsöl) sind zwar ebenfalls nicht lebensnotwendig, haben jedoch günstige Auswirkungen auf den Blutfettspiegel, wenn sie anstatt zu vieler gesättigter Fette zugeführt werden. Zudem werden sie weniger leicht als Körperfett gespeichert als die gesättigten Fette.

Nur die mehrfach ungesättigten Fette (Linolsäure, Linolensäure und die sogenannten Fischöle) sind für den Körper lebensnotwendig, da er sie nicht selbst herstellen kann. Sie sind u.a. Bestandteile der Zellmembranen, in denen sie sehr wichtige Funktionen ausüben (z.B. Regulierung von Rezeptoren auf der Zelloberfläche).

Außerdem dienen sie anderen Substanzen als Bausteine, insbesondere den sogenannten Prostaglandinen. Da diese direkt am Ort Ihrer Entstehung gebildet und nach kurzer Zeit wieder abgebaut werden, bezeichnet man sie auch als Gewebshormone. Diese Substanzen haben im Organismus einen Signalcharakter und steuern viele lebenswichtige Funktionen (z.B. Wachstum, Wasserhaushalt, Entzündungsvorgänge etc.).

Bei den lebensnotwendigen Fetten wird zwischen Omega-3- und Omega-6-Fetten unterschieden. Aus der Gruppe der sogenannten Omega-6-Fette ist die Linolsäure essenziell. Sie kommt reichlich in verschiedenen Pflanzensorten vor (das wenige Fett, das in Gemüse und Getreideprodukten enthalten ist, ist zu einem Großteil Linolsäure).

Darüber hinaus bestehen Pflanzenöle wie Sonnenblumen-, Distel- oder Weizenkeimöl weitgehend aus Linolsäure. Der Tagesbedarf von fünf bis zehn Gramm täglich wird daher in der Regel problemlos gedeckt.

Für den Körper sind neben der Linolsäure auch die Alpha-Linolensäure, die Eicosapentaensäure (EPA) und die Docosahexaensäure (DHA) lebensnotwendig. Diese drei essenziellen Fettsäuren gehören zu der Gruppe der Omega-3-Fettsäuren. Die Alpha-Linolensäure kommt nur in Pflanzen vor. In nennenswerter Menge ist sie insbesondere in Leinsamen, in deutlich geringeren Anteilen in Walnüssen und Sojaprodukten zu finden. Daher ist eine ausreichende Versorgung von Alpha-Linolensäure bei den meisten Menschen nicht immer gewährleistet.

EPA und DHA sind weitere Omega-3-Fettsäuren, die auch unter dem Oberbegriff Fischöle bekannt sind. Der Körper kann aus Alpha-Linolensäure aus der Nahrung EPA und DHA in begrenztem Umfang selbst herstellen. Dieser Prozess ist jedoch sehr störanfällig und recht ineffizient (in der Regel beträgt die Umwandlungsrate 5–20 %). Es ist daher fraglich, ob der

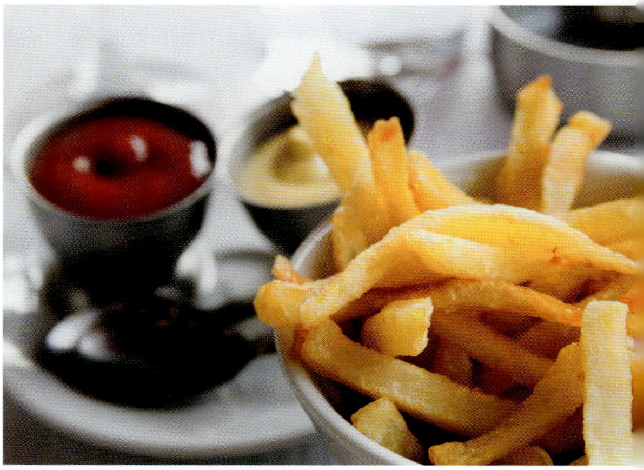

Vorsicht: Hier können sich ungesunde Fette verstecken.

Bedarf an EPA und DHA des Körpers von ein bis zwei Gramm täglich nur durch Zufuhr von Alpha-Linolensäure gedeckt werden kann. Häufig reicht nämlich die Aufnahme dieser pflanzlichen Omega-3-Fettsäure nicht aus, um die längerkettigen und höher ungesättigten Fischöle zu bilden.

Daher ist es wichtig, neben der Alpha-Linolensäure auch die tierischen Omega-3-Fettsäuren EPA und DHA durch den Verzehr von Fisch (Hering, Lachs, Makrele, Thunfisch) zu sich zu nehmen.

Protein

Irrtümer über Protein

Irrtum 1: Man kann nur eine begrenzte Menge Protein pro Mahlzeit aufnehmen.

Seit Jahren, wenn nicht gar seit Jahrzehnten hält sich dieser Mythos. Mal sind es ein paar Gramm mehr, mal ein paar Gramm weniger, die unser Körper angeblich aufnehmen kann.

Tatsache ist, dass wenn Proteine von unserem Körper aufgenommen werden, der Proteinstoffwechsel in der Muskulatur etwas beschleunigt wird. Ein Mehr an Protein bedeutet jedoch nicht gleichzeitig auch eine Erhöhung des Muskelstoffwechsels. Vielmehr ist es wohl so, dass ab einer großen Menge zugeführten Proteins das Zuviel an Protein nicht zur Muskulatur gelangt, sondern direkt in der Leber für Energiebereitstellungsprozesse verwendet wird.

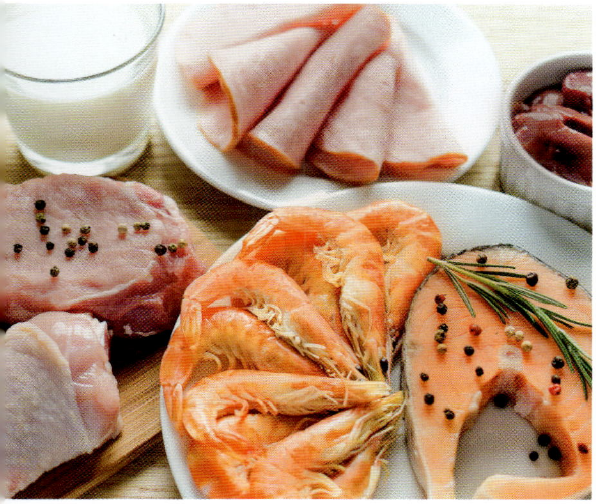

Proteine sind Grundbausteine sämtlicher Lebewesen.

Jedoch wird alles Protein von unserem Körper aufgenommen (wäre ja sonst auch beim Stuhlgang eine unappetitliche Angelegenheit). Was man auch immer bedenken sollte, ist, dass die Aufnahme von Protein über den Magen-Darm-Trakt über Stunden hinweg erfolgt. Eine kleine Menge Protein – beispielsweise in Form eines Magerquarks – durchwandert sehr schnell den Magen und wird auch sehr schnell im Darmtrakt aufgenommen. Eine größere Menge Protein – vor allem dann, wenn noch Fett dabei ist – bleibt länger im Magen, wodurch sich die Aufnahme, bedingt durch die lange Magenverweildauer und die durch das Fett zusätzlich verzögerte Resorption, über Stunden hinziehen kann. Darum kann man auch getrost eine größere Menge Protein auf einmal zu sich nehmen, denn aufgenommen wird alles, wenn auch über einen längeren Zeitraum hinweg.

Irrtum 2: Zu viel Protein schädigt die Nieren.

Zunächst einmal ein Zitat aus einem klassischen Werk der Ernährung, nämlich aus dem »Handbuch der Sportlerernährung« (Hamm, Michael, 2001): »Ansonsten wird ein Überschuss von Nahrungseiweiß – abgesehen von Nierenerkrankungen – als nicht schädlich beurteilt.«

Keine Frage, wer eine bestehende Nierenerkrankung hat oder in wessen Familie Nierenerkrankungen vorkommen, der muss sich bei der Proteinzufuhr zurückhalten. Für gesunde Personen ist eine erhöhte Eiweißzufuhr jedoch nicht schädlich.

Wie kommt es dann, dass so oft vor zu viel Eiweiß gewarnt wird?

Vermutlich deswegen, weil es in der medizinischen Literatur unzählige Studien gibt, die auf den Proteinstoffwechsel bei gleichzeitig geschädigter Nierenfunktion eingehen. Die Aufgabe eines Arztes besteht in erster Linie darin, zu wissen, was zu tun ist, wenn jemand erkrankt. Daher muss jeder Mediziner auch wissen, dass eine erhöhte Proteinzufuhr bei einem nierenkranken Patienten unterlassen werden sollte. Da Mediziner den ganzen Tag über aber mehr mit Kranken als mit Gesunden zu tun haben, sollte es nicht verwundern, dass sie ihr tägliches Wissen über Erkrankungen auch auf gesunde Menschen übertragen.

Kurzum: Eine erhöhte Proteinzufuhr wird keine gesunde Niere schädigen. Was eine erhöhte Proteinzufuhr jedoch mit sich bringt, ist eine erhöhte Produktion von Harnstoff, der anschließend über den Harn ausgeschieden wird. Daher sollte die tägliche Flüssigkeitszufuhr angehoben werden, um optimal hydriert zu bleiben.

Irrtum 3: Man muss alle paar Stunden Protein zuführen, sonst baut man Muskeln ab.

Es wäre tatsächlich schlimm, wenn unser Körper so funktionieren würde. Es ist zwar richtig, dass wir unserem Körper Protein zuführen müssen, um Muskelmasse zu erhalten, dabei ist es jedoch nicht entscheidend, ob sich die Proteinmenge auf zwei, drei oder mehr Mahlzeiten aufteilt. Wichtig ist hingegen, dass der Proteinbedarf des Körpers gedeckt wird. Anders ausgedrückt: Niemand braucht sich Sorgen zu machen, seine Muskeln zu verlieren, weil er mal ein paar Stunden kein Protein gegessen hat.

Grundlegende Fakten über Proteine

Der Name Protein kommt aus dem Griechischen und bedeutet »das Erste«, »das Wichtigste«. Es lässt sich also schon aus dem Namen auf die wichtige Bedeutung von Protein für die Ernährung schließen.

Der Grund dafür ist folgender: Im menschlichen Körper finden ständig Auf-, Um- und Abbauprozesse von Eiweißstrukturen statt. Durch diese Vorgänge geht täglich Eiweiß verloren, welches durch die Nahrungsaufnahme wieder ersetzt werden muss. Da der Körper selbst kein Eiweiß bilden kann, ist er auf eine ausreichende Zufuhr angewiesen. Proteine sind die Grundbausteine sämtlicher Lebewesen. Sie bestehen, aus chemischer Sicht betrachtet, aus Kohlenstoff, Wasserstoff, Sauerstoff und Stickstoff. Gerade der in Proteinen enthaltene Stickstoff ist es, der die Besonderheit von Proteinen für den menschlichen Stoffwechsel ausmacht, denn während Kohlenhydrate und Fette vor allem als Energielieferanten dienen, liefern Eiweißstoffe Stickstoff und sind Bausteine der Strukturelemente von Muskelfasern sowie der Gerüstsubstanz der Knochen, Sehnen und der Haut. Des Weiteren sind Proteine wichtig für die Bildung von Enzymen, Antikörpern und bestimmten Hormonen wie Insulin oder dem Wachstumshormon. Nur bei Mangelzuständen oder langen Ausdauerbelastungen wird vom Körper auch Protein zur Energiegewinnung herangezogen, wobei ein Gramm Eiweiß etwa vier Kilokalorien liefert.

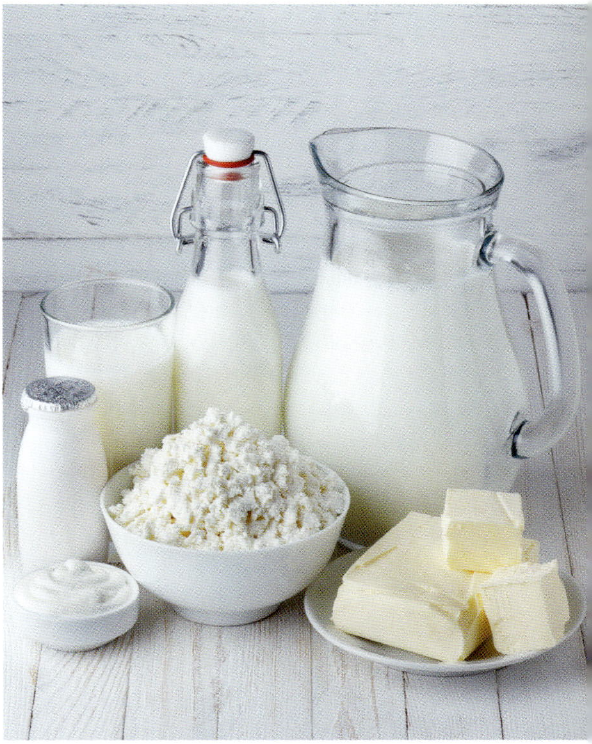

Der Eiweißbedarf schwankt von Person zu Person.

Wichtige Begriffe

Wiederholung/Satz
Der kleinste Baustein eines Gewichtstrainings ist die Wiederholung. Wer sich auf eine Bank setzt und dann wieder aufsteht, hat eine Wiederholung Bankkniebeugen gemacht. Die Aneinanderreihung von Wiederholungen bezeichnet man als Satz oder auch Serie. Ein Satz kann aus nur einer oder aus zwei, aber auch aus über 100 Wiederholungen bestehen. Wichtig ist, dass das Trainingsziel wie z.B. Kraftausdauer, Maximalkraft usw. durch die Anzahl der Wiederholungen eines Satzes gesteuert werden kann. Beim herkömmlichen Training mit Gewichten werden von jeder Übung mehrere Sätze mit einer Pause dazwischen absolviert.

Intensität
Unter maximaler Intensität wird in der klassischen Trainingslehre das Gewicht bezeichnet, welches einem Sportler nur eine einzige Wiederholung erlaubt. Im Fitnesstraining jedoch wird auch von hoher Intensität gesprochen, wenn innerhalb eines Satzes bis zum Muskelversagen trainiert wird, d.h. bis zu dem Punkt, an dem keine selbstständige Wiederholung mehr möglich ist. Auch wenn ein Training bis zum Muskelversagen von vielen immer wieder befürwortet wird, so lässt sich in der Trainingspraxis feststellen, dass viele bei einer solchen Intensität überfordert sind. Wer ein Training aufnimmt und sofort mit höchster Intensität trainiert, läuft nicht nur Gefahr, sich eine Verletzung einzuhandeln, sondern schadet auch seinem langfristigen Trainingsaufbau.

Umfang
Zählt man alle Wiederholungen und Sätze einer Trainingswoche oder eines einzelnen Trainings zusammen, ergibt sich daraus der Trainingsumfang.

Ganzkörpertraining
Bei einem Ganzkörpertraining werden alle Übungen innerhalb einer einzigen Trainingseinheit berücksichtigt und trainiert. Gerade für den Einsteiger hat sich diese Trainingsart besonders bewährt. Darum werden Sie im Programmteil auch hauptsächlich Ganzkörperprogramme finden.

Circuittraining/Zirkeltraining
Auch beim Circuittraining wird der gesamte Körper innerhalb einer Trainingseinheit belastet. Allerdings werden nicht alle Sätze einer Übung aneinandergereiht, bis man zur nächsten Übung übergeht, sondern mehrere Übungen werden nacheinander in je einem Satz belastet. Nachdem man auf diese Art alle Übungen durchlaufen hat, schließen sich ein oder zwei neue Durchgänge an.

Splittraining
Beim Splittraining werden verschiedene Übungen an unterschiedlichen Tagen trainiert. Diese Aufteilung ermöglicht es, die einzelnen Übungen mit mehr Intensität und mit höherem Umfang auszuführen, als bei einem Ganzkörpertraining. Das Splittraining wird noch weiter unterschieden in Zweier-, Dreier- und sogar Vierer-Split. Die Zahlen geben darüber Auskunft, in wie viele Trainingseinheiten der Körper aufgeteilt wird.

Übungsverzeichnis

IMPRESSUM

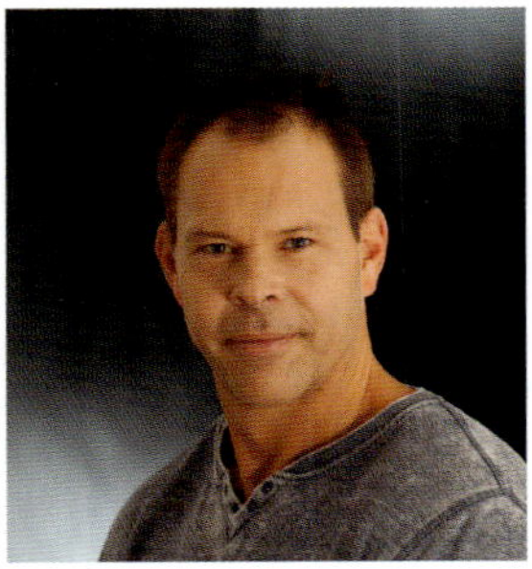

Der Autor

Diplom-Sportwissenschaftler **Harald Gärtner** arbeitet seit über 20 Jahren in der Fitnessbranche. Seit 15 Jahren ist er als Referent für die BSA-Akademie in der Trainerausbildung und als Dozent für die Deutsche Hochschule für Prävention und Gesundheitsmanagement tätig. Themenschwerpunkte: Training, Sportmedizin und Ernährung.

Verantwortlich: Janina Beckmann, Carina Jungchen-Wenzlick
Lektorat: Anette Späth
Layout: graphitecture book & edition
Umschlag: Ulrike Huber
Repro: Repro Ludwig
Herstellung: Anna Katavic
Make-Up: www.dollys-world-of-make-up.com
Models: Claudia Fleißner, Deniz Doruk, Harald Gärtner
Ausstattung der Models:

PUMA ® HAMMER SINCE 1982 BOXING SYSTEMS

Printed in Italy by Printer Trento

★★★★★

Sind Sie mit diesem Titel zufrieden? Dann wurden wir uns über Ihre Weiterempfehlung freuen.
Erzählen Sie es im Freundeskreis, berichten Sie Ihrem Buchhändler, oder bewerten Sie bei Online-Kauf.
Und wenn Sie Kritik, Korrekturen, Aktualisierungen haben, freuen wir uns über Ihre Nachricht an den Bruckmann Verlag, Postfach 40 02 09, D–80702 München, oder per E-Mail an lektorat@verlagshaus.de.

Bildnachweis
Alle Fotos im Innenteil und auf dem Umschlag stammen vom Fotografen Ulli Seer, außer Shutterstock: S. 178–179

Die Deutsche Nationalbibliothek verzeichnet diese Publikation in der Deutschen Nationalbibliografie; detaillierte bibliografische Daten sind im Internet über http://dnb.d-nb.de abrufbar.

ISBN 978-3-7654-8994-5